U0206952

# 聂莉芳肾病验案精选

聂莉芳　编著

中国医药科技出版社

**图书在版编目（CIP）数据**

聂莉芳肾病验案精选 / 聂莉芳编著. —北京：中
国医药科技出版社，2016.11（2024.8重印）
　ISBN 978-7-5067-8833-5

　Ⅰ.①聂…　Ⅱ.①聂…　Ⅲ.①肾病（中医）–医案–汇
编–中国–现代　Ⅳ.①R256.5

中国版本图书馆 CIP 数据核字（2016）第 270503 号

**美术编辑**　陈君杞
**版式设计**　张　璐

出版　中国医药科技出版社
地址　北京市海淀区文慧园北路甲 22 号
邮编　100082
电话　发行：010–62227427　邮购：010–62236938
网址　www.cmstp.com
规格　710×1000mm　1/16
印张　14
字数　232 千字
版次　2016 年 11 月第 1 版
印次　2024 年 8 月第 2 次印刷
印刷　北京金康利印刷有限公司
经销　全国各地新华书店
书号　ISBN 978-7-5067-8833-5
定价　**36.00 元**

**版权所有　盗版必究**
举报电话：010–62228771
本社图书如存在印装质量问题请与本社联系调换

# 前　言

　　根据近年来国内数个地区普通人群的慢性肾脏病的流行病学调查结果，其发病率为 10%～13%。国际肾脏病协会曾统计，慢性肾衰竭在自然人群的发病率为 98～198 人/百万人口。因而慢性肾脏病在我国为常见病，且后期肾衰竭需要进行肾脏替代治疗，给患者和社会带来沉重的经济负担。

　　笔者从事肾脏病的中医临床研究 40 余年，积累了丰富的中医治疗肾脏病的经验，并取得了较好的疗效。对于蛋白尿及肾病综合征，长期坚持的治疗原则是：①能中不西；②撤减及撤停西药，运用中药。并配合经验食疗方。对于 IgA 肾病慢性迁延期，总结并提出了益气滋肾、气阴双补为主的治法及经验方。

　　对于早、中期的慢性肾衰竭患者，早在 20 世纪 80 年代初期，笔者就已提出了中医临床分期（虚损期、关格期）的学术观点，并拟定了相应的中医治疗方案。

　　本书主要精选了近年来笔者单纯运用中药治疗的验案 253 例，涵盖了多种肾脏病，如 IgA 肾病、慢性肾衰竭、原发性肾病综合征、紫癜性肾炎、糖尿病肾病、慢性肾炎、尿路感染、乙肝肾等，并对这些医案进行了点评，其中融入了笔者的治疗思路及选方用药经验，可供后学者参考。

　　笔者为自己能从事中医肾病的临床与研究工作而感到幸运和自豪。年届七十而编撰本书，旨在展示中医药治疗慢性肾脏病的优势与特色，望对后学者有所启迪与帮助，同时也希望能够增强广大肾脏病患者对于坚持中医治疗的信心。

　　本书在收集整理验案方面，得到了学术继承人孙红颖，博士生刘涛、邵鑫、张晶晶的大力支持与帮助，在此一并致谢。

聂莉芳

2016 年 8 月 18 日

中国中医科学院西苑医院

# 目 录

# 第一篇

# IgA 肾病验案

## 一、概 述

IgA 肾病是最常见的原发性肾小球肾炎，在我国约占原发性肾小球疾病的 50%，儿童和青年多发。IgA 肾病的肾脏组织病理特点以系膜细胞和基质增生为主，免疫病理特点是系膜区以 IgA 沉积为主。血尿是本病最主要的临床表现，其表现的形式有肉眼血尿和镜下血尿两种，肉眼血尿的发作特点是感染后即发，血尿与感染的间隔时间为 72 小时内，即所谓的"咽炎同步血尿"。本病以单纯血尿和血尿伴轻、中度蛋白尿患者居多，但也有少数患者表现为肾病综合征。

根据 IgA 肾病的临床表现特点，中医可归属于"溺血""溲血""尿血""腰痛""虚损"等病症名的范畴。其病因有主因和诱因之分，主因源于先天不足、饮食失常、七情内伤等耗伤正气，诱因责之外邪与过劳。

鉴于 IgA 肾病的血尿有反复发作和慢性迁延的特征，笔者将 IgA 肾病的中医临床分期分为急性发作期与慢性迁延期两期。急性发作期的中医病机以邪实为主，责之于肺胃风热毒邪、肠胃或膀胱湿热，即所谓"热迫血妄行"。其中又以肺胃风热毒邪壅盛，迫血下行证较为多见。慢性迁延期的中医病机以正虚为主，脾不统血，肾失封藏，以致尿血。该期可见脾肾气阴两虚证、肝肾阴虚证、脾肾气虚证、脾肾阳虚证。其中又以脾肾气阴两虚证最为多见。

关于血尿是否需要治疗，学者们是有争议的。有的学者认为，血尿不必治疗，可放任不管，仅强调蛋白尿治疗的必要性。笔者认为血尿是肾脏疾病常见的临床表现之一，而且预后也不是完全良好，何况患者往往拿着有血尿的化验单，求医心切，需要医生解决这一问题。

关于 IgA 肾病血尿的治疗，目前国内外尚无特效西药。笔者通过长期的临床实践认为，本病可以单纯运用中药进行治疗，而且已经取得了较为满意的疗效。中医治疗 IgA 肾病的优势在于能改善患者的体质状态，控制诱发因素，减少肉眼血尿的反复发作，阻断病程的迁延发展，从而不仅可以减轻和消除血尿，更重要的是控制病情，有利于保护肾功能，改善患者的预后。

笔者主张将中医临床分期与辨证论治相结合，宗中医学"急则治标，缓则治本"的原则，急性发作期的治疗以祛邪为主，慢性迁延期则以扶正为主。并均需酌加止血之品。选用止血药注意将通用的止血药与专用的止血药相结合。由于血尿因瘀而致者少见，故应慎用活血化瘀药，以免血尿迁延难愈。宗中医学"止血不留瘀"之训，可于止血剂中加入少量散血、和血之品。同时对于血尿伴有蛋白尿的患者，可以两者兼顾治疗。以下共选取 IgA 肾病验案 26 例。

# 二、验　案

## （一）急性发作期验案

以下选取了 IgA 肾病急性发作期验案 2 例，均属肺胃风热证。

**肺胃风热证**
**验案 1**

北京某男，19 岁。4 年来频繁感冒，感冒后即诱发血尿及蛋白尿。2001 年5 月在外院肾穿刺为 IgA 肾病。

此次又因感冒而出现血尿，为求中医药治疗，于 2008 年 9 月 1 日住入我科，9 月 10 日邀余会诊。当时尿红细胞满视野，尿蛋白(++)。肾功能正常。症见：肉眼血尿伴发热，恶寒，咽痛不适，时有咳嗽，舌红苔薄白，脉浮数。该患者为 IgA 肾病急性发作期。中医辨证：肺胃风热毒邪壅盛，迫血下行。拟疏散风热，解毒利咽，凉血止血法。予银翘散加减。

处方：金银花、小蓟各 30g，连翘、淡竹叶、牛蒡子、薄荷、荆芥、桔梗各 10g，白茅根 20g，芦根 15g，生甘草 6g，三七粉（冲入）3g。水煎服，每日 1 剂。

5 剂后，患者已无肉眼血尿，恶寒发热消失，无咽痛。但患者自诉乏力，自汗出，活动后加重，伴口干纳差，畏寒肢冷。舌淡红苔薄白，脉细弱。尿液分析：红细胞 0～1 个/高倍视野，尿蛋白 (+)。此为邪实已去，继以脾肾气阴双补为主，佐以止血摄精。方用经验方益气滋肾汤加味。

处方：太子参、生地黄、白芍各 15g，生黄芪、芡实各 20g，小蓟、金银花各 30g，当归、鸡内金、丹参、麦冬、五味子各 10g，旱莲草 12g，炒栀子 6g，三七粉（冲入）3g。水煎服，每日 1 剂。

7 剂后，患者乏力、自汗等症状明显减轻，复查尿液分析：红细胞阴性，尿蛋白阴性。守上方续进 7 剂，上述症状基本消失。复查尿常规及镜检无异常。之后以益气滋肾为法，巩固治疗 1 月余，随访至今患者病情无反复。

点评：本例 IgA 肾病表现为大量血尿，此次血尿因感冒而急性发作。急则治其标，予银翘散加味疏风散热，清热解毒利咽，凉血止血，使血尿得以控制。急性期缓解后，改以脾肾气阴双补法扶正固本而善后。

**验案 2**

山西某男，26 岁。患者于 2011 年 7 月体检发现血尿、蛋白尿，平素易感冒，2011 年 11 月肾穿刺结果为 IgA 肾病，同年 12 月初为求中医药治疗至我处首诊，一直以益气滋肾汤加减治疗，病情稳定。2012 年 4 月 22 日患者不慎外感，咽痛，鼻塞，流浊涕，自服阿莫西林胶囊未见明显缓解，遂再次来诊。症见：咽痛乏力，时感头痛，鼻塞，流浊涕，口干渴，喜冷饮，舌红苔薄黄，脉浮数。查尿红细胞 60 个/高倍视野。中医辨证：肺胃风热毒邪壅盛，迫血下行。治以疏散风热，解毒利咽，凉血止血法。予银翘散加减。

处方：金银花、淡竹叶、薄荷（后下）、太子参各 10g，连翘、牛蒡子各 15g，蔓荆子、桔梗各 12g，玄参、生石膏各 20g，芦根 30g，生甘草 6g。水煎服，每日 1 剂。

1 周后患者复诊，查尿红细胞 4.5 个/高倍视野，诉诸症皆明显改善，唯感乏力，继予益气滋肾汤调治之。

点评：本例 IgA 肾病在中医治疗的过程中，患者不慎感冒而诱发血尿。"急则治标"，可以迅速截断病程。鉴于患者有咽痛，口干渴，喜冷饮，鼻流浊涕之症，选用了银翘散加减。笔者在临床上运用银翘散，若发热而无恶风寒者，常去荆芥、淡豆豉，以防二药性温助热。若肺热盛者，常加生石膏。

上方加用的玄参是笔者治疗咽痛的常用药物。本品味甘、苦，性寒，入肺、胃、肾经。功效为滋阴降火解毒。用量一般为 10～15g。笔者用其治疗肾炎血尿患者伴发的咽干喉痛之症，其义有二：①咽干因肾阴亏耗，津液难以上承所致，本品滋养肾阴且能启肾水上行而润咽喉。②阴亏火炎灼伤咽喉而痛，本品具降火之功。

**（二）慢性迁延期验案**

以下选取了 IgA 肾病慢性迁延期验案 24 例，其中脾肾气阴两虚证 17 例、肺脾气虚证 3 例、阴虚内热证 1 例、湿热证 3 例。

**1. 脾肾气阴两虚证**

**验案1**

内蒙古某女，19岁。2000年6月无明显诱因发现肉眼血尿，至当地医院诊治，查尿红细胞满视野，10月在该院肾穿刺结果为IgA肾病，经中西医结合治疗（具体不详）疗效欠佳。

同年12月来我处门诊治疗，查尿红细胞满视野，尿蛋白（＋）。症见：乏力，易感冒，咽干痛，纳眠可，尿色红，大便调。舌红，苔黄腻，脉沉细。中医辨证：气阴两虚，拟益气养阴法。予经验方益气滋肾汤加减。

处方：太子参、生地黄、旱莲草、金银花、芡实、车前草各20g，小蓟、白芍各30g，生黄芪、牛蒡子、仙鹤草各15g，炒栀子、当归各10g，板蓝根30g，三七粉（冲入）3g，每日1剂，水煎服。

2011年2月10日复诊，查尿红细胞372.6个/高倍视野，尿蛋白阴性，患者乏力、咽痛、尿赤均改善，略感腰酸，舌红苔薄黄，脉沉细，上方加续断20g，嘱服3个月。

1年后患者复诊，诸症消失，查尿红细胞13.6个/高倍视野，继以此方加减调理。2013年春复查尿检阴性。随访至今，相关理化指标均正常。

**点评：**本例为IgA肾病大量血尿的患者。鉴于乏力、咽干痛易感冒的症状，中医辨证为气阴两虚，血不归经，兼挟风热。予经验方益气滋肾汤加减益气养阴而取效。本方生黄芪、太子参、生地黄、旱莲草、当归益气滋肾柔肝，意在气阴双补，扶正固本以摄血；小蓟、炒栀子凉血止血；金银花解毒利咽；芡实补脾涩精兼顾蛋白尿；方中稍佐丹参活血，俾止血而无留瘀之弊。全方共奏益气滋肾柔肝、凉血止血涩精，标本兼顾，效如桴鼓。

**验案2**

北京某女，25岁。患者2001年6月21日发热、咽痛1天后，出现肉眼血尿，在某西医院肾穿刺诊断为"轻度系膜增生性IgA肾病"，肉眼血尿消失后一直未予治疗。

2002年5月9日来我处门诊要求中医治疗。查尿红细胞120个/高倍视野，尿蛋白阴性，肾功能及血压均正常。症见：乏力腰酸痛，怕冷，盗汗，纳、眠、便均可，易感冒，屡发咽痛，舌偏红，苔薄白，脉细数。中医辨证：气阴两虚，血不归经。拟气阴双补，兼凉血止血，予经验方益气滋肾汤加减。

处方：生黄芪、太子参、生地黄、白芍各15g，小蓟、金银花各30g，牛蒡子、生杜仲、旱莲草、芡实各12g，炒栀子、丹参、三七粉（冲入）各6g。每日 1 剂，水煎服。

守方治疗 2 个月后，尿检阴性，自觉症状亦消失，随访至今未反复。

**点评：**本例 IgA 肾病其临床特点为屡发咽炎同步血尿。治疗在气阴双补扶正固本的基础上，加用牛蒡子、金银花等清热解毒利咽的药物。治疗仅 2 个月，血尿即转阴，疗效显著。

**验案 3**

大连某男，31 岁。2005 年 7 月体检发现血肌酐升高，一般在 122～177μmol/L，同时伴有血尿。曾在大连医科大学附属医院住院治疗，肾穿刺结果为轻度系膜增生型 IgA 肾病、肾间质轻度纤维化。

2006 年 2 月 8 日患者为寻求中医治疗来我处初诊，查血肌酐 136μmol/L，尿红细胞 107.1 个/高倍视野。症见：腰酸乏力，尿频尿急，偶有头晕，纳可，眠不实，大便可。舌淡红，苔薄黄，脉沉细。中医辨证：气阴两虚，兼挟湿热，拟益气养阴，清利湿热为法，予经验方益气滋肾汤加减。

处方：太子参、白芍、金银花、芡实、川续断、金樱子各 20g，生黄芪、小蓟各 30g，当归、天麻各 10g，蒲公英、石韦各 15g，生地黄 12g，丹参 6g，紫河车 3g，每日 1 剂，水煎服。

此后患者一直坚持在我院门诊口服中药汤药治疗，尿红细胞逐渐下降，症状也随之减轻。2010 年 9 月 6 日复查尿红细胞数 4.73 个/高倍视野，血肌酐 119μmol/L，无明显不适。

**点评：**本例为 IgA 肾病出现早期肾衰竭的患者。辨证为气阴两虚证，兼挟下焦湿热。治疗在益气养阴的基础上，加用凉血止血及清利湿热的药物。患者坚持治疗 4 年余，尿检明显好转，肾功能亦得到改善。

小蓟味甘、性凉。其功效为凉血止血，是治疗血尿的要药。对于多种慢性肾脏病的血尿我首选小蓟这味药，用量一般为 30g，还常与炒栀子、生地、仙鹤草、黄芩炭等同用。

**验案 4**

北京某女，28 岁。2006 年 3 月 5 日出现颜面及双下肢水肿，至某医院就诊，查血压 150/100mmHg，尿红细胞 329.8 个/高倍视野，24 小时尿蛋白定量 8.09g，肾功能正常，诊断为肾病综合征。3 月 31 日肾穿刺结果为局灶增生性 IgA 肾病。该院予泼尼松 60mg/日+环磷酰胺 200mg/隔日静脉滴注，因治疗期间多次发现血糖升高，故泼尼松服用 6 周后即开始减量，查 24 小时尿蛋白定量最低为3.76g，其后多次查尿蛋白定量均不见降低。

患者为求治中医药遂于2006年8月14日来我处就诊，症见：满月脸，乏力，腰膝酸软，时感咽痛，潮热，双下肢不肿，舌红，苔薄黄，脉细。24小时尿蛋白定量3.82g，尿红细胞122.6个/高倍视野。中医辨证：气阴两虚，拟益气养阴法，以经验方益气滋肾汤加减。

处方：太子参、金樱子、菟丝子、芡实各20g，生黄芪、小蓟、金银花各30g，炒白术、生地黄、旱莲草、白芍、鹿角胶（烊入）、竹叶各12g，当归、牛蒡子、沙苑子各10g，炒栀子、紫河车、丹参各6g，仙鹤草15g，三七粉（冲入）3g，每日1剂，水煎服。

2006年10月11日复诊：患者时感双目干涩，余无不适，舌红，苔黄，脉细。24小时尿蛋白定量2.68g，尿红细胞38.5个/高倍视野。上方加密蒙花12g，杭菊花12g。

2007年1月8日复查患者无明显不适。尿红细胞25.5个/高倍视野，24小时尿蛋白定量1.05g，2008年5月12日患者复诊，尿红细胞6个/高倍视野，24小时尿蛋白定量0.7g。

**点评**：本例为局灶增生性IgA肾病，临床表现为肾病综合征伴大量血尿，外院使用激素及其他西药无效。笔者以经验方益气滋肾汤气阴双补加味化裁，取得了血尿及蛋白尿显著下降的满意疗效。

三七为通用止血药，可用于各种原因引起的尿血，《医学衷中参西录》中的化血丹就配用本品治疗二便下血。本药不入煎剂，宜为末冲服。用量为1～6g。

**验案5**

山西某女，28岁。2006年6月因劳累而出现双下肢水肿，查24小时尿蛋白定量3.0g，自诉有镜下血尿但具体数值不详。当年在北京某三甲西医院肾穿刺结果为IgA肾病。治疗即予泼尼松50mg/日及骁悉（吗替麦考酚酯胶囊）。1年6个月后，尿蛋白转阴，激素及骁悉均已撤完。当撤后3个月则病情复发。2008年12月2日尿蛋白定量1.43g。

2009年1月12日为寻求中医治疗而来我处初诊，当时查24小时尿蛋白定量5g，尿红细胞120.8个/高倍视野，肾功能正常。症见：乏力腰酸，双下肢微肿，皮肤瘙痒，口干，纳可，眠不实，便调。舌红苔薄黄，脉细数。中医辨证：气阴两虚，偏于阴虚内热，血不归经，拟益气养阴止血法，予经验方益气滋肾汤加减。

处方：太子参、生地黄、乌梅、麦冬、泽泻各 12g，生黄芪、茯苓、白蒺藜各 15g，山萸肉、五味子、牡丹皮各 10g，炒酸枣仁、芡实、菟丝子、金银花各 20g，小蓟、冬瓜皮、生石膏各 30g，紫河车 5g，三七粉 3g（冲入），每日 1 剂，水煎服。

上方治疗 1 个月后患者于 2009 年 2 月 2 日复诊，上述诸症减轻，查尿红细胞 14.32 个/高倍视野，24 小时尿蛋白定量 1.66g，嘱继服上方。2009 年 12 月 7 日复查尿红细胞 14.93 个/高倍视野，尿蛋白转阴。随访至今尿检阴性。

**点评**：本例 IgA 肾病在当地使用激素及免疫抑制剂治疗后有效，但撤停后病情反复。笔者运用经验方益气滋肾汤化裁而取得了显著的疗效。处方中选用的生石膏是为口干症而设，本品味辛、甘，性寒，入肺胃经，具有清热止渴之功。我在临床上用生石膏的经验：①清热止渴，适用于口干甚者。②清热止汗，适用于因热而汗出者。③清退肺胃之热，适用于里热证。④玉女煎中有生石膏，该方对口腔溃疡有显著效果。⑤对于糖尿病患者食欲旺盛者（即中消证消谷善饥）有明显的抑制作用。⑥清胃化斑，适用于皮肤紫癜顽固不退者。生石膏的用量为 30～60g。

**验案 6**

北京某女，21 岁。2009 年 5 月因双下肢水肿于某三甲西医院查 24 小时尿蛋白定量 5.97g，尿红细胞 280 个/高倍视野，予对症治疗后仅肿消，但尿检仍异常。6 月在该院肾穿刺结果为局灶增生性肾小球肾炎伴部分新月体形成，IgA 肾病可能性大。

患者拒绝使用激素，遂于 2009 年 10 月 14 日来我处初诊。查尿红细胞数 268.54 个/高倍视野，24 小时尿蛋白定量 5.3g，症见：乏力腰酸并伴双膝关节疼痛，纳眠可，二便调。舌淡红，苔薄黄，脉细数。中医辨证：气阴两虚，拟益气养阴法，予经验方益气滋肾汤加减。

处方：太子参、生黄芪、青风藤、旱莲草各 12g，生地黄、白芍、知母、黄柏、仙鹤草、秦艽各 15g，丹参、芡实、金银花各 20g，大蓟、小蓟各 30g，炒栀子 10g，当归 6g，每日 1 剂，水煎服。

患者服药 2 周后查尿红细胞 16 个/高倍视野，24 小时尿蛋白定量 2.25g，并诉双膝关节疼痛好转。鉴于其尿多，怕冷。继于上方加入桑螵蛸 10g，巴戟天 12g，守方治疗。2010 年 2 月复查尿红细胞 5 个/高倍视野，24 小时尿蛋白定量 1.3g。病情稳定。

**点评**：本例肾穿刺病理为局灶增生性肾炎伴部分新月体形成，IgA 肾病可能性大。临床表现为肾病综合征及大量血尿。患者拒绝使用激素，来我处仍以 IgA 肾病经验方益气滋肾汤加味化裁而取效。经治疗 5 个月后，蛋白尿由 5.3g 降为 1.3g，血尿由 268.54 个/高倍视野降至 5 个/高倍视野，疗效显著。

炒栀子是我治疗肾性血尿的常用药物。栀子味苦，性寒，入心、肝、肺、胃经。具有凉血止血、清利湿热之功。笔者常用本品治疗热伤血络而致的尿血，常伍小蓟、仙鹤草等药。应用时炒炭效果更佳，用量为 6～10g。

**验案 7**

吉林某男，19 岁。因 IgA 肾病当地建议使用激素，患者拒绝，欲寻求中医药治疗而于 2011 年 6 月来我处初诊。就诊时肾功能及血压正常，唯尿检有蛋白尿和血尿，北京某三甲西医院检查 24 小时尿蛋白定量为 1.8g，尿红细胞 159 个/高倍视野。症见：腰酸乏力较重（不能上班），咽痛，易感冒，面部痤疮较重（未用激素），眠差，便调，舌淡红，苔薄白，脉沉细弱稍数。中医辨证：气阴两虚。拟益气养阴法，以经验方益气滋肾汤加减调治

处方：太子参、白芍、紫花地丁各 15g，生地黄、牛蒡子、青风藤、天麻各 12g，生黄芪、金银花、杜仲、芡实、炒酸枣仁各 20g，小蓟 30g，炒栀子 10g，三七粉（冲入）3g，每日 1 剂，水煎服。

治疗 1 个月后，上述诸症均减轻，复查尿红细胞为 66 个/高倍视野，24 小时尿蛋白定量为 1.046g。守方治疗 2 个月后，尿红细胞 31.8 个/高倍视野，24 小时尿蛋白定量为 0.7g。

2011 年 10 月 21 日复查尿红细胞 15～25 个/高倍视野，24 小时尿蛋白定量为 0.72g。6 个月后患者体力增进，较前感冒次数减少，面部痤疮较前减退，咽已不痛。于 2012 年 5 月嘱其上班，并坚持治疗。

同年 10 月查尿红细胞 0～2 个/高倍视野，24 小时尿蛋白定量为 0.5g，正常上班，无不适。2013 年 7 月 15 日 24 小时尿蛋白定量为 0.26g，尿红细胞 0～1 个/高倍视野，随访至今，病情稳定。

**点评**：本例 IgA 肾病临床表现为大量血尿伴中等量的蛋白尿。中医证候为气阴两虚，兼挟内热。以气阴双补，兼清内热、止血涩精法而取效。

方中所选用的紫花地丁是为面部痤疮而设，虽然患者未使用激素，但也是热毒内蕴的表现。紫花地丁味苦、辛，性寒，入心、肝二经。其功效为清热解毒，消痈肿。张山雷谓："地丁为痈肿疔毒通用之药"，对于肾炎患者使用激素后，热毒内蕴而致的皮肤痤疮；屡发皮肤疮毒及咽喉肿痛等症，

笔者常用本品治疗，用量为 15～30g。

**验案 8**

北京某男，49 岁。2011 年 1 月因发现尿中泡沫增多，7 月 8 日至某西医院尿检发现镜下血尿，尿红细胞 70.8 个/高倍视野，24 小时尿蛋白定量 0.93g，肾功能正常。7 月 11 日行肾穿刺结果为局灶增生性 IgA 肾病。2011 年 8 月 15 日复查尿红细胞 65.2 个/高倍视野，9 月 1 日尿红细胞 150～170 个/高倍视野。

为求中医药治疗，患者于 9 月 7 日来我处初诊。症见：乏力腰酸，偶感咽痛，纳可，眠不实，二便调，舌红，苔薄白腻，脉沉细。中医辨证：气阴两虚，摄血无权。拟气阴双补以止血为法，予经验方益气滋肾汤加减。

处方：太子参、生黄芪、金银花、川续断、炒芡实、丹参各 20g，生地黄、仙鹤草、天麻、炒酸枣仁、白芍各 15g，旱莲草、连翘各 12g，炒栀子、当归各 10g，小蓟 30g，紫河车 6g，每日 1 剂，水煎服。

1 个月后复查尿红细胞 8～10 个/高倍视野，24 小时尿蛋白定量 0.42g，自诉上述诸症均好转，嘱继服上方。2011 年 11 月 9 日复查尿红细胞 15～30 个/高倍视野，已无明显不适。2012 年 6 月初复查尿红细胞 6.20 个/高倍视野，24 小时尿蛋白定量 0.23g。

**点评：**本例 IgA 肾病以血尿为主。中医辨证为气阴两虚，摄血无权。拟气阴双补以止血为法，仍以经验方益气滋肾汤加减化裁而取效。

现代医学认为肝脏对 IgA 免疫复合物的清除具有重要的作用。因而在治疗 IgA 肾病的经验方益气滋肾汤中，笔者常选用当归与白芍，中医理论认为"肝体阴而用阳""肝藏血""肝主疏泄"，藏血充足则疏泄功能正常。所以归芍的选用，意在养阴柔肝，以加强肝的疏泄功能。这有利于肝脏对 IgA 免疫复合物的清除。这也是我在肾脏病的治疗中，中西医结合的思路之一。

**验案 9**

江苏某男，18 岁。2012 年 4 月患者感冒后出现肉眼血尿，当地医院查尿红细胞 150 个/高倍视野，24 小时尿蛋白定量 2.1g。经对症处理后效果不显。同年 4 月 28 日在北京大学第一医院肾穿刺结果为局灶增生坏死性 IgA 肾病。

2012 年 5 月患者来我处初诊。症见：乏力腰酸，咽痛，易感冒，纳眠可，便调，舌淡红，苔薄白，脉沉细。中医辨证：气阴两虚，拟益气滋肾为法。以经验方益气滋肾汤加减调治。

处方：太子参、生黄芪、生地黄、仙鹤草、白芍各 15g，芡实、牡丹皮、金樱子、板蓝根各20g、金银花、小蓟各30g，连翘、炒栀子各12g，旱莲草、牛蒡子各10g，三七粉（冲入）、丹参各3g，当归6g，每日1剂，水煎服。

患者坚持服药3个月后，上述诸症减轻，期间未感冒。于同年8月1日查尿红细胞9个/高倍视野，24小时尿蛋白定量0.81g。此后患者每月查尿红细胞数，均小于35个/高倍视野，24小时尿蛋白定量均在1g以下。

2013年3月6日患者来我处复诊查尿红细胞数13个/高倍视野，24小时尿蛋白定量0.63g。2014年2月复查尿红细胞3个/高倍视野，24小时尿蛋白定量0.20g。

**点评**：本例为局灶增生坏死性IgA肾病患者，以肉眼血尿为主要表现。中医证候为气阴两虚，兼挟肺胃热毒。以益气养阴、清热解毒利咽法治疗而取效。本例患者咽痛较重，故笔者在方中选用了金银花、连翘、板蓝根、牛蒡子等清热利咽之品，以清肺胃热毒。

咽喉炎与扁桃体炎反复发作是IgA肾病血尿的重要和常见诱因，应积极防治。因而在临床上对于屡发咽炎及扁桃体炎的患者，应加用清热解毒利咽的中药调治。

**验案10**

北京某男，31岁。2013年2月发现血尿，在北京某医院就诊，查尿红细胞200个/高倍视野，血压偏高。肾穿刺结果为IgA肾病（Ⅲ～Ⅳ级）。经西医治疗后好转出院。

2013年4月1日患者为求治于中医药来我处首诊，查尿红细胞7～10个/高倍视野，血肌酐正常，血压偏高。症见：头晕头痛，偶有胸闷，乏力腰酸，夜眠可，二便调，舌红苔薄黄，脉细数。中医辨证：气阴两虚，拟益气养阴法，予经验方益气滋肾汤加减。

处方：太子参、生黄芪、天麻、金银花、炒杜仲、全瓜蒌、芡实、金樱子各20g，生地黄、仙鹤草各15g，旱莲草、当归、炒栀子各10g，小蓟30g，桑螵蛸5g，丹参3g，每日1剂，水煎服。

2周后，患者因感冒，咽痛，尿红，查尿红细胞满视野。在上方基础上加牛蒡子12g，黄芩12g，板蓝根15g，鱼腥草30g，水煎服，每日1剂。2周后，患者复查仍尿红细胞满视野。嘱坚持守方治疗，6月2日患者诸症好转，查尿红细胞2～4个/高倍视野，随访至今指标正常。

**点评**：本例病理为IgA肾病Ⅲ～Ⅳ级，临床表现为大量血尿。且因感冒咽痛血尿加重。予益气养阴、清热解毒利咽法守方治疗后血尿得以控制。

方中选用的全瓜蒌是针对胸闷症而设。本品味甘性寒，归肺、胃、大肠经，具有理气宽胸化痰、润肠通便的作用。对于肾脏病患者伴有胸闷、胸痛、憋气或大便干燥的症状，常选用全瓜蒌30g。若痰多者，可选用瓜蒌皮12～20g。

**验案 11**

山西某女，23 岁。2003 年初患者 12 岁时体检发现蛋白尿、血尿，当地医院查 24 小时尿蛋白定量 4g，肾功能正常。肾穿刺结果为 IgA 肾病。使用激素后尿蛋白转阴，2011 年激素撤停后反复，尿蛋白逐渐升高。

2012 年 10 月 24 日为寻求中医药治疗至我处首诊。已停激素半年，当时外院查 24 小时尿蛋白定量 4.1g，尿红细胞 32 个/高倍视野。症见：乏力眠差，面部痤疮，舌偏红，苔薄黄，脉细数。中医辨证：气阴两虚，兼有内热。拟益气滋肾，兼清内热法。予经验方益气滋肾汤加减。

处方：生黄芪、生地、白芍、连翘、酸枣仁各15g，芡实、金银花、青风藤各20g，旱莲草、当归、紫花地丁各10g，天麻、太子参各12g，桑螵蛸、炒栀子各6g，小蓟30g。每日 1 剂，水煎服。

患者坚持中医药治疗，笔者一直予本方加减。同年 12 月 6 日复查 24 小时尿蛋白定量 2.44g。尿红细胞 24 个/高倍视野。

2013 年 7 月 5 日复查 24 小时尿蛋白定量 2.044g。尿红细胞 18 个/高倍视野。

2014 年 2 月 10 日复查 24 小时尿蛋白定量 0.844g。尿红细胞 8 个/高倍视野。患者已无明显不适。同年 12 月 24 日尿蛋白定量 0.42g。尿红细胞 3 个/高倍视野。

点评：本例 IgA 肾病为大量蛋白尿伴有血尿，对激素呈现依赖性，激素撤停后病情即反复。鉴于其气阴两虚，热毒偏盛（痤疮较重）的表现，在益气养阴的基础上，加用清热解毒之品。守方治疗，疗效满意。

黄芪是我在肾脏病患者的治疗中常用的一味药物。本品味甘，性温，具补气固表、利水消肿、托疮生肌的功效。其辨证要点为患者必须有肺脾气虚的症状。我一般喜用生黄芪，气虚甚者选用炙黄芪。现代药理也证实，黄芪有减少蛋白尿的作用。但使用黄芪不应局限在治疗蛋白尿，慢性肾脏病无论是蛋白尿、血尿、肾功能不全、肾性水肿等，凡有气虚证者，均可用黄芪。其用量一般不超过30g。我认为黄芪用量不宜过大，以免壅中恋邪。

**验案 12**

北京某男，38 岁。因双下肢水肿 10 个月于 2007 年秋来我处就诊。患者 2006 年年末无明显诱因出现双下肢中度水肿，血压最高 160/100mmHg，服降压药后可控制。2007 年秋于外院肾穿刺结果为局灶增生性 IgA 肾病。

同年 9 月为求中医治疗来我处就诊。当时患者症见：双下肢水肿，尿少，神疲乏力，咽喉肿痛，口腔溃疡反复发作，伴气短、胸闷，平素易感冒，舌红苔黄腻，脉沉滑微数。查 24 小时尿蛋白定量 7.34g，尿红细胞 111.5 个/高倍视野，肾功能正常。中医辨证：脾肾气阴两虚，兼有内热。拟益气健脾，补肾摄精，兼清内热法。予参芪地黄汤合生脉饮加减。

处方：太子参、生黄芪、冬瓜皮、金银花、大蓟、小蓟、生石膏各 30g，生地黄、山药、仙鹤草、青风藤、黄芩各 15g，山萸肉、牡丹皮、泽泻、佩兰、连翘、麦冬各 12g，五味子、炒栀子各 10g，每日 1 剂，水煎服。

并配合经验食疗方黄芪鲤鱼汤：生黄芪、赤小豆、冬瓜皮、薏苡仁、芡实各 30g，砂仁、当归各 10g，茯苓 20g。上述药物用纱布包好，选活鲤鱼或活鲫鱼 250g，加葱姜少许同煎，不入盐，文火炖 30 分钟后，弃去药包，吃鱼喝汤，每周 2 剂。并配合西药降压治疗。

患者服药 3 个月后尿量增加，每日 1900～2000ml，双下肢呈轻度水肿，已无胸闷、气短，精神好转，体力渐增，咽喉肿痛及口腔溃疡均较前明显好转。检查指标亦有改善：24 小时尿蛋白定量 3.61g，尿红细胞 59.5 个/高倍视野。继续以上方加减配合黄芪鲤鱼汤调治。

2008 年 7 月下旬，患者水肿完全消退，诸症皆除，血压维持在 120/80～90mmHg。24 小时尿蛋白定量 1.5g，尿红细胞 25.36 个/高倍视野。继续守方服用，至 2009 年秋患者 24 小时尿蛋白定量减至 0.24g，尿红细胞 3.96 个/高倍视野。患者治疗全程未使用激素。之后嘱患者继续门诊服中药以巩固疗效，多次检查 24 小时尿蛋白定量一直在 0.3g 以下，尿检阴性，肾功能正常。

**点评**：本例 IgA 肾病临床表现为肾病综合征伴大量血尿。中医辨证为心肾气阴两虚，兼挟湿热。治疗以经验方参芪地黄汤合生脉饮心肾气阴双补加味化裁，并配合经验食疗方黄芪鲤鱼汤治疗水肿。患者坚持治疗 2 年，尿检完全转阴。

**验案 13**

北京某男，44 岁。2009 年在外院体检发现尿蛋白（+）；未做 24 小时尿蛋白定量。尿红细胞 180 个/高倍视野，无明显不适，未加注意，为明确诊断，

2011 年在北京某三甲西医院肾穿刺结果为 IgA 肾病（Ⅰ级）。予代文（缬沙坦胶囊）80mg/日治疗，镜下血尿一直存在，蛋白尿少量。

2012 年 10 月 17 日来我处就诊，查尿红细胞 42.4 个/高倍视野，24 小时尿蛋白定量 0.44g，肾功能正常。症见：乏力腰酸，纳可，夜眠不实，时有便溏，舌红苔薄黄，脉沉细。中医辨证：气阴两虚，血不归经。拟益气养阴止血法。方用参芪地黄汤加味。

处方：太子参、生地黄、炒白术、巴戟天、仙鹤草各 15g，生黄芪、茯苓、金银花、酸枣仁各 20g，山萸肉、牡丹皮各 10g，泽泻、天麻各 12g，小蓟 30g，每日 1 剂，水煎服。

2 周后，患者复诊查尿红细胞数 7.91 个/高倍视野，上述诸症均好转，嘱继服上方。至 2012 年 11 月查尿红细胞数 7.7 个/高倍视野，24 小时尿蛋白定量 0.2g，予上方加芡实、续断、生薏苡仁各 20g，黄芩、夏枯草各 15g，每日 1 剂，水煎服。守方调治。

点评：本例 IgA 肾病临床表现为镜下血尿伴少量蛋白尿。中医辨证为脾肾气阴两虚，统摄无权。予参芪地黄汤加减治疗。笔者运用参芪地黄汤时，遇大便溏薄者，一般以炒白术易山药，因炒白术具有健脾祛湿止泻的功能。

### 验案 14

安徽某男，19 岁。患者 2009 年感冒发热后出现肉眼血尿，间断出现尿蛋白，2010 年在当地医院肾穿刺结果为 IgA 肾病。当地西医曾予激素及来氟米特治疗，无效。

2015 年 7 月 29 日为求中医药治疗至我处首诊。当时外院查尿红细胞：245.6 个/高倍视野，尿蛋白（−），血肌酐 87.5μmol/L。症见：乏力心烦，皮肤痤疮，纳眠可，二便调。舌红苔薄黄，脉细数。中医辨证：气阴两虚，兼有内热。拟益气养阴清热法，予经验方参芪知芩地黄汤加味。

处方：太子参、泽泻各 12g，生黄芪、茯苓各 20g，知母、山萸肉、丹皮、炒栀子各 10g，黄芩炭、生地、山药、仙鹤草各 15g，三七粉（冲服）3g，小蓟 30g。每日 1 剂，水煎服。

同年 8 月 26 日复诊，查尿红细胞 39.7 个/高倍视野，仍有乏力，偶有咽痛，于上方基础上加板蓝根 15g 利咽，地榆 12g 凉血止血，太子参加至 20g，生黄芪加至 30g 以增益气之力。

同年 10 月 14 日三诊，查尿红细胞 36.08 个/高倍视野，余症均减轻，时有腰酸。故于上方中加续断20g，巴戟天15g补肝肾、壮腰膝。目前仍在门诊继续中医调治。

**点评：**本例为IgA肾病单纯大量血尿的患者，当地使用激素及免疫抑制剂治疗无效。初诊时患者有乏力心烦、皮肤痤疮、舌苔黄等气阴两虚，兼挟内热的表现，治以经验方参芪知苓地黄汤气阴双补，以固其本，酌加凉血止血药，标本兼顾，收效甚捷。

方中的巴戟天、续断是为腰酸痛而设。巴戟天味辛甘，性微温，入肾经，具有补肝肾、强腰膝之功。适用于腰膝冷痛者。《本草正义》谓："巴戟天隆冬不凋，味辛气温，专入肾家，为鼓舞阳气之用。温养肾元，则邪气自除，起阳痿，强筋骨，益精，治小腹阴中相引痛，皆温肾散寒之效。"一般用量为12～20g。

川断即续断，味苦，性微温。入肝、肾经。主要功效为补肝肾、强腰膝，兼能疏通血脉。缪仲醇称其为"理腰肾之要药"。故笔者对肾虚腰痛者，川断与杜仲相须而用，配入补益肝肾之剂中。川断一般用量为10～15g。

**验案15**

山西某女，39岁。患者2009年因心慌、头晕至当地医院检查发现蛋白尿以及血压升高（220/120mmHg），使用降压药控制不理想，肾穿刺结果为IgA肾病，24小时尿蛋白定量最多1.8g。当地医院予激素治疗无效，遂逐渐撤停。

为求中医药治疗于2014年9月26日至我处首诊。当时外院查24小时尿蛋白定量1.8g，血肌酐122μmol/L。查体：血压155/100mmHg。症见：眩晕头胀，乏力腰酸，心烦怕热，口苦，纳眠可，大便干，夜尿2次。舌红苔黄腻，脉弦细数。中医辨证：气阴两虚，肝阳上亢，湿热内蕴。拟益气养阴，平肝潜阳，清化湿热法。予经验方参芪麻菊地黄汤加味。

**处方：**天麻、生地、山药、泽泻、生黄芪各15g，菊花、黄芩、炒栀子、竹茹、川牛膝、怀牛膝、灵芝各12g，山萸肉、丹皮、黄连各10g，茯苓、芡实、续断、杜仲、金银花各20g，火麻仁、丹参各30g，五味子10g，桑螵蛸5g。水煎服，每日1剂。

患者多次复诊，笔者一直予本方加减化裁治疗。2015年9月13日复查血肌酐70μmol/L，24小时尿蛋白定量0.85g。偶有头晕，余无不适，仅血压不稳定，为150/90mmHg，原方基础上加生石决明30g（先煎）、炒蔓荆子12g以平肝潜阳。目前仍在随诊中。

**点评：**本例IgA肾病中等量蛋白尿伴高血压及早期肾功能不全，外院予激素治疗无效。初诊时中医辨证为气阴两虚，偏于肝肾阴虚，肝阳上亢。以经验方参芪麻菊地黄汤（即参芪地黄汤加天麻、杭菊花）益气养阴，平肝潜阳，并随证化裁。守方治疗 1 年余，患者尿蛋白减少，肾功能恢复正常。

该患者有高血压的表现，但用降压药控制不理想。有头晕头痛的表现，中医认为属肝肾阴虚，肝阳上亢。天麻与杭菊花、石决明有平肝潜阳的作用，合入参芪地黄汤中，加强了平肝降压的作用。蔓荆子是为头痛而设。

### 验案 16

内蒙古某男，36 岁。2009 年体检发现蛋白尿及血尿，四处求医，疗效不佳，在北京某三甲西医院肾穿刺结果为 IgA 肾病，用激素治疗后效果不显。

2010 年 6 月 28 日来我处首诊，就诊时尿红细胞 218.42 个/高倍视野，24 小时尿蛋白定量 0.71g，症见：乏力腰酸，时有胸闷憋气，纳可，夜眠欠佳，大便调，尿频，舌红苔稍黄腻，脉滑数。中医辨证：气阴两虚，兼有内热。拟益气养阴清热法，予经验方参芪知柏地黄汤加味。

处方：太子参、生黄芪、茯苓、丹参、天麻、炒酸枣仁各 20g，知母、黄柏、当归、鹿角胶（烊入）、枳壳各 12g，山萸肉、牡丹皮、薤白各 10g，山药、泽泻、车前草、青风藤、生地黄各 15g，小蓟、全瓜蒌、金银花各 30g，三七粉（冲入）3g，每日 1 剂，水煎服。并逐渐撤减激素。

2010 年 8 月 4 日复诊诸症明显减轻，查尿红细胞 47.21 个/高倍视野，24 小时尿蛋白定量 0.56g。上方去黄柏、全瓜蒌、薤白、三七粉，加通草 3g、炒白术 12g。6 个月后患者复查尿红细胞 35.38 个/高倍视野，24 小时尿蛋白定量 0.094g。2011 年 5 月初查尿红细胞 6.12 个/高倍视野，尿蛋白阴性。

**点评：**本例 IgA 肾病以血尿为主。其临床表现除血尿外，有尿频尿急及胸闷憋气的症状，故而在气阴双补的基础上，兼顾清利下焦湿热和通阳行痹。知柏地黄汤出自《医宗金鉴》，是由六味地黄汤加知母、黄柏而成。对于血尿阴虚而兼下焦湿热的患者可选用本方。

### 验案 17

湖北某男，17 岁。患者 2011 年 3 月因感冒在当地医院检查发现血尿及蛋白尿（+++），当地西医肾穿刺结果为 IgA 肾病Ⅲ级，予激素及雷公藤多苷片治疗 2 个月，尿蛋白转阴，而血尿未缓解。

为求中医药治疗遂于 2014 年 8 月 18 日至我处首诊。当地医院查尿红细胞 70.88 个/高倍视野，尿蛋白（–），肾功能及血压正常。症见：乏力口干，偶有咽痛，纳差，时有胃中嘈杂，夜眠可，二便调，舌淡苔薄黄，脉细数。中医辨证：气阴两虚，兼有内热。拟益气养阴，兼清内热法。予经验方益气滋肾汤加味。

处方：太子参、生黄芪、芡实、旱莲草、金银花、炒栀子、生地、白芍、板蓝根、竹茹、紫苏梗、鸡内金、牛蒡子、灵芝各10g，丹参、三七粉（冲服）各3g，小蓟30g，当归5g，仙鹤草15g。每日1剂，水煎服。

患者坚持中医药治疗，笔者一直以上方加减化裁。2015年7月6日患者复查尿红细胞8～12个/高倍视野，症见：乏力伴恶心呕吐，咽痛咳痰，纳差眠差，二便调，舌淡边有齿痕，苔薄黄，脉沉弱。中医辨证：脾胃虚弱，兼挟肺热。拟健脾养胃，兼清肺热法。予香砂六君子汤加减。

处方：木香10g，砂仁、法半夏、牛蒡子、三七粉（冲服）各3g，茯苓、白术、仙鹤草、天麻、酸枣仁各20g，太子参、生黄芪、金银花、鸡内金各12g，小蓟30g，黄芩炭、板蓝根、杭菊花、瓜蒌皮各15g，防风、陈皮各6g。每日1剂，水煎服。

患者坚持在我门诊中医药治疗。2016年8月8日复查尿红细胞转阴，患者已无不适。

**点评：** 该例IgA肾病以血尿为主要表现。患者初起中医病机为气阴两虚，兼有内热，故以经验方益气滋肾汤加味益气养阴，兼以清热，药后患者血尿减轻。其后因中医证候转变为脾胃虚弱，兼挟肺热，故改拟香砂六君子汤健脾养胃，兼清肺热。取得了控制血尿的满意效果。

### 2. 脾肺气虚证
**验案18**

北京某男，32岁。2008年年中饮食不洁后出现腹泻、呕恶，伴发热恶寒，第2天即出现肉眼血尿，经肾穿刺诊断为轻中度系膜增生性IgA肾病。

2008年9月来我处初诊，症见：神倦乏力，腰酸痛，便溏，平素易腹泻，手足不温，眠稍差，舌淡红苔薄白，脉沉细无力。检查：尿红细胞30～40个/高倍视野，24小时尿蛋白定量为0.66g，血肌酐123.7μmol/L，血压正常。

中医辨证：脾气虚弱，血不归经。拟健脾益气止血法，方用参苓白术散加味。

处方：党参、生黄芪、莲子、仙鹤草、金樱子、川续断各15g，小蓟、茯苓、薏苡仁、菟丝子各20g，炒白术、白扁豆各12g，陈皮、当归、防风各10g，砂仁6g，三七粉3g冲入。

2008 年 10 月复诊，症状均减轻，尿红细胞 15～20 个/高倍视野，24 小时尿蛋白定量 0.13g。2008 年 12 月检查尿红细胞 0～3 个/高倍视野，24 小时尿蛋白定量 0.06g，血肌酐 83.2μmol/L。之后一直以上方加减化裁调治，随访至今，病情稳定，尿检阴性，肾功能正常。

**点评：**本例 IgA 肾病以大量血尿为主，且血尿的加重与腹泻密切相关。中医证候为脾虚，血不归经，以参苓白术散健脾止泻止血而取得显著效果。参苓白术散出自宋代《太平惠民和剂局方》，是脾的气阴双补之剂，并兼能和胃渗湿止泻。对于 IgA 肾病血尿辨证属脾虚血不归经者，笔者在本方的基础上加止血药标本兼顾。

**验案 19**

四川某女，24 岁。2012 年患者体检发现镜下血尿，于当地医院查尿红细胞 600 个/μL，无蛋白尿，肾功能正常。肾穿刺结果为 IgA 肾病（Lee's II 级），当地西医建议使用激素，患者拒绝。血尿缠绵难愈。

2013 年 9 月患者为寻求中医诊治至我处首诊。外院查尿液分析：尿红细胞 97.83 个/高倍视野，尿蛋白阴性，肾功能正常。症见：乏力腰酸痛，恶风，易感冒，咽干痛，纳食可，夜眠欠安，大便溏薄，小便调，舌淡红边有齿痕，苔白腻，脉沉弱。中医辨证：肺脾肾气虚，血不归经。拟补肺健脾益肾，益气摄血为法。予参苓白术散合玉屏风散加减。

处方：太子参、茯苓、生薏米、生黄芪各 20g，炒白术、莲子肉、炒扁豆、牛蒡子、淡竹叶、陈皮各 10g，山药、防风、黄芩、巴戟天、夜交藤各 15g，金银花、连翘、佩兰、续断、灵芝各 12g，小蓟 30g。每日 1 剂，水煎服。

患者坚持在我处复诊，笔者一直以本方加减化裁。2014 年 11 月 26 日复查尿红细胞：49.87 个/高倍视野，同年 12 月复查尿红细胞：14.77 个/高倍视野。2015 年 2 月 4 日复查尿红细胞：5.86 个/高倍视野，诸症减轻。

**点评：**本例 IgA 肾病单纯镜下血尿，初诊时尿红细胞 97.83 个/高倍视野。其临床特点除了腹泻以外，平素易感冒、咽痛，因而予参苓白术散合玉屏风散肺脾同治，而使血尿明显得以控制。

感冒、咽痛是血尿的重要诱发因素。本例以玉屏风散加牛蒡子、金银花等清热解毒利咽药，清肺固表以控制诱发因素，从而减轻血尿的反复发作。玉屏风散由黄芪、白术、防风组成，为补中兼疏之剂，主要用于肾病患者肺脾气虚易感冒者。

**验案 20**

山东某男，25 岁，2008 年发现血压升高，最高为 140/90mmHg，服用降压药 30mg/日控制血压在 130/80mmHg。2009 年 11 月患者体检时发现尿红细胞 3～5 个/高倍视野，尿蛋白（++）。之后查 24 小时尿蛋白定量 1.8g，血肌酐 87μmol/L，尿酸 494μmol/L，总胆固醇 6.7mmol/L，甘油三酯 2.8mmol/L。

为求中医药治疗于 2010 年 9 月初至我科住院。9 月 19 日邀我会诊。患者在我院肾穿刺为局灶增生性 IgA 肾病。查 24 小时尿蛋白定量 2.26g。血肌酐 85μmol/L，尿酸 594μmol/L，总胆固醇 7.3mmol/L，甘油三酯 3.1mmol/L。腹部 B 超：脂肪肝。症见：形体肥胖，体重 98kg，头发稀少，乏力，口腔溃疡，手足心热，有腹泻，耳鸣，舌体胖大色淡红，苔白稍腻，脉沉弱。中医辨证：脾虚兼挟湿热。以健脾益气、清热化湿为法。予参苓白术散加减。

处方：生黄芪、薏苡仁各 30g，茯苓、何首乌各 20g，太子参、白芍各 15g，炒白术、知母、扁豆、莲子肉、怀牛膝、山药、夏枯草各 12g，砂仁、陈皮、竹叶、生甘草各 10g，黄连 3g。每日 1 剂，水煎服。药后诸症减轻，半月后好转出院。

出院后守方半年，2011 年 3 月 20 日到我门诊复诊，复查尿检（−），24 小时尿蛋白定量 0.09g。血肌酐 57μmol/L，尿酸 334μmol/L。血压 120/75mmHg。体重已减至 86kg，仅见手足心热、烦躁之症，已无耳鸣及口腔溃疡。舌质偏胖苔薄黄，脉沉弱。遂于上方竹叶增至 15g，黄连增至 6g。随访至今病情稳定。

**点评：** 本例局灶增生性 IgA 肾病以蛋白尿为主。根据其症状，中医辨证为脾虚湿热内蕴，以参苓白术散健脾渗湿，加黄连、竹叶、知母等清热。守方治疗半年余，其尿蛋白转阴，体重亦较前明显减轻，长期随访病情稳定。

**3. 阴虚内热证**

**验案 21**

山西某男，20 岁。2004 年体检时发现蛋白尿（+++），24 小时尿蛋白定量为 6.8g。同年 11 月在当地肾穿刺为轻度系膜增生性 IgA 肾病，西医予泼尼松 60mg/日，3 个月后 24 小时尿蛋白定量降至 2.58g，但未转阴。

2005 年 7 月 6 日患者为求中医药治疗至我处初诊。当时口服泼尼松 45mg/日。查 24 小时尿蛋白定量 2.58g。肾功能正常。症见：精神亢奋，五心烦热，面部及背部痤疮，面赤口燥，舌红少苔而干，脉细数。中医辨证：阴虚火旺。拟滋阴清热法。予知柏地黄汤加味。

处方：知母、黄柏、生地、泽泻、丹皮各 12g，山萸肉、连翘、白蒺藜、牛蒡子、桃仁、紫花地丁、天麻、川断各 10g，山药、生杜仲各 15g，茯苓、丹参、芡实、金银花各 20g。每日 1 剂，水煎服。并嘱患者逐渐撤减激素。

2 周后患者精神亢奋、五心烦热明显好转，有咽痛，金银花加至 30g，因大便偏干加制大黄 10g，半月后症状明显好转，背部痤疮基本消失，24 小时尿蛋白定量降至 1.2g。之后笔者以上方加减治疗 1 年余，患者尿蛋白转阴，激素已撤停。随访至今病情稳定

点评：本例 IgA 肾病表现为大量蛋白尿，当地予激素治疗有效，但尿蛋白未转阴，仍有 2.58g。初诊时患者一派阴虚热毒的症状，我以养阴清热解毒为法治疗。患者坚持治疗 1 年余，取得了尿蛋白转阴，激素撤停未反复的良好疗效。

### 4. 湿热证
**验案 22**

陕西某女，35 岁。患者 12 岁时因上呼吸道感染后出现肉眼血尿，此后多次反复，并出现蛋白尿，经中医药治疗后血尿、蛋白尿可转阴。32 岁妊娠时发现高血压和蛋白尿，24 小时尿蛋白定量 2.5～3.0g，血压 130～160/80～100mmHg，当地医院肾穿刺为 IgA 肾病，予降压等西药治疗，病情未好转。

2010 年 1 月 6 日患者为求中医药治疗至我处初诊。当时外院查 24 小时尿蛋白定量 3.56g，血肌酐 55μmol/L。症见：乏力腰酸，头晕烦躁，面赤油腻，恶心，纳食不馨，皮肤湿疹，舌质淡红，苔薄白，脉弦。中医辨证：肝胆湿热，兼脾肾气虚。以清肝利湿，兼以益气法为主。予龙胆泻肝汤合逍遥散加减。

处方：龙胆草、栀子、当归、白术、太子参、薄荷各 10g，生地、天麻各 12g，金银花、茯苓、炒枣仁、白芍、芡实各 20g，黄芩、青风藤、泽泻、车前草各 15g，柴胡 5g，通草 3g 。每日 1 剂，水煎服。

同年 2 月 3 日复诊：患者诉乏力、头晕、腰酸、烦躁诸症明显缓解，已无恶心，纳食可，面色红润，舌质淡红，苔薄白，脉弦细。血压 120/80mmHg。24 小时尿蛋白定量 1.02g。效不更方，上方龙胆草减量为 6g 以防久用苦寒伤胃，余皆同前，继服。同年 10 月 18 日复诊，24 小时尿蛋白定量 0.8g。

点评：本例 IgA 肾病表现为单纯蛋白尿伴高血压。初诊时有头晕烦躁、面赤油腻、皮肤湿疹等肝郁化火、湿热内阻的症状，予龙胆泻肝汤合逍遥散清肝柔肝、清热利湿。一般 IgA 肾病慢性迁延期的患者以气阴两虚证居多，该例则表现为肝胆湿热证，"法随证立"，因而选用了清肝利湿法治疗而取效。

**验案 23**

河北某女，62 岁。2011 年 12 月因乏力且尿中泡沫多，于当地医院检查发现血尿、蛋白尿，24 小时尿蛋白定量最多 2.68g，肾功能正常。肾穿刺为 IgA 肾病。西医予泼尼松 60mg/日治疗，尿蛋白可减少，但出现了腹胀、抽筋、身冷等不适症状，既往有高血压、2 型糖尿病、乳腺癌切除术后病史。

2013 年 4 月为求中医药治疗至我处首诊。患者当时口服泼尼松 40mg/日，查 24 尿蛋白定量 0.88g，尿红细胞 7.55 个/高倍视野。症见：乏力腰酸，下肢抽筋，纳差恶心腹胀，颜面部有肿胀感，眼干涩，口干苦，心悸眠差，二便调。舌红苔黄腻，脉细弱。中医辨证：湿热中阻，气阴两虚。拟清化湿热，益气养阴法。予黄连温胆汤加味。

处方：黄连 6g，姜半夏 5g，竹茹、枳壳、天麻、郁金、杭菊花、佩兰各 12g，苦参、山药、谷精草、蒲公英、秦艽、党参、巴戟天、灵芝各 15g，陈皮、当归、薄荷各 10g，茯苓、生石膏、酸枣仁、金樱子、芡实各 20g，炙黄芪、丹参、生薏苡仁各 30g，每日 1 剂，水煎服。并嘱患者逐渐撤减激素。

患者坚持来我处复诊，同年 5 月 28 日查 24 小时尿蛋白定量 0.61g，7 月 7 日复查 24 小时尿蛋白定量 0.39g。

2014 年 11 月 15 日复查 24 小时尿蛋白定量 0.13g，同年 12 月 16 日复查复查 24 小时尿蛋白定量 0.1g。

2015 年 1 月 27 日复查 24 小时尿蛋白定量 0.105g，同年 4 月 15 日激素减至 2.5mg/日，复查 24 小时尿蛋白定量 0.03g，尿红细胞阴性。同年 11 月患者激素已撤停，尿检阴性，病情稳定。

**点评**：本例 IgA 肾病以中等量蛋白尿为主，外院予激素治疗有一定的效果，但副作用较大，患者为求撤停激素而至我处。中医辨证为湿热中阻，气阴两虚并重。拟先治其标，清化湿热为先，以黄连温胆汤加味而取效。坚持中医药治疗 2 年半，达到了尿蛋白转阴，激素撤停的显著效果。

黄连苦寒，入心、肝、胆、胃、大肠经。有清胃止呕、清心除烦的功效。我治疗慢性肾脏病湿热中阻证，见口干、口苦、口黏，呕恶纳差，舌苔黄腻，脉滑数者，即选用本品，用量一般为 3～10g。

**验案 24**

北京某女，43 岁。2008 年 7 月因双下肢水肿在外院住院，肾穿刺为轻度系膜增生性 IgA 肾病。西医予泼尼松 60mg/日，静脉滴注环磷酰胺 0.8g/日无效，并出现左耳听力减退，之后逐渐停用西药。

2009 年 8 月 19 日为寻求中医治疗来我处初诊，症见：双下肢轻度水肿，四肢关节疼痛，项背拘急不舒，纳差，汗多，舌淡红，苔薄白，脉沉。查尿红细胞 250 个/高倍视野，24 小时尿蛋白定量 5.54g，肾功能、血压均正常。中医辨证：脾肾气阴两虚。拟益气养阴法，予参芪地黄汤加减。

处方：太子参、生黄芪、秦艽、山药各 15g，芡实、杜仲、川续断、茯苓、丹参各 20g，山萸肉、泽泻、牡丹皮各 10g，生地黄 12g，金银花、小蓟各 30g，三七粉（冲入）3g，冬瓜皮 30g。每日 1 剂，水煎服。并收入院。

上方治疗 2 个月后，水肿消退，复查尿红细胞数 86 个/高倍视野，因患者头痛，眼干涩，夜眠差，口苦、口黏，呕恶纳呆，舌淡红，苔黄腻，脉沉。遂改拟黄连温胆汤加减：川黄连、佛手、陈皮、砂仁各 10g，茯苓、芡实、金樱子、杜仲各 20g，竹茹、枳壳、杭菊花、蔓荆子各 12g，小蓟、金银花各 30g，仙鹤草、谷精草、天麻各 15g，姜半夏 6g，每日 1 剂，水煎服。

两周后患者诸症明显好转，复查尿红细胞 12.5 个/高倍视野，24 小时尿蛋白定量 3.92g。守方治疗 6 个月后，患者自觉无明显不适，于 2010 年 9 月 29 日复查尿红细胞 11 个/高倍视野，尿蛋白转阴。随访至今，尿检阴性。

点评：本例 IgA 肾病表现为肾病综合征伴血尿，外院使用激素等西药无效，并出现听力减退等副作用而停用。初诊时患者中医辨证为气阴两虚证，以参芪地黄汤化裁治疗。药后 2 个月，水肿消退，但尿检改善不明显，之后根据患者有口苦、口黏，呕恶纳呆，苔黄腻等表现，中医辨证为湿热内蕴，遂改予黄连温胆汤加减清化湿热。患者坚持中医药治疗 1 年，尿蛋白转阴，血尿亦明显减少。

# 第二篇

# 慢性肾衰竭验案

## 一、概　述

慢性肾衰竭是多种慢性肾脏疾病的终末阶段，由于肾脏排泌功能严重受损，致使氮质及其他代谢废物潴留体内，同时引起水、电解质及酸碱平衡失调，临床以机体自身中毒的危重综合征，即尿毒症为主要表现。根据国际肾脏病协会统计，它在自然人群的年发病率为98～198/百万人口，在我国慢性肾衰竭亦为内科常见病。由于其病程绵长及后期的肾脏替代治疗等均给患者与社会带来沉重的经济负担，因而积极探讨慢性肾衰竭早、中期的干预措施具有深远而重要的意义。

笔者根据古代文献，并结合临床实际，认为慢性肾衰竭可归属于中医"关格病"的范畴，是一种以"脾肾衰败，气化无权，湿浊上犯，以下关上格"为特点的本虚标实的危重疾病。其病因有主因与诱因之分，主因多系脾肾虚损，与先天不足、饮食失常、七情内伤、久病失治、房劳过度等多种因素耗伤正气有关。其中尤以肾气衰惫，分清泌浊失职，致使湿浊内停为主。诱因则责之外邪与过劳。本病的病机为本虚标实，寒热错杂，且病位广泛。笔者通过近四十年的临床观察，认为正虚以气阴两虚最为多见，邪实有外邪、水停、湿浊、瘀血等。从病位来看，五脏均有涉及，而以脾肾虚损为重心。

在复杂的病机中，我认为主要应抓住正邪这一关键环节，根据这一观点，笔者于1984年首次在国内提出了关格病分为虚损期、关格期两期的中医临床分期的学术观点。

虚损期的中医病机以正虚为主，其诊断标准如下：①患者临床表现以虚损症状为主，如神疲乏力，心悸气短，动则尤甚，头晕目眩，耳鸣，畏寒或五心烦热，腰膝酸软，足跟作痛，自汗或盗汗，口干舌燥等；②面色萎黄或苍白或晦滞，舌淡边有齿痕，苔腻或舌干少苔，脉浮大无力或细数；③口有尿味或轻度恶心，纳食不香；④既往可有关格病史。本阶段的中医证型可分为肺脾气虚证、肝肾阴虚证、脾肾阳虚证、肾阴阳两虚证、气阴两虚证、气不摄血证和血燥生风证，其中以气阴两虚证最为多见。

关格期的中医病机特点以邪实为主，且病势急骤多变，预后不良。诊断标准为：①恶心呕吐，纳呆食减，小便不通或二便俱不通；②肢体无力，精神萎靡，或伴心悸怔忡，胸憋气喘，动则尤甚，眠不实善惊，甚或神昏惊厥不省人事；③面色萎黄或晦黯，口有尿味，舌淡苔腻，脉浮大无力或弦大至极。本期的中医证型主要为寒湿中阻证、湿热中阻证和湿浊上凌心肺证。

笔者治疗慢性肾衰竭的思路是：将辨中医病期与辨证有机地结合起来，继而选择有效的治法与相应的方药。虚损期的治疗重在缓则治本，扶助正气。还应进一步辨清究竟气、血、阴、阳何者虚损？而采用相应的益气、补血、滋阴、温阳之法。结合虚损期以气阴两虚为主的病机特点，治法以益气养阴为主。关格期的病机特点以湿浊、湿热中阻为主，治法以调理脾胃为主。

通过长期的临床实践，笔者认为对慢性肾衰竭早、中期患者，运用中医辨证论治为主进行治疗，确有较好的疗效，可以明显地减轻甚至消除症状，不同程度地改善患者的肾功能指标，改善生活质量及延缓肾衰竭的进程，从而延长患者的生命。下面通过慢性肾衰竭的验案进一步充分证明中医治疗慢性肾衰竭有较大的优势，也能满足广大患者的治疗需要，深受患者欢迎。

# 二、验　案

## （一）虚损期验案

以下选取了虚损期验案 49 例，其中气阴两虚证 40 例，脾肾阳虚证 1 例，肝肾阴虚证 1 例，气虚血瘀证 6 例，气虚阳虚，兼夹瘀血证 1 例。

气阴两虚证 40 例中，其中脾肾气阴两虚证 30 例，肝肾气阴两虚证 6 例，心肾气阴两虚证 4 例。

### 1. 气阴两虚证
### （1）脾肾气阴两虚证
**验案 1**

东北某男，22 岁。2001 年春发现高血压，血肌酐 300μmol/L，血红蛋白 125g/L，无血尿，无浮肿，24 小时尿蛋白 1.85g。2001 年夏来我处就诊，当时症见：乏力腰酸痛，纳一般，大便稍干，平素易感冒及咽痛，舌淡红苔薄黄腻，脉沉细稍弱。中医辨证：脾肾气阴两虚，拟益气养阴法。方以参芪地黄汤加味调治。

处方：太子参、生地黄、山药、牛蒡子、川续断、冬葵子各15g，生黄芪、茯苓、天麻、炒枣仁、金银花、杜仲、丹参、麻子仁各20g，牡丹皮、泽泻、佩兰各12g，山萸肉、黄连各10g。每日1剂，水煎服。

10余年来一直坚持在我处就诊。治疗后血肌酐维持在180～280μmol/L，一直坚持正常工作，血红蛋白正常，服降压药控制血压。从未用过促红细胞生成素。2012年4月来京复诊，血肌酐稳定，未进行血液透析。

点评：本例患者初诊时已处于慢性肾衰中期，鉴于临床症状以乏力腰酸为主，属于虚损期患者。予参芪地黄汤益气滋肾，加续断、杜仲壮腰膝，佩兰、黄连清化湿热，牛蒡子、金银花解毒利咽，麻子仁润肠通便，丹参以活血。患者坚持中医药治疗十余年，症状减轻，仍从事正常工作，血肌酐指标尚属稳定。

**验案2**

北京某女，66岁。2003年发现血压高及2型糖尿病（非胰岛素依赖型糖尿病），血肌酐值为140μmol/L，未予重视，10个月后血肌酐为250μmol/L。

2005年春在我处初诊前血肌酐为285μmol/L，血红蛋白70g/L，症见：面色萎黄无华，重度乏力腰酸，大便干，二日一行，口干口苦，纳一般，眠不实。舌淡黯、苔黄腻，脉沉细弦弱。中医辨证：脾肾气阴两虚，拟益气养阴法。治疗方案拟中西医结合治疗，以西药控制糖尿病和血压，间断注射促红细胞生成素和铁剂。中医以参芪地黄汤加味长期调治。

处方：太子参、山药、夜交藤、川续断各15g，生黄芪、麻子仁、生石膏各30g，生地黄、天麻、金银花、茯苓、炒枣仁各20g，泽泻、当归、生大黄后下各12g，山萸肉、牡丹皮、牛蒡子各10g，黄连6g。每日1剂，水煎服。

药后患者自觉诸症减轻，体力及纳、眠、便转佳，心情愉快。7年来血肌酐也较为稳定，2012年6月复查血肌酐265μmol/L，血红蛋白105g/L。

点评：本例特点有2型糖尿病及慢性肾衰，患者属关格病虚损期，在气阴两虚证的基础上兼有内热及腑实证，故以参芪地黄汤益气养阴，扶正固本。并加生石膏、黄连清热泻火，加麻子仁、生大黄以通便泄毒。患者坚持中医药治疗7年余，血肌酐较为稳定。

**验案3**

河北某女，63岁，2005年7月27日初诊，患者因体检发现血肌酐升高而就诊，就诊时症见乏力，腰部酸痛不适，胸闷，纳眠差，胃胀，小便可，大便二三日一行，舌黯红，苔黄腻，脉沉。查血肌酐 516.3μmol/L，双肾 B 超示：左肾 8.0cm×4.2cm×4.2cm，右肾 8.6cm×4.3cm×4.2cm。中医辨证：脾肾亏虚，浊瘀内阻。以补脾益肾、化瘀泄浊为法，予参芪地黄汤加减。

处方：丹参、金银花各 30g，太子参、川续断、天麻各 20g，生黄芪、生地黄、山药、制大黄（另包）各 15g，茯苓、广木香、枳壳、秦艽、当归尾各 12g，紫河车、山萸肉、竹叶、黄芩、苏梗、薤白各 10g。每日 1 剂，水煎服。

服药 2 个月后二诊：微感乏力，眠差，余无不适，查血肌酐 190μmol/L。上方去薤白继服。此后长期以此方加减调治，至 2006 年 11 月 20 日来诊时已无不适，查血肌酐 116μmol/L，病情明显好转。

点评：本例患者为关格病虚损期，证属气阴两虚、浊瘀内停，鉴于患者有胸闷之症，故在参芪地黄汤的基础上加薤白、枳壳、丹参、当归尾通阳行痹、活血化瘀。

**验案 4**

北京某女，76 岁，2005 年 11 月初诊。症见面色萎黄，乏力腰酸，纳一般，眠差，口稍苦。舌淡苔薄黄，脉沉细无力。查血肌酐 238μmol/L，血红蛋白 70g/L，血压正常。中医辨证：气阴两虚，兼有内热。拟以气阴双补，兼清内热法。予参芪地黄汤加味。

处方：太子参、生黄芪、金银花、天麻、杜仲、川牛膝、怀牛膝、炒枣仁各 20g，山萸肉、砂仁、白芍各 10g，紫河车 5g，黄连 3g，丹参、当归各 15g。每日 1 剂，水煎服。

坚持进上方 3 个月后血肌酐降为 179μmol/L，几年来均以上方略加调整，并注射促红细胞生成素。血肌酐一直在 85～90μmol/L，血红蛋白 110g/L，随访至 2012 年 7 月患者病情稳定。

点评：本例为高龄肾衰患者，属关格病虚损期，拟脾肾气阴双补法为主扶正固本，酌加补精血的药物。患者坚持服药 6 年余，血肌酐一直稳定在正常范围内。

**验案 5**

山西某女，32 岁，该患者双下肢反复浮肿，尿少，腰痛已 10 年。因呕恶纳差，皮肤瘙痒 5 个月，于 1984 年 7 月 16 日以"慢性肾炎、慢性肾衰、肾性贫血"收入院。

入院时查：血尿素氮 19.9mmol/L，血红蛋白 72g/L。患者面色萎黄无华，神疲乏力，腰酸痛，少气懒言，双下肢微肿，尿量略少，大便偏干，呕恶纳差，口有尿味，口干欲饮，舌淡胖边有齿痕，苔薄白，脉沉细无力。中医辨证：脾肾气阴两虚，兼湿浊中阻，拟益气养阴，健脾除湿法，予参芪麦味地黄汤加减。

处方：人参（另煎兑入）、麦冬、山萸肉、牡丹皮、泽泻、陈皮、竹茹各10g，生地黄、茯苓各20g，生黄芪30g，山药15g，砂仁6g。每日 1 剂，水煎服。

药进 10 剂后诸症皆减。共守方调治近 3 个月，未注射促红细胞生成素，患者面色转为红润，神振纳增，血尿素氮降至 10.8mmol/L，血红蛋白升至 104g/L，于 1984 年 10 月 11 日好转出院。

**点评**：本例患者以乏力、口干为重，故属肺肾气阴两虚，故以参芪麦味地黄汤（即参芪地黄汤合生脉饮）双补心肺之气阴。

**验案 6**

东北某男，62 岁。2008 年 5 月中旬初诊，该患者 2005 年体检时发现贫血，2008 年 3 月在当地住院查血肌酐 427μmol/L，血红蛋白 117g/L，血尿素氮 16.4mmol/L。初诊时症见：乏力，腰酸，畏寒，大便干，纳眠尚可，舌淡边有齿痕，苔薄白，脉沉弱。中医辨证：脾肾气阴两虚。拟益气养阴法，以参芪地黄汤加味。

处方：太子参、山药、冬葵子、麻子仁、车前草各15g，生黄芪、生地黄、茯苓、金银花、川续断各20g，山萸肉、牡丹皮、天麻、桃仁、黄芩各10g，泽泻、当归、麦冬、竹茹各12g，丹参30g。每日 1 剂，水煎服。

因患者来京不便，以上方坚持服用，自觉诸症减轻，2008 年 9 月初血肌酐 256μmol/L，2009 年 4 月中旬血肌酐 233.5μmol/L，10 月中旬血肌酐 276.5μmol/L，血红蛋白123g/L。

2011 年 8 月中旬，血肌酐 187.9μmol/L，尿素氮 12.3mmol/L，血红蛋白 110g/L，因 5 月外感 2 次，感觉乏力、纳差、舌苔白腻，拟调为香砂六君子汤，每日 1 剂，水煎服。药后纳食增进，已不乏力，病情稳定。

**点评**：本例患者初诊时以乏力、腰酸为主症，属虚损期，故予参芪地黄汤加减；2011 年 5 月外感后以纳差、舌苔白腻为主症，遂易方为香砂六君子汤加减。

**验案 7**

北京某男，67 岁。2009 年 8 月中旬来我处初诊。该患者有 2 型糖尿病病史 9 年，之后因出现乏力而检查，尿蛋白（++），血肌酐 324μmol/L。

2009 年 8 月中旬查血肌酐 405μmol/L，尿素氮 21.7mmol/L。为求中医治疗而来我处初诊。症见乏力，腰酸，口干苦，纳差，大便干，舌淡红，苔薄黄，脉沉细弱。中医辨证：气阴两虚。拟气阴双补、通腑化浊之法调治。予参芪地黄汤加味。

处方：太子参、茯苓各 20g，生黄芪、金银花、丹参、生石膏、麻子仁各 30g，生地黄、山药、川续断各 15g，山萸肉、制大黄、砂仁各 10g，牡丹皮、泽泻、鸡内金各 12g，黄连 6g，每日 1 剂，水煎服。

服药 1 个月后，自觉诸症状均改善，查血肌酐 301μmol/L，尿素氮 18.9mmol/L。续守上方 1 个月后，血肌酐 143μmol/L，尿素氮 14.2mmol/L，查血红蛋白 120g/L，自觉亦无明显不适。

**点评：** 本例患者在气阴两虚证表现基础上兼有口干苦、大便干、舌苔薄黄的症状，表明其兼湿热、腑实证，故加黄连清热利湿，生石膏清火，制大黄通腑泄浊。

### 验案 8

河北某男，60 岁，主因双下肢水肿 2 月余由门诊于 2010 年 3 月以"糖尿病肾病"收入院。该患者有 20 年糖尿病病史，平素未行常规体检。2010 年 1 月因无明显诱因出现双下肢水肿，查血肌酐 470μmol/L，为系统治疗入院。入院时症见：双下肢重度水肿，乏力，偶有咳嗽，无痰，畏寒，双目视物模糊，纳眠可，二便调。舌淡红，苔白腻，脉沉细。查血肌酐为 636.8μmol/L，遂作自体动静脉内瘘成形术，但一直未行血液透析。

西药诊断为糖尿病肾病Ⅴ期，慢性肾衰竭。中医证候：脾肾气阴两虚，水湿内停证。治法拟健脾补肾，利水消肿。方以参芪地黄汤加减。

处方：太子参、生黄芪、冬瓜皮、车前子、丹参各 30g，生地黄、山药、泽泻、当归尾各 15g，芡实、冬葵子、茯苓、天麻、金银花、川牛膝、怀牛膝各 20g，杭菊花 12g，山萸肉、牡丹皮、黄连各 10g，生石膏 40g。每日 1 剂，水煎服。

以上方加减出入，至 4 月份患者水肿基本消退，复查血肌酐为 299μmol/L。之后转入门诊治疗，6 月份复查血肌酐为 307μmol/L，10 月份复查血肌酐为 235.1μmol/L。

**点评：** 笔者认为糖尿病肾病基本病机为气阴两虚，胃热瘀血，故笔者在治疗时在益气养阴的基础上重视清胃热、化瘀血，本例患者兼水湿为患，故以参芪地黄汤益气养阴，合生石膏、黄连清胃热，丹参、当归尾、牛膝活血，冬瓜皮、车前子利水。

**验案 9**

内蒙古某男，34 岁，2012 年 3 月工作单位体检时发现血肌酐 390μmol/L，血红蛋白 123g/L；尿检：红细胞 0～1 个/高倍视野，尿蛋白（++）。24 小时尿蛋白定量 1.5g。肾脏 B 超示：右肾 10.0cm×6.0cm×4.9cm，肾实质厚度 1.3cm；左肾 10.2cm×4.7cm×3.7cm，肾实质厚度 1.0cm。血压正常。

同年 5 月 26 日在我处初诊前血肌酐升至 516μmol/L。患者症见：轻度乏力腰酸，咽稍干，大便欠爽，纳食及睡眠尚好，不浮肿，舌淡红，苔薄黄，脉沉细稍弱。中医证候：脾肾气阴两虚。拟益气养阴法，予参芪地黄汤加味。

处方：太子参、生黄芪、生地黄、山药、茯苓、泽泻、冬葵子各 15g，山萸肉、牡丹皮各 10g，丹参、芡实、川续断各 20g，金银花、竹茹各 12g，黄连 3g，麻子仁 30g。每日 1 剂，水煎服。

药后 5 周，7 月 2 日复查肾功，血肌酐降为 340μmol/L，患者自觉全身轻快，一直坚持全天工作。复诊时均以上方加减化裁，2013 年 4 月 6 号，血肌酐为 265μmol/L，病情稳定。

**点评**：本例青年肾衰患者，初诊时血肌酐 516μmol/L，病情较重，根据辨证为气阴两虚兼挟湿热证，以参芪地黄汤加黄连、竹茹为基本方，随证化裁而取得了较好的效果。

**验案 10**

东北某女，62 岁。患者 2011 年于当地医院体检发现血肌酐 140μmol/L，之后血肌酐逐渐升高。既往有高血压、冠心病病史。

2013 年 4 月为求中医药治疗至我处首诊，查血肌酐 230μmol/L，血红蛋白 105g/L，尿检阴性。症见：乏力腰酸，畏寒伴膝关节痛，时有胸闷痛，纳差，尿急，大便偏干，眠安，舌黯苔薄白，脉沉涩弱。中医辨证：气阴两虚，兼挟血瘀。拟益气养阴兼以活血法，予经验方参芪地黄汤加减。

处方：太子参、生黄芪、生地、山药、泽泻、冬葵子、威灵仙各 15g，山萸肉、桃仁、鸡内金、苏梗、当归各 10g，茯苓、丹参、金银花各 20g，红花 6g。每日 1 剂，水煎服。

患者一直守方治疗，2014 年 8 月 23 日查血肌酐 141μmol/L，2014 年 12 月 29 日复查血肌酐 138μmol/L，血红蛋白 110g/L，诸症减轻，从事正常工作。

**点评：** 本例患者为关格虚损期，其症状以纳差为主，故治疗上在参芪地黄汤的基础上加苏梗、鸡内金等理气消导之品。

### 验案 11

陕西某女，49 岁。患者 2013 年 9 月因下玉米地过敏导致颜面高度水肿，至当地医院检查尿蛋白（++），血肌酐 189μmol/L，血尿酸 450μmol/L。

同年 10 月为求中医药治疗而至我处初诊，症见：颜面部重度浮肿，双眼难以睁开，双下肢不肿，尿量尚可，且伴有皮肤的瘙痒，全身乏力，口苦，夜眠差，纳食可，大便调。舌红边有齿痕苔黄腻，脉沉细数。中医辨证：气阴两虚，兼挟湿热。拟益气养阴，清热利湿为法，予参芪地黄汤加味治疗。

处方：太子参、生地黄、山药、泽泻、酸枣仁、白蒺藜各 15g，生黄芪、茯苓、丹参、金银花 20g，山萸肉、牡丹皮、当归、乌梅各 10g，防风 5g，黄连 6g，竹茹 12g，桑白皮、冬瓜皮各 30g。每日 1 剂，水煎服。

患者用药后于 2013 年 11 月 18 日复查血肌酐降至 145μmol/L，面部已经恢复正常，但自觉脸部发热，测量体温正常。在上方基础上加用淡竹叶 12g，将生石膏增至 40g。

以后患者坚持中医药治疗，笔者一直予上方加减，血肌酐持续下降，至 2014 年 10 月 20 日就诊时已经降至正常，血肌酐为 93.7μmol/L，血尿酸亦降至正常 383μmol/L，尿蛋白降至（+）。2015 年 4 月复查血肌酐 61μmol/L，尿蛋白弱阳性。取得了较好的疗效。

**点评：** 本例患者在气阴两虚表现的基础上水肿较重，且伴口苦，根据中医辨证为气阴两虚，兼挟湿热。故予参芪地黄汤益气养阴的基础上加桑白皮、冬瓜皮以利水消肿，加黄连、竹茹以清化湿热。

### 验案 12

北京某男，40 岁。2011 年 5 月，患者因下肢水肿至西医院就诊，查 24 小时尿白定量为 8g，肾功能正常。并行肾穿刺，其结果为膜性肾病Ⅰ～Ⅱ期。西医先后予激素、环磷酰胺、他克莫司治疗，无效，24 小时尿蛋白定量升至 10g，血肌酐升至 183μmol/L。

2014 年 10 月，患者为寻求中医药治疗至我处首诊。当时外院查 24 小时蛋白定量 10.5g，血肌酐 183μmol/L，血浆白蛋白 34g/L，血红蛋白 129g/L，血尿酸 448μmol/L。症见：颜面水肿，腰膝酸软，神疲乏力，口干，二便尚可，纳眠可。舌红苔水滑，脉沉濡无力。中医辨证：脾肾气阴两虚，兼夹湿热。拟益气养阴，清热利湿。方以参芪地黄汤加减。

处方：太子参、生黄芪、生地、山药、泽泻、桑白皮各15g，山萸肉、牡丹皮、当归各10g，茯苓、丹参、续断各20g，白芍12g，生石膏、冬瓜皮各30g。每日1剂，水煎服。

服药2周后，患者颜面水肿及口干明显好转（每日尿量1900ml）。复查24小时蛋白定量6.17g，血肌酐178μmol/L，血浆白蛋白38g/L，血红蛋白137g/L，血尿酸356μmol/L。鉴于口干及水肿明显好转，笔者在上方基础上去山药、生石膏、冬瓜皮。患者诉大便偏溏，时有带血，遂加用炒白术12g，生地榆15g以健脾止血。并加芡实20g以增补肾摄精之力。根据膜性肾病的高凝特点，加红花12g以活血化瘀。

药后2周患者面部浮肿已退，复查24小时蛋白定量3.468g，血肌酐140μmol/L，血浆白蛋白39g/L，血红蛋白134g/L，血尿酸308μmol/L。因患者诉咽痛，时有咳嗽，遂于上方加板蓝根20g，蒲公英、鱼腥草各15g以清肺解毒利咽。可喜的是，随着患者肾功能的逐渐好转，尿蛋白及血尿酸也在逐渐下降，而治疗过程中一直未用相关西药。

点评：本例患者表现为典型的气阴两虚证，兼挟水湿及肺胃之热，当以参芪地黄汤益气养阴，加冬瓜皮、桑白皮利水消肿，加生石膏清肺胃之热。后患者感冒，肺胃风热加重，故加板蓝根、鱼腥草以清热。

**验案13**

天津某男，31岁。患者2012年体检发现蛋白尿、血尿、高血压，2014年6月发现血肌酐升高，当地医院查24小时尿蛋白定量4.2g，血肌酐146μmol/L，当地西医予激素及来氟米特治疗，尿蛋白可下降，血肌酐无明显变化。

为寻求中医药治疗于2015年4月22日至我处首诊。当时已撤停激素，仅口服来氟米特2片/日。外院查24小时尿蛋白定量0.34g，血肌酐152μmol/L，血红蛋白137g/L，血压正常。症见：双下肢肿胀感，右膝关节痛，时有腰酸乏力，咽部不适，纳眠可，二便调，舌淡黯边有齿痕，苔薄黄，脉细数。中医辨证：气阴两虚，湿热瘀阻。以益气养阴，清热化湿活血为法。予参芪地黄汤加味。

处方：太子参、生地、山药、知母、秦艽各15g，生黄芪、茯苓、生薏苡仁、川断、芡实、丹参各20g，山萸肉、泽泻、丹皮、牛蒡子、当归各10g。每日1剂，水煎服。并嘱患者停用来氟米特。

同年6月14日复诊时查24小时尿蛋白定量0.27g，血肌酐123μmol/L。7

月 20 日复查 24 小时尿蛋白定量 0.093g，血肌酐 120μmol/L，已无明显不适。2016 年 5 月复查血肌酐 105μmol/L，疗效满意。

**点评：** 本例患者表现为气阴两虚兼右膝关节痛及咽痛，苔薄黄，考虑其兼湿热痹阻及风热袭咽，故在方中加秦艽以清热祛湿，加牛蒡子以清热利咽。

### 验案 14

北京某男，85 岁。患者既往高血压病史 50 余年，2011 年起血肌酐逐渐升高，2014 年 3 月血肌酐升至 630μmol/L，在北京某大医院行肾动脉血管彩超示：双肾动脉近中段狭窄（右侧 50%～70%，左侧＞70%），右肾萎缩伴血管偏少，左肾体积偏小伴血供偏少，左肾实质偏薄。在该院行双肾动脉造影—双肾动脉腔内成形术，术后血肌酐降至 520μmol/L，2015 年 5 月血肌酐再次升至 600μmol/L 以上。

为求中医药治疗于 2015 年 6 月 3 日至我处初诊。当时外院查血肌酐 679μmol/L，血红蛋白 81g/L。B 超示：右肾萎缩 5.4cm×2.5cm，实质厚 0.5cm，左肾多发囊肿，前列腺增生，残余尿 40ml。症见：面色㿠白，双下肢中度可凹性水肿，尿量可，尿频、尿急、尿淋漓不尽，周身酸软乏力，头晕，口干，纳食可，眠差易醒，大便调。舌红苔薄黄，脉沉细无力。中医辨证：气阴两虚，湿热下注。以益气养阴，清热利湿为法。予参芪地黄汤加味。

处方：太子参、茯苓、蒲公英、金银花各 20g，生地、山药、桑寄生、鹿角霜（先煎）、川牛膝、怀牛膝、巴戟天、车前草各 15g，山萸肉、丹皮、黄连各 10g，泽泻、淡竹叶、天麻、酸枣仁、当归、竹茹、佩兰各 12g，生黄芪、冬瓜皮、生薏苡仁、丹参各 30g。每日 1 剂，水煎服。并嘱患者清淡饮食。

二诊 6 月 19 日复查血肌酐 635μmol/L，血红蛋白 83g/L。三诊 7 月 20 日复查血肌酐 509μmol/L，血红蛋白 88g/L。期间笔者一直予上方加减化裁。患者水肿消退，面色已较前红润，余症减轻，加之看到血肌酐明显下降，十分欣喜，更加坚定了中医治疗的信心。

**点评：** 本例患者在气阴两虚的基础上以水肿及尿频、尿急、尿不尽为主症，故以参芪地黄汤合用导赤散以清下焦湿热，并合用利水消肿之品。

### 验案 15

辽宁某男 55 岁。患者 2011 年因为晕厥于当地医院查血压 180/90mmHg，血肌酐 290μmol/L，曾于当地某私立医院诊治，疗效不佳，血肌酐逐渐升高。

为寻求中医药治疗遂于 2015 年 6 月 17 日至我处首诊。当时外院查血肌酐

772μmol/L，血尿酸 738μmol/L，血红蛋白 100g/L，血压 120/80mmHg，服用降压药控制血压。症见：乏力畏寒，口苦喜冷饮，大腿内侧可见散在瘀斑，纳眠可，二便调，舌淡苔黄腻。脉沉细。中医辨证：气阴两虚，血虚湿热。以气阴双补，养血清热化湿为法，予参芪地黄汤加味。

处方：党参、茯苓各 20g，生地、山药、冬葵子各 15g，山萸肉、丹皮、当归、龙眼肉各 10g，泽泻、金银花、竹茹、天花粉各 12g，黄连 6g，三七粉（冲入）3g，炙黄芪 30g。每日 1 剂，水煎服。并嘱患者清淡饮食。

患者坚持服用上方治疗，同年 7 月 22 日二诊时查血肌酐 650μmol/L，血尿酸 740μmol/L，血红蛋白 107g/L，偶有咽痛，余无不适，原方党参 20g 易太子参 15g，炙黄芪 20g 易生黄芪 20g 益气生津而不助热，加野菊花 10g，牛蒡子、连翘各 12g 解毒利咽。

2015 年 9 月 16 日三诊，查血肌酐 560μmol/L，血尿酸 540μmol/L（一直未用降尿酸西药），血红蛋白 110g/L，鉴于患者有过敏性鼻炎史，上方加辛夷 6g；又增冬葵子 15g 以通关泄浊。同年 11 月 6 日复查血肌酐 450μmol/L。指标明显下降。

点评：本例患者乏力畏寒、舌淡，气血亏虚较重，故于参芪地黄汤基础上加当归、龙眼肉以补血，参用党参，黄芪用炙黄芪，以稍助方中温热之力。兼有口苦喜冷饮，说明中焦有湿热，故加黄连、竹茹清化湿热。

**验案 16**

河南某男 33 岁。患者 2014 年 1 月体检时发现血肌酐升高为 500μmol/L，且血压升高为 140/90mmHg。目前服用降压药控制血压。

同年 1 月 23 日为求中医药治疗而来我处初诊。当时外院查血肌酐 579μmol/L，血红蛋白 133g/L，尿红细胞 7.5 个/高倍视野，24 小时尿蛋白定量为 1.33g，B 超提示"双肾缩小"。症见：乏力腰酸，夜眠差，尿频尿急，夜尿 2 次，大便调，纳食尚可，舌质淡边有齿痕，苔薄白，脉沉弱。中医辨证：气阴两虚。拟益气养阴为法。予参芪地黄汤加味。

处方：太子参、生地、山药、冬葵子各 15g，天麻、炒枣仁、巴戟天、生黄芪、茯苓、炒杜仲各 20g，桑螵蛸 6g，金银花、泽泻各 12g，当归、山萸肉、丹皮各 10g。每日 1 剂，水煎服。并嘱患者清淡饮食。

服药 1 个月后，患者睡眠明显改善，夜尿减少，感觉良好，坚持复诊，笔者始终予上方加减。2014 年 4 月 18 日复查血肌酐 460μmol/L，2014 年 9 月 8 日血肌酐降为 340μmol/L。患者夜尿偶有 1 次，无明显不适。

**点评**：该患者初诊时血肌酐 579μmol/L，为尿毒症前期患者，但其临床表现没有呕恶之证，呈现一派虚损的症状，故仍属虚损期，拟益气养阴法，取得了满意的效果。因此在临床上不能将血肌酐指标较高等同于关格期，还是要看是否有下关上格的症状，仍应坚持辨证论治的原则。

### 验案 17

　　北京某男 80 岁。患者 2011 年体检时发现血肌酐 107μmol/L，2015 年 1 月 16 日在外院检查血肌酐升至 330μmol/L。既往高血压 7 年余。

　　为寻求中医药治疗于同年 1 月 28 日来我处首诊。当时血肌酐 330μmol/L，血红蛋白 91g/L，常服降压药控制血压。症见：乏力纳差，口苦黏腻，偶有关节痛，眠可，大便调，夜尿 3～4 次，舌淡边有齿痕，苔黄腻，脉沉弱无力。中医辨证：气阴两虚，湿热内蕴。拟益气养阴，清热化湿法。予参芪地黄汤加味。

　　处方：太子参、生黄芪、金银花各 20g，生地、山药、茯苓、泽泻、威灵仙各 15g，当归、荷叶、淡竹叶、竹茹、佩兰、鸡内金各 12g，山萸肉、丹皮、苏梗各 10g，丹参 30g，黄连、桑螵蛸各 6g。每日 1 剂，水煎服。并嘱患者清淡饮食。

　　患者定期复诊，笔者一直予上方加减化裁。2015 年 7 月 6 日血肌酐降至 263μmol/L，血红蛋白 102g/L，诸症减轻。

　　**点评**：本例患者在气阴两虚表现的基础上，兼有口苦黏腻，舌苔黄腻，说明兼有湿热，故予参芪地黄汤加黄连、竹茹益气养阴兼以清化湿热。

### 验案 18

　　重庆某女 45 岁。2012 年患者体检时发现血肌酐升高为 135μmol/L，尿蛋白（+）。当地医院给予中成药治疗，未见好转。既往高血压病史，口服降压药控制尚可。

　　为寻求中医药治疗于 2014 年 8 月来我处首诊。当时仍服雷公藤多苷片，外院查血肌酐 202μmol/L，尿酸 429μmol/L，24 小时尿蛋白定量 0.465g。症见：双下肢轻度可凹性水肿，乏力怕热，口干、口苦、口黏，纳差，夜眠可，大便调，夜尿 2 次。舌质红边有齿痕，苔黄腻，脉沉细数无力。中医辨证：脾肾气阴两虚，湿热内蕴。以益气养阴，清热化湿为法。方予参芪地黄汤加味。

　　处方：太子参、生地、山药、蒲公英各 15g，生黄芪、茯苓、丹参各 20g，丹皮、泽泻、山萸肉、黄连、苏梗、砂仁、当归、麦冬各 10g；竹茹、淡竹叶、佩兰各 12g，冬瓜皮、生石膏各 30g，西洋参片（另煎兑入）3g。每日 1 剂，水煎服。建议停用雷公藤多苷片，并嘱清淡饮食。

患者服药半个月后，双下肢水肿完全消退，余症亦明显减轻。1个月后，血肌酐降至150μmol/L，之后血肌酐一直平稳。2015年5月26日查血肌酐135μmol/L，患者目前已无不适。

**点评：**本例患者除气阴两虚表现外，兼有水湿内停。湿邪上干于脾胃，则脾失运化，胃失和降，表现为纳差；湿邪蕴久化热，变生湿热，故有眠差，口苦，口黏，舌苔黄腻等表现。由于脾胃损伤不甚，湿热不重，未出现恶心呕吐等关格期表现。治疗以参芪地黄汤加黄连、竹茹清化湿热，加苏梗、砂仁调理脾胃，加冬瓜皮利水，加生石膏清胃火。

**验案19**

宁夏某女50岁。患者2015年1月体检发现血肌酐432μmol/L，之后逐渐升高，血肌酐最高可达570μmol/L，当地医院诊断为慢性肾衰竭，建议透析治疗。

患者不愿透析，于同年5月25日寻求中医药诊治至我处初诊。当时外院查血肌酐540μmol/L，尿酸595.5μmol/L，血红蛋白75g/L，肾脏B超示：双肾萎缩，皮质回声增强。症见：乏力畏寒，腰部酸痛，手心热，胃寒，口干口苦，晨起恶心呕吐，纳食可，夜眠安，大便偏干，尿频。舌淡，苔薄黄。脉沉弱。中医辨证：气阴两虚，湿热中阻。拟益气养阴，清热化湿法。予参芪地黄汤加味。

处方：黄连6g，山萸肉、牡丹皮各10g，当归、泽泻、竹茹、淡竹叶、巴戟天、金银花、佩兰各12g，生地黄、山药各15g，太子参、茯苓各20g，生黄芪、丹参、火麻仁各30g，阿胶6g烊化。每日1剂，水煎服。并嘱患者清淡饮食。

用药1个月后复查，血肌酐降至447μmol/L。腰酸痛缓解，手心热好转，患者继续治疗，患者诉口干咽痛，结合其糖尿病病史，笔者在原方基础上加用生石膏30g以清肺胃之热，同时加板蓝根15g，元参20g以养阴利咽。

患者数月来坚持中医药治疗，笔者一直以本方加减化裁。2015年7月30日复查血肌酐398μmol/L，尿酸362μmol/L，血红蛋白91g/L。同年8月20日复查血肌酐372μmol/L，尿酸337μmol/L，血红蛋白96g/L。9月10日复查血肌酐316μmol/L，尿酸291μmol/L，血红蛋白103g/L。

**点评：**患者在气阴两虚表现的基础上兼口干口苦、恶心呕吐不甚、舌苔薄黄，考虑兼有湿热；而患者血红蛋白较低，畏寒，提示患者血虚较甚。故在参芪地黄汤的基础上加黄连、竹茹等清湿热之药，并加阿胶以养血。

**验案 20**

北京某女 42 岁。患者 2013 年初体检时查血肌酐 100μmol/L，血红蛋白 85g/L，在外院诊断为慢性间质性肾损害，肾性贫血。2015 年 2 月血肌酐升高为 165μmol/L，尿检阴性，西医予泼尼松 30mg/日治疗，无效，血肌酐逐渐升高。

2015 年 7 月 22 日为求中医药治疗至我处首诊。当时口服泼尼松 25mg/日，外院查血肌酐 268μmol/L，尿酸 418μmol/L，甘油三酯 2.68mmol/L，总胆固醇 6.26mmol/L，血红蛋白 94g/L。症见：双下肢轻度可凹性水肿，乏力，时有恶心，纳食不馨，眠可，大便干，二三日一行，小便调。舌淡边有齿痕，苔黄腻，脉沉弱。中医辨证：气阴两虚，兼挟湿热。拟益气养阴，清热化湿法。予参芪地黄汤加味。

处方：生黄芪、茯苓各 20g，生地、山萸肉、丹皮、泽泻、苏梗各 10g，火麻仁、冬瓜皮各 30g，当归、竹茹各 12g，制大黄、黄连各 6g，山药 15g。每日 1 剂，水煎服。并嘱患者清淡饮食及撤减激素。

患者复诊时笔者一直予本方加减化裁治疗。同年 8 月 22 日查血肌酐 194μmol/L，血尿酸 349μmol/L。9 月 21 日查血肌酐 170μmol/L，血尿酸 345μmol/L，血红蛋白 114μmol/L，总胆固醇、甘油三酯已恢复正常，患者泼尼松已减至 5mg/日。

**点评：** 本例患者在气阴两虚的基础上兼时有恶心、舌苔黄腻，说明兼有湿热内蕴，故加黄连、竹茹清热化湿，患者大便偏干，不利于浊毒从肠腑排出，故加制大黄、麻子仁润肠通便。

**验案 21**

山西某男，27 岁。患者 2007 年发现高血压，血压最高达 160/100mmHg，未用降压药，2015 年 2 月因乏力于当地医院查血肌酐 500μmol/L，诊断为慢性肾衰竭、高血压性肾损害，西医治疗效果不明显。

同年 4 月 27 日为求中医药治疗至我处求诊，当时外院查血肌酐 550μmol/L，血红蛋白 98g/L，24 小时尿蛋白定量 0.52g，血压 130/80 mmHg，服用降压药控制。症见：乏力，面色㿠白，偶有恶心，纳眠可，大便偏干，日 1 次，小便调，舌淡黯苔白腻，脉沉弱。中医辨证：气、阴、血俱虚，兼挟湿热。拟益气补血滋阴，清化湿热法。予参芪地黄汤加味。

处方：太子参、生地、山药、泽泻各 15g，生黄芪、茯苓、芡实、川牛膝、怀牛膝各 20g，山萸肉、龙眼肉、丹皮各 10g，黄连 5g，竹茹、金银花、灵芝、当归、佩兰各12g，丹参、火麻仁各30g，每日1剂，水煎服。并嘱患者清淡饮食。

患者坚持中医药治疗，笔者一直予上方加减化裁。同年5月26日复查血肌酐280μmol/L，6月27日查血肌酐230μmol/L，血红蛋白125g/L，2015年9月20日复查血肌酐228μmol/L，患者已无不适。

**点评**：本例患者在气阴两虚兼有湿热，故伴见恶心。其面色㿠白，为血虚；舌质黯，病久生瘀。故在参芪地黄汤加黄连、竹茹化湿清热，加龙眼肉养血，加牛膝、丹参活血化瘀。

**验案22**

河北某女，44岁。患者2015年8月感冒后出现乏力、纳差，检查发现血肌酐升高（426μmol/L），遂于当地医院住院，血肌酐降至330μmol/L。

同年9月23日为求中医药治疗至我处首诊。外院查血肌酐331μmol/L，血红蛋白78g/L，24小时尿蛋白定量1.488g。B超示：双肾萎缩。症见：乏力腰酸，畏寒，易咽痛感冒，口淡无味，四肢关节时有疼痛，纳眠可，大便调，尿急。舌淡苔黄腻，脉沉细数无力。中医辨证：气血阴阳俱虚，兼挟湿热。拟益气补血，养阴温阳，清热解毒利湿法。予参芪地黄汤加味。

处方：党参、生地、巴戟天、秦艽、茯苓、蒲公英各15g，炙黄芪、板蓝根各20g，山药、泽泻、当归、野菊花、竹叶各12g，山萸肉、丹皮、龙眼肉各10g，肉桂5g。每日1剂，水煎服。并嘱患者清淡饮食。

同年10月24日复诊，查血肌酐降为241μmol/L，患者诸症减轻，唯觉咽喉不利，舌红苔黄，脉细数。原方去肉桂，加连翘12g，以清热散结利咽。

**点评**：本例患者畏寒乏力、舌淡、脉沉细无力，为气血阴阳俱虚的表现，故在参芪地黄汤中，参用党参，黄芪用炙黄芪，并加肉桂在益气养阴的基础上加强温阳之力，加龙眼肉以养血。其关节痛、尿急，表明其体内有湿热，以秦艽祛关节湿热，以竹叶利下焦之湿热，易咽痛说明上焦热毒壅盛，加野菊花、板蓝根清热解毒利咽。

**验案23**

东北某女，38岁。患者1987年感冒后出现咽痛、肉眼血尿，于当地医院检查发现蛋白尿。1994年肾穿刺结果为IgA肾病（肾小球球性硬化及局灶节段硬化），西医予泼尼松20mg/日治疗后，当时血尿、蛋白尿消失，但之后一直未复查尿。2001 年再次出现肉眼血尿，查 24 小时尿蛋白定量 2.06g。西医又予泼尼松 50mg/日口服，效果不佳而逐渐撤停。2009 年 6 月检查发现血肌酐升高。

2009 年 6 月 17 日为求中医药治疗而至我处初诊。查尿液分析：红细胞 3～5 个/高倍视野，24 小时尿蛋白定量 1.8g，血肌酐 167μmol/L。症见：面色少华，腰酸乏力，纳眠可，二便调，舌淡，苔薄白，脉沉弱。中医辨证：气阴两虚。以益气养阴为法。予参芪地黄汤加味。

处方：太子参、生黄芪、生地、山药、冬葵子各 15g，川断、菟丝子、杜仲、茯苓各 20g，丹皮、泽泻各 12g，金银花 30g，山萸肉 10g，紫河车 5g。每日 1 剂，水煎服。

同年 7 月 1 日二诊：患者诉乏力，纳欠佳，舌脉同前，查尿液分析：红细胞 3～5 个/高倍视野，血肌酐 133μmol/L，予前方加生黄芪至 20g，太子参至 20g，鸡内金 12g。

同年 8 月 19 日三诊：患者诉乏力腰酸明显，头晕、目干涩、月经周期提前，舌黯红苔薄黄，脉细。查血肌酐 125μmol/L，予前方加生黄芪至 30g、当归尾 12g 以益气养血活血，杭菊花 12g、天麻 15g 以祛风平肝明目，鹿角胶 10g 补精血、壮腰膝。

处方：太子参、茯苓、川断、菟丝子、杜仲、鸡内金各 20g，金银花、生黄芪各 30g，生地、山药、冬葵子、天麻各 15g，丹皮、泽泻、当归尾、杭菊花 12g，鹿角胶（烊化）、山萸肉各 10g，紫河车 5g。每日 1 剂，水煎服。

2009 年 12 月 23 日四诊：患者诉目睛干涩，查尿常规：红细胞阴性，尿蛋白（++），血肌酐 107μmol/L，予前方调整山萸肉剂量至 12g，加黄芩 12g，谷精草 15g。

**点评**：本例患者中医证候为气阴两虚，以参芪地黄汤加味调治以取效。方中加紫河车，意在以血肉有情之品滋养肾精。三诊时患者头晕、眼干涩、月经周期提前，为肝肾阴虚，肝阳偏亢，虚火内炽，故加杭菊花、天麻祛风平肝，再加黄芩清肝火，谷精草明目。


**验案 24**

河南某女，61 岁。2001 年因双下肢水肿、腰痛，于当地医院检查发现尿蛋白（++++），24 小时尿蛋白定量最多 8g。患者拒绝肾穿刺及使用激素，于当地服用中成药治疗，水肿消退，但尿蛋白未下降。2010 年检查发现血肌酐 100μmol/L，之后逐渐升高，2015 年 8 月升至 470μmol/L。既往 2 型糖尿病 8 年余，一直使用胰岛素控制。高血压 3 年余，目前服降压药控制。

为求中医药治疗遂于 2015 年 10 月 4 日至我处初诊。当时外院查血肌酐 470μmol/L。症见：眼睑及双下肢重度可凹性水肿，尿量 600ml/日，尿频，乏力，时有胸闷憋气，纳眠可，大便调。舌淡黯苔薄黄水滑，脉沉涩弱。中医辨证：气阴两虚，湿热瘀阻。拟益气养阴，清热活血利湿法。予参芪地黄汤加减。

　　处方：天麻、赤芍、冬葵子、生地、泽泻、山药 15g，党参、杜仲、川牛膝、怀牛膝各 20g，黄连 10g，当归、薤白、金银花各 12g，生黄芪、丹参、车前子（包煎）、冬瓜皮各 30g。每日 1 剂，水煎服。并嘱患者清淡饮食。

　　2015 年 11 月 1 日复诊，查血肌酐 355μmol/L，患者水肿减轻，诸症缓解。

　　**点评：** 本例患者在气阴两虚表现基础上以水湿为重。湿邪有化热之象，故见苔薄黄；久病多瘀，闭遏胸阳，可见胸闷憋气，舌黯。治疗以参芪地黄汤加冬瓜皮、车前子以利水，加黄连清化湿热，加丹参、牛膝以活血化瘀。

　　**验案 25**

　　北京某男，57 岁。患者 2 型糖尿病 20 余年，2012 年起血压升高，2013 年因发现双下肢水肿至当地医院查血肌酐升高至 600μmol/L，当地医院建议其行动静脉内瘘成形术，准备透析，患者拒绝，用西药治疗效果不佳。既往有冠心病、陈旧性心梗病史。

　　2015 年 3 月 25 日患者为求中医药治疗至我处初诊。查血肌酐 612μmol/L，血红蛋白 96.5g/L。症见：面色萎黄，乏力口干，偶有腰酸。双下肢轻度可凹性水肿，尿量可，尿淋沥不尽。时有胸闷憋气，食欲佳，眠可，大便调。舌淡黯，苔薄黄腻，脉沉细弱。中医辨证：气阴两虚，兼挟湿热瘀阻。以益气养阴，清热利湿化瘀为法。予经验方参芪地黄汤加味。

　　处方：太子参、生地、山药、赤芍、冬葵子、蒲公英各 15g，山萸肉、丹皮、黄连各 10g，泽泻、竹茹、当归尾、薤白、枳壳各 12g，生石膏、丹参、冬瓜皮各 30g，生黄芪 40g，茯苓各 20g。每日 1 剂，水煎服。并嘱患者清淡饮食，低糖低盐饮食。

　　用药 1 个月后，2015 年 4 月 24 日复查血肌酐 479μmol/L，血红蛋白 113g/L，水肿消退，面色较前红润，诸症减轻。患者坚持复诊，同年 8 月 12 日复查血肌酐 440μmol/L，病情稳定。

　　**点评：** 本例患者为糖尿病肾病 V 期的重症患者，虽然血肌酐为 612μmol/L，但没有关格的症状，临床表现以气阴两虚证为主，兼有水湿及胸痹，故仍属虚损期患者。因而以参芪地黄汤加味。一般有糖尿病基础疾病的患者，我常用黄连 10～12g，生石膏 30g。薤白、赤芍、枳壳、丹参是为胸痹而设。《伤寒论》中多次提到，"胸闷者去芍药"，指的是白芍酸敛，不宜于胸痹证。因而我在临床上，凡遇胸闷憋气者，用赤芍而不用白芍。薤白、枳壳、全瓜蒌、丹参为常用之品。

**验案 26**

河北某男，56 岁。患者 2 型糖尿病病史 15 年，2011 年检查发现血肌酐 224μmol/L，并出现糖尿病性视网膜病变，未重视。既往有高血压病史，血压控制尚可。

2014 年 4 月初患者为求中医药治疗至我处初诊。查血肌酐 411μmol/L，24 小时尿蛋白定量 4.5g，血浆白蛋白 24.1g/L，血红蛋白 115g/L。症见：乏力明显伴双下肢水肿，尿量少，尿频急，尿分叉，夜尿 4～5 次，口干口苦，食欲佳，眠安，大便调。舌淡苔薄黄腻，脉细数无力。中医辨证：气阴两虚，兼挟湿热。拟益气养阴，清热利湿为法。予参芪地黄汤加味。

处方：太子参、生地、山药、泽泻、蒲公英各 15g，生黄芪、茯苓、丹参、金银花各 20g，山萸肉、竹茹、当归、王不留行各 12g，丹皮、黄连各 10g，生石膏、冬瓜皮各 30g。每日 1 剂，水煎服。

配合经验食疗方黄芪鲤鱼汤：生黄芪、生薏苡仁、芡实 20g，赤小豆、冬瓜皮各 30g，砂仁 6g，当归、金银花、黄精各 10g，上述药物用纱布包好，选活鲤鱼或活鲫鱼 250g，加葱姜少许同煎，不入盐，文火炖 30 分钟后，弃去药包，吃鱼喝汤，每周 1 次。并嘱患者低盐低糖清淡饮食。

药后同年 4 月 21 日复查血肌酐 240μmol/L，血浆白蛋白 30.6g/L。5 月 12 日复查血肌酐 222μmol/L，血红蛋白 119g/L，血浆白蛋白 30.6g/L，尿蛋白（+++），24 小时尿蛋白定量 1.5g。诉双下肢水肿消退，乏力减轻，夜尿 2 次，大便 2 次/日。原方生黄芪加量至 30g 增强补气作用，并加冬葵子 15g 利水通淋，黄连减至 6g 以防苦寒伤胃。2014 年 12 月 7 日复查 24 小时尿蛋白定量 0.8g。

**点评：**本例患者虽然为糖尿病肾病Ⅴ期的患者，但伴有肾病综合征的表现。因而用经验食疗方黄芪鲤鱼汤益气利水消肿。由于血肌酐升高，因而黄芪鲤鱼汤每周 1 次。同时患者有尿频、尿急的下焦湿热表现，选蒲公英、王不留行清利下焦湿热。经标本兼顾治疗后，水肿消退，白蛋白上升，尿蛋白下降，血肌酐亦得以改善。对于临床上糖尿病肾病后期伴有肾病型水肿的患者，笔者常配用上述经验食疗方每周 1 剂，药后常取得利尿消肿的明显疗效，一般不用利尿西药。

**验案 27**

北京某女，46 岁。2009 年体检发现血肌酐 359μmol/L，2010 年起在我门诊服用中药，一直以参芪地黄汤加减治疗，病情稳定，血肌酐波动在 190～260μmol/L 之间。

2014 年 12 月 17 日感冒后，来我处初诊，症见：身微热，咽痒咳嗽，有少量黏痰，不易咯出，大便偏干诸症。舌红苔薄黄，脉浮滑数。中医辨证：风热犯肺，拟疏散风热兼以化痰降气止咳为法，处以辛凉轻剂桑菊饮加减。

处方：桑叶、杏仁、薄荷（后下）、黄芩、金银花各 10g，菊花、桔梗、象贝母、苏子各 12g，连翘、瓜蒌皮各 15g，芦根、麦冬各 30g，生甘草 6g。每日 1 剂，水煎服。

1 周后患者咳嗽等症消失，之后继续以气阴双补法扶正固本治疗。

**点评**：本例患者属虚损期，一直予参芪地黄汤治疗。但其突然为外邪所袭，发为表证。故此时当急则治标，兼于患者以身微热、咳嗽为主症，结合舌脉，辨证为风热袭表，予桑菊饮清宣肺热。

**验案 28**

北京某女，72 岁。患者 2002 年体检时发现双肾缩小，在外院查血肌酐 341μmol/L，空腹血糖 7.1～10.8μmol/L，血红蛋白 95g/L，既往年青时常服龙胆泻肝丸，高血糖、高血压已 10 余年。已服用降压及降糖西药，近年来血肌酐逐渐升高。

2016 年 3 月 10 日复查：血肌酐 568μmol/L，尿酸 458μmol/L，空腹血糖 7.5mmol/L，糖化血红蛋白 6.7%，血红蛋白 98g/L。为求中医药治疗于 2016 年 3 月 21 日来我处初诊，症见：乏力腰酸痛，偶有头晕，失眠，纳可，夜尿 3～4 次，大便调。舌淡略胖苔薄白 脉沉弱。中医辨证：气阴两虚。以益气滋肾为法。予参芪地黄汤化裁治疗。

处方：生黄芪、茯苓、金银花、丹参、酸枣仁各 20g，太子参、生地、山药各 15g，丹皮、山萸肉、当归各 10g，泽泻、补骨脂、天麻、紫苏梗各 12g，桑螵蛸 6g。每日 1 剂，水煎服。并嘱清淡饮食。

患者 2016 年 4 月 6 日复诊，乏力腰酸痛明显减轻，睡眠较前改善，夜尿减少为 2 次，大便偏干。处方略做调整，上方减生黄芪为 15g，加熟大黄 5g，黄芩 15g，阿胶 10g（烊入）。同年 4 月 18 日复查：血肌酐 473μmol/L，尿酸 434μmol/L，血红蛋白 101g/L。目前仍在继续治疗中。

**点评**：该患者就诊时处于尿毒症前期，病情较重。虽然血肌酐指标较高，但临床表现结合舌脉辨证为气阴两虚，仍处于关格病虚损期阶段，以益气滋肾固本为法，予参芪地黄汤化裁治疗。血肌酐由 568μmol/L 降至 473μmol/L，取得了明显的效果。

**验案 29**

广东某男，54 岁。患者 1995 年发现尿路结石，1999 年行双侧输尿管切开术，术后出现输尿管粘连，并且血肌酐逐渐升高。2015 年 7 月 22 日查血肌酐 460μmol/L，血红蛋白 116g/L，尿蛋白（+），尿红细胞（−）。肾脏 B 超示：左肾萎缩 73mm×88mm，右肾增大 142mm×53mm，双侧输尿管上端扩张并双肾积液。

2015 年 7 月 29 日为求中医药治疗来我处初诊，症见：乏力伴左侧腰痛，声音嘶哑，口干，咽痛，咳嗽，平素易感冒，纳眠可，偶有尿分叉，大便时溏，次数多。舌尖红苔薄黄 脉浮数无力。中医辨证：气阴两虚，兼夹风热。以益气滋肾，兼以疏散风热为法。予参芪地黄汤化裁治疗。

处方：生黄芪 30g，太子参、生地、黄芩、蒲公英、冬葵子、北沙参、王不留行各 15g，炒白术、山萸肉、丹皮、木蝴蝶、龙眼肉各 10g，连翘、泽泻、金银花、板蓝根、当归各 12g，茯苓、巴戟天各 20g，防风 5g。每日 1 剂，水煎服。并嘱清淡饮食。

患者服用上方 1 周后，已无咽痛、咳嗽、声音嘶哑等风热表证。其后坚持 2 月来门诊复诊 1 次，笔者均以上方加减化裁治疗，2015 年 8 月 13 日查血肌酐 393μmol/L，2015 年 11 月 6 日血肌酐 251μmol/L，2016 年 1 月 20 日血肌酐 294μmol/L。患者无明显不适，平素不易感冒。

**点评：**患者就诊时血肌酐 460μmol/L，处于慢性肾衰竭中后期阶段，中医临床分期属关格病虚损期，首诊时因兼夹风热，故中医辨证为气阴两虚，兼夹风热，治疗以益气滋肾，兼以疏风清热，正邪兼顾为法。患者坚持中医药治疗，用药半年后，血肌酐指标明显降低，由 460μmol/L 下降至 294μmol/L，取得了明显的效果。

**验案 30**

河南某男，37 岁。患者 20 多年前有急性肾衰竭病史。2015 年 8 月因双下肢抽筋，至当地医院检查发现血肌酐升高为 330μmol/L，24 小时尿蛋白定量 6.28g，血浆白蛋白 24g/L，当地医院肾穿刺结果为局灶增生硬化性 IgA 肾病伴亚急性肾小管间质疾病，曾使用激素治疗疗效不显著而停用。

2016年5月血肌酐升至500μmol/L。为求中医药治疗于2016年7月13日至我处初诊。当时外院查血肌酐548μmol/L，血红蛋白118g/L，24小时尿蛋白定量2.85g，服用降压药控制血压。症见：乏力腰酸明显，面色萎黄，夜尿多，纳眠可，大便可。舌淡苔薄黄，脉细弱。中医辨证；脾肾气阴两虚。拟益气养阴法，予参芪地黄汤加味。

处方：西洋参（另煎兑入）5g，巴戟天、山药、泽泻、生地、丹参各15g，桑螵蛸、山萸肉、丹皮、茯苓、生黄芪各20g，黄连6g，竹茹、当归各12g。每日1剂，水煎服。并嘱患者清淡饮食。

药后1个月诸症明显减轻，8月12日复查血肌酐降为434μmol/L，目前仍在继续治疗中。

**点评**：本例慢性肾衰竭患者，肾穿结果为局灶增生硬化性IgA肾病伴亚急性肾小管间质疾病。中医证候为脾肾气阴两虚证，拟益气养阴法治疗。取得了良好效果。

### （2）肝肾气阴两虚证
**验案31**

东北某女，53岁，2006年8月初来我处诊治。初诊时检查血肌酐为660μmol/L，血红蛋白106g/L，有高血压病史15年，用降压药控制。患者主症为面色萎黄，头痛头晕，乏力，纳差恶心，眠不实，大便尚可。既往有尿频史，口稍苦。舌淡，苔黄腻，脉沉细。中医辨证：气阴两虚，湿热内蕴。拟气阴双补，兼清热利湿化浊法，予经验方参芪麻菊地黄汤加味。

处方：太子参、生黄芪、生地黄、山药、车前草各15g，山萸肉、牡丹皮各10g，茯苓、泽泻、天麻、竹叶、杭菊花、紫河车、枳壳各12g，金银花30g，黄连5g，全瓜蒌20g。每日1剂，水煎服。并嘱患者清淡饮食。

因患者来京困难，一直守方服用数月。期间检查：2006年12月血肌酐为277.1μmol/L，尿素氮14.9mmol/L，血红蛋白117g/L。2007年5月血肌酐300μmol/L。2007年10月血肌酐257μmol/L。2008年1月血肌酐248μmol/L。

2008年7月底复诊，血肌酐328μmol/L，症见稍乏力，口苦，时有恶心，大便偏干，头痛，舌淡，苔黄腻，脉沉滑。遂改拟黄连温胆汤加味调治。处方：黄连、陈皮、蔓荆子各10g，法半夏、枳壳、竹茹、当归、苏梗各12g，丹参、冬瓜皮、茯苓各30g，天麻、杜仲各20g。每日1剂，水煎服。

之后一直以上方略加调整。服药期间相关检查：2008年11月血肌酐270μmol/L。2009年3月血肌酐133.5μmol/L，血红蛋白119g/L。2009年11月血肌酐 145μmol/L，血红蛋白 121g/L。患者病情好转，自觉轻快有力，纳、眠、便均调。

**点评**：本例患者初诊时以乏力、面色萎黄、头痛头晕为主，属虚损期肝肾气阴两虚证，予参芪麻菊地黄汤加味益气养阴，扶正固本。在病程中因患者临床表现有恶心、口苦、大便干、舌苔黄腻之症，转为关格期，为湿热中阻证，故改拟黄连温胆汤清化湿热，调理脾胃。虚损期和关格期为中医临床分期，期可分而不可定，本案患者先为虚损期，后转为关格期，故治疗方案随之而变。患者初诊时血肌酐为 660μmol/L，中医药治疗 3 年后降为 133.5μmol/L，说明中医药治疗慢性肾衰有一定的效果。

### 验案 32

北京某女，53 岁。2010 年 5 月初诊。该患者有高血压 20 余年，用降压药控制。2 个月前发现血肌酐升高，在外院住院查血肌酐为 387μmol/L，24 小时尿蛋白定量为 1.8g。主症为乏力腰酸，眠差，口苦黏，眼干涩，易自汗，大便调。舌淡，苔黄腻，脉沉细弱。中医辨证：气阴两虚，兼有内热，拟益气养阴清热法，拟参芪地黄汤加味治之。

处方：太子参、生黄芪、茯苓、炒枣仁、天麻、丹参、川续断、白芍各20g，生地黄、山药、泽泻、黄连、杜仲、浮小麦、黄芩各15g，山萸肉、牡丹皮、鸡内金、五味子各10g，金银花30g，佩兰、当归、谷精草、杭菊花各12g。每日 1 剂，水煎服。

治疗期间一直以上方略作调整，2010 年 10 月血肌酐降为 129μmol/L，2011 年 1 月血肌酐为 131μmol/L，24 小时尿蛋白定量为 0.9g。随访至今，病情稳定。

**点评**：本例患者属虚损期气阴两虚兼有湿热、肝火之证，故兼有口苦、眼干涩、舌苔黄腻等表现，故在参芪地黄汤基础上加佩兰、黄连化湿清热，当归、白芍柔肝，黄芩清肝火，天麻、杭菊花、谷精草祛风平肝明目。

### 验案 33

内蒙古某男，36 岁，2009 年工作单位体检时发现血肌酐升高，其值为 178μmol/L，以后逐渐升高。

2011 年 11 月 10 日患者为求中医药治疗来我处初诊，当时血肌酐为 359μmol/L，血红蛋白正常，血压 130/100mmHg，以降压西药控制血压。症见：面黯，轻度乏力腰酸，头晕口稍苦，夜尿多，腹胀但大便调，纳佳眠安，既往有鼻炎。舌淡红，苔薄黄稍腻，脉弦滑。中医辨证：气阴两虚，拟益气养阴法，以经验方参芪麻菊地黄汤加味调治。

处方：天麻、当归尾、赤芍、生黄芪、山药、泽泻、冬葵子、巴戟天各15g，杭菊花、太子参、竹茹各12g，生地黄、茯苓、金银花、芡实各20g，丹参30g，牡丹皮、山萸肉、辛夷、鹿角胶（烊入）、厚朴各10g，黄连、广木香、桑螵蛸各6g。每日1剂，水煎服。并嘱患者清淡饮食。

服药3个月后诸症消失。2012年3月1日血肌酐降为280μmol/L，继续坚持续服上药。2012年4月16日血肌酐降为210μmol/L，目前患者仍在治疗中。

**点评**：麻菊地黄汤是笔者治疗虚损期肝肾阴虚，肝阳上亢证的经验方。本例患者以头晕、口苦、乏力、腰酸为主症，其为脾肾气阴两虚、肝阳上亢证，故以参芪、麻菊地黄汤合方。加之患者口苦，面色黯，苔黄腻的表现，故知其兼有湿热、血瘀，遂加黄连、竹茹清热化湿，当归尾、赤芍活血。

**验案34**

内蒙古某女，68岁。2013年初患者因体检发现血小板减少，于当地医院查24小时尿蛋白定量2.4g，血肌酐351.3μmol/L。肾穿刺结果为狼疮性肾炎。西医使用激素治疗，疗效不佳。

同年5月患者为寻求中医药治疗至我处首诊。当时服用泼尼松30mg/日。外院查：24小时尿蛋白定量2.4g。血浆白蛋白30.7g/L，血肌酐256.6μmol/L，血压160/70mmHg。症见：乏力气短伴头晕，眼睑及下肢轻度水肿，四肢皮下见大量出血斑，口干口苦，眠差，记忆力差，大便偏干，尿频。舌红苔薄黄腻，脉弦细无力。中医辨证：气阴两虚，兼挟湿热。拟益气养阴，涩精凉血，清热利湿，兼以安神为法，予经验方参芪麻菊地黄汤化裁。

处方：生黄芪、火麻仁、冬瓜皮各30g，茯苓、金银花、酸枣仁、夜交藤、芡实各20g，太子参、生地、山药、黄芩炭、蒲公英各15g，泽泻、当归、丹皮、天麻、杭菊花、紫草各12g，山萸肉、灵芝各10g，黄连6g。每日1剂，水煎服。使用降压西药控制血压，并嘱患者逐渐撤减激素及清淡饮食。

此后复诊时笔者均以本方加减化裁。2014年9月24日查24小时尿蛋白定量0.35g，血肌酐110μmol/L。2015年3月19日激素已减至1.25mg/日，复查24小时尿蛋白定量0.12f，血肌酐145μmol/L，患者无明显不适，目前仍在继续治疗中。

**点评**：本例患者在气阴两虚诸症的基础上兼头晕症状突出，其证候为气阴两虚，肝阳上亢。本证候的患者多血压较高。其治疗以参芪、麻菊地黄汤合方益气养阴，祛风平肝。

**验案 35**

北京某男，27 岁。2014 年 2 月 11 日，患者感冒后自觉全身乏力，至北京某医院就诊，测血压 220/150mmHg，查血肌酐 650μmol/L。

同年 2 月 24 日为求中医药治疗至我处首诊。查血肌酐 582μmol/L，尿酸 560μmol/L，血浆白蛋白 32.7g/L，血红蛋白 87g/L，服用降压西药后血压仍为 160/100mmHg。症见：乏力腰酸，头晕，口苦，纳眠可，二便调。舌红苔黄腻，脉弦。中医辨证：气阴两虚，肝阳上亢，兼挟湿热。予经验方参芪麻菊地黄汤加减。

处方：天麻、山药、生地、泽泻各 15g，杭菊花、太子参、竹茹各 12g，山萸肉、丹皮、黄连各 10g，生黄芪、茯苓、金银花、生杜仲、川牛膝、怀牛膝各 20g，丹参 30g。每日 1 剂，水煎服。并嘱患者清淡饮食。

服用上方后，患者 2014 年 3 月 3 日复诊时查血肌酐 467μmol/L，血浆白蛋白 37.6g/L，血红蛋白 104g/L（未用促红素），尿蛋白（++），尿白细胞 29.65 个/高倍视野，血压 140/90mmHg（未加用其他西药）。患者看到治疗效果明显，心情甚愉悦，对中医治疗充满信心。因患者纳食欠佳，上方黄连减至 6g，加用苏梗 12g，陈皮 10g，鸡内金 10g，蒲公英 15g。同年 8 月初复查血肌酐 380μmol/L，一般情况尚可。

**点评**：本例患者在气阴两虚表现基础上兼有头晕、舌苔黄腻，其中医辨证为气阴两虚，兼肝阳上亢、湿热内蕴。故其治疗以参芪地黄汤益气养阴，加天麻、杭菊花以祛风平肝，加黄连、竹茹以清热化湿。

**验案 36**

内蒙古某女，28 岁。患者 2014 年体检发现血尿、蛋白尿及尿素氮升高，血肌酐不详，未重视。2015 年 4 月体检发现血红蛋白 109g/L，双肾体积缩小（右肾 9.0cm×4.2cm×3.9cm，左肾 9.2cm×4.5cm×4.1cm），至北京某西医院查血肌酐升高 385μmol/L。

同年 4 月 22 日，为求中医药治疗至我处首诊。当时外院查血肌酐 385μmol/L，血红蛋白 104g/L。症见：偶有双手肿胀感，乏力头晕，咽痛口苦，月经后期，痛经。舌淡黯，苔黄腻，脉沉涩。中医辨证：气阴两虚，湿热瘀阻。以益气养阴，清化湿热活血为法。予经验方参芪麻菊地黄汤加味。

处方：太子参、生地、山药各 15g，生黄芪、茯苓各 20g，山萸肉、丹皮、牛蒡子、黄连各 10g，泽泻、当归、天麻、金银花、竹茹、菊花、佩兰各 12g，益母草、小蓟各 30g。每日 1 剂，水煎服。并嘱患者清淡饮食。

患者坚持复诊，笔者一直予上方加减化裁。同年 6 月 18 日复查血肌酐 340μmol/L。7 月 7 日复查血肌酐 336μmol/L，血红蛋白 111g/L。8 月 5 日复查血肌酐 312μmol/L，血红蛋白 112g/L。10 月 30 日复查血肌酐 304μmol/L，血红蛋白 114g/L。自觉无明显不适。

**点评**：本例患者为气阴两虚偏于肝肾阴虚，阴虚不敛肝阳，则头晕；湿热蕴于内，则口苦、苔黄腻；瘀血内阻，经血不畅，则月经后期，闭经。治疗以参芪麻菊地黄汤加味益气养阴，平肝潜阳；黄连、竹茹清热化湿；当归、益母草活血化瘀。

### （3）心肾气阴两虚证
**验案 37**

内蒙古某男，16 岁。患者 2010 年感冒后出现颜面及下肢水肿，查尿红细胞 45 个/高倍视野，24 小时尿蛋白定量 9g，血浆白蛋白 17.5g/L，总胆固醇 10.91mmol/L，甘油三酯 5.79mmol/L，血压不高，肾功能正常。当地医院肾穿刺结果为不典型膜性肾病。西医予泼尼松龙 35mg/日加环磷酰胺口服，又曾加用环孢素 A、来氟米特，均无效，反而血肌酐升至 167μmol/L，血压亦升高。辗转多家医院，而于 2014 年 1 月至北京某大西医院再次行肾穿刺，电镜示：Alport 综合征。

同年 2 月患者为求中医药治疗而至我处首诊。当时口服泼尼松龙 12.5mg/日，外院查 24 小时尿蛋白定量 9g，尿红细胞：40.0 个/高倍视野，血浆白蛋白 23.8g/L，总胆固醇 5.81mmol/L，甘油三酯 2.9mmol/L，血肌酐 169μmol/L，血压 135/100mmHg。症见：乏力伴双下肢轻度水肿，咽干痛，咳嗽，鼻塞，周身关节痛，偶有心慌，恶心，面部瘙痒，抓挠后脱屑，纳食不馨。舌淡边有齿痕，苔微黄腻，脉细弱。中医辨证：心肾气阴两虚，兼挟湿热。拟心肾气阴双补，涩精止血，兼以清化湿热法。方药予生脉饮合加味参芪地黄汤化裁。

处方：太子参、生地、山药、泽泻、板蓝根、秦艽各 15g，麦冬、荷叶、佩兰、苏子各 12g，五味子、辛夷、丹皮、山萸肉、竹茹、乌梅、桑螵蛸、鸡内金、地龙各 10g，生黄芪、金银花、芡实、菟丝子各 20g，茯苓、小蓟、冬瓜皮、鱼腥草各 30g，木香 6g，三七粉 3g（冲入）。每日 1 剂，水煎服。用降压西药控制血压，并嘱患者逐渐撤停激素。

患者一直在我门诊坚持中医药治疗，所用方药均以上方加减化裁。同年 6 月激素已减停，2015 年 3 月 13 日复查 24 小时尿蛋白定量 3.65g，尿红细胞

11.59 个/高倍视野，血浆白蛋白 34.3g/L，血肌酐 120μmol/L，血压及血脂恢复正常，水肿消退，已无不适。

**点评**：本例患者因有心悸症状，故其本虚为心肾气阴两虚；因其下肢水肿，说明兼有水湿；其咳嗽、苔微黄腻，兼有肺热。故治疗以生脉饮合参芪地黄汤加以清肺利水之药以兼顾标本。

### 验案 38

陕西某男，59 岁。2014 年 1 月，患者体检时发现血肌酐 160μmol/L。既往有高血压病史，血压最高达 170/100mmHg，口服降压药（盐酸贝那普利和氨氯地平片）血压可降至正常。高尿酸病史及肾结石病史多年。

同年 1 月 6 日为求中医药治疗至我处首诊。查血肌酐 160μmol/L，血尿酸 553μmol/L，尿蛋白（+），肾脏 B 超提示肾结石 0.7cm。症见下肢轻度浮肿，乏力腰酸，活动后时感憋气，汗出，口干渴，纳可眠安，尿量可，大便调。舌淡边有齿痕，苔薄黄，脉沉濡。中医辨证：心、脾、肾气阴俱不足，兼有湿热。拟心脾肾气阴双补，兼清热利湿法。予生脉饮合参芪地黄汤加减。

处方：太子参、茯苓、金银花各 20g，麦冬、五味子、山萸肉、丹皮各 10g，生地黄、山药、冬葵子、浮小麦各 15g，泽泻、竹茹 12g，金钱草、小蓟、冬瓜皮、生石膏各 30g。每日 1 剂，水煎服。

治疗过程中一直予本方化裁，上述诸症完全消失。 2014 年 10 月 17 日查血肌酐 94μmol/L，血尿酸 285μmol/L，尿蛋白转阴；复查肾结石大小为 0.5cm。看到此结果后患者十分高兴，随访至今血肌酐及尿酸均正常。

**点评**：本例患者在脾肾气阴两虚证候基础上兼有口渴、自汗、憋气等症，可见其心气阴亦不足。故治疗以参芪、麦味地黄汤同补心、脾、肾之气阴，同时兼顾其余标实之邪。

### 验案 39

北京某女 64 岁。患者有多囊肝、多囊肾家族史。2012 年初发现血肌酐升高，之后不断升高，在外院治疗效果不佳。

2015 年 6 月 10 日患者为求中医药治疗至我处求诊。当时外院查：血肌酐 610μmol/L，血红蛋白 100g/L。B 超示：双肾明显增大，弥漫分布多个大小不等的无回声区，右肾内大者约 8.5cm×6.1cm，左肾大者约 5.3cm×5.6cm，提示多囊肾。查血压 145/86mmHg（目前服苯磺酸氨氯地平 0.5 片/日控制）。症见：双下肢中度可凹性水肿，晨起可见眼睑水肿，小便量可，乏力畏寒，口干，口中尿味较重，大便干，日 1 次，心悸，纳差，眠可，舌淡边有齿痕，苔薄黄，脉沉弱。中医辨证：心肾气阴两虚。以滋肾养心，气阴双补为法。予参芪麦味地黄汤加味。

处方：太子参、生地各 15g，生黄芪、冬瓜皮各 30g，山萸肉、佩兰、丹皮、五味子各 10g，茯苓、金银花各 20g，泽泻、麦冬、炒白术、鸡内金、竹茹、苏梗、当归各 12g，黄连 5g，砂仁 3 g。每日 1 剂，水煎服。并嘱患者避免压迫肾区，宜清淡饮食。

2015 年 8 月 4 日复诊时血肌酐降至 554μmol/L，患者水肿较前减轻，余症亦缓解。

**点评：**本例患者为多囊肾患者，症状以气阴两虚表现兼心悸为主，故体现为心肾气阴两虚证。故选用参芪麦味地黄汤以滋肾养心、气阴双补，兼用清热利湿及和胃之药。


**验案 40**

贵州某男，60 岁。患者慢性肾炎病史 40 余年，未做肾穿刺。发现血肌酐升高 20 年，痛风病史 10 年，血压正常。曾于多家医院治疗无效。

2014 年 11 月 19 日为求中医药调治至我处首诊。查血肌酐 327μmol/L，尿酸 508μmol/L，血红蛋白 115g/L，尿蛋白（+），尿红细胞（−）。症见：心悸气短，尿频、尿急、尿等待，下肢关节痛，偶有咽痛，纳眠可，大便调，舌红瘦，苔薄黄，脉细数稍弱。中医辨证：心气阴两虚，湿热下注。拟心气阴双补，清热利湿法。予经验方加味导赤汤合生脉饮化裁。

处方：生地、黄芩、车前草、蒲公英、太子参、威灵仙、秦艽、板蓝根各 15g，通草 3 g，生甘草、柴胡、五味子、当归各 10g，淡竹叶、制首乌、麦冬、石韦、川牛膝、怀牛膝各 20g，白芍、丹参各 30g。每日 1 剂，水煎服。并嘱患者饮食宜清淡，忌食海鲜、豆制品、啤酒等。

患者坚持中医药治疗，2015 年 4 月 1 日复诊时，血肌酐 232μmol/L，尿酸 451μmol/L（未服用降尿酸西药），血红蛋白 120g/L，上述诸症消失。

**点评：**本例患者以心悸气短及尿频、尿急、尿等待为主症，结合舌脉，辨证为心气阴两虚，湿热下注。当以生脉饮补心益气养阴，经验方加味导赤散清利下焦湿热。


**2. 脾肾阳虚证**

**验案 41**

北京某男 63 岁。患者慢性肾炎病史 50 余年，高血压病史 20 余年，2014

年 3 月体检发现血肌酐升高（140μmol/L），2015 年 5 月 20 日复查血肌酐升至487μmol/L。

同年 5 月 27 日患者为求中医药治疗至我处初诊。当时外院查血肌酐486μmol/L，尿酸 674μmol/L，血红蛋白 88g/L，尿蛋白（+++）。症见：双眼睑轻度浮肿，尿量可，尿频、尿急，夜尿 6～7 次，乏力，皮肤瘙痒，纳食尚可，夜眠欠安，大便溏，日 2 次。舌淡边有齿痕，苔薄黄腻，脉沉细无力。中医辨证：气阴两虚，湿热下注。拟清利湿热，益气养阴。予经验方加味导赤散加减。

处方：通草 3g，生甘草、柴胡、黄芩、当归各 10g，石韦、生黄芪、酸枣仁各 20g，太子参、生地黄、车前草、蒲公英、首乌藤各 15g，淡竹叶、川牛膝、怀牛膝、炒白术、苏梗、白蒺藜各 12g，冬瓜皮 30g。每日 1 剂，水煎服。并嘱患者清淡饮食。

用药 1 个月后复诊，查血肌酐 455μmol/L，血红蛋白 92μmol/L。患者诸症明显减轻。

2014 年 7 月 6 日三诊，患者就诊时诉恶心纳差，舌质淡，边有齿痕，苔薄，脉沉细。笔者在原方基础上将苏梗减为 10g，加用姜半夏 9g、陈皮 10g 以和胃降逆。

2014 年 7 月 20 日四诊，复查血肌酐 423μmol/L，诉恶心纳差明显缓解，可进食少量食物，畏寒较甚，喜热饮，进食寒凉食物后易腹泻。舌质淡，边有齿痕，苔薄，脉沉细。目前中医辨证为脾肾阳虚，改拟健脾补肾，温阳益气法。予四君子汤、理中丸合参芪地黄汤加减。

处方：干姜 5g，肉桂 6g，牡丹皮、山萸肉各 10g，泽泻、鸡内金、当归、灵芝、龙眼肉各 12g，生地黄、冬葵子各 15g，党参、茯苓、炒白术各 20g，炙黄芪、丹参各 30g。每日 1 剂，水煎服。

2015 年 9 月 9 日复诊，当时血肌酐 391μmol/L。患者脾胃症状已明显缓解，未再腹泻，但畏寒未减轻，舌淡苔白腻，脉沉弱。遂于上方加制附片 10g以增温阳之力，并加焦楂曲、佩兰各 10g 以化湿和胃。

**点评：** 本例患者初起以尿频尿急、乏力水肿为主症，舌苔薄黄腻，以加味导赤散合太子参、生黄芪急则治标，兼以扶正。其后，患者表现为纳差恶心，舌淡边有齿痕，苔薄白，考虑为湿邪阻胃，加陈皮、姜半夏和胃化湿。三诊患者表现为畏寒较甚，喜热饮，进食寒凉食物后易腹泻，是为脾肾阳虚之象，故改以四君子汤、理中丸合参芪地黄汤健脾补肾温阳。

### 3. 肝肾阴虚证
**验案 42**

山东某男，45岁。患者 2003 年出现恶心、头晕，血压 160/110mmHg，查尿蛋白（++++），尿红细胞 10 个/高倍视野，血肌酐 180μmol/L，于北京某西医院肾穿刺结果为毛细血管内增生性 IgA 肾病，西医予泼尼松 60mg/日口服治疗，无效。泼尼松减至 10mg 时患者自行停药，改服中药治疗，尿蛋白减为（+），红细胞（−）。2008 年 9 月因感冒而病情反复，尿蛋白（++++），血肌酐 190μmol/L。

2009 年 3 月 4 日为求中医药治疗至我处求诊。当时服用雷公藤多苷片。查血压 140/80mmHg，尿蛋白（+++），血肌酐 200μmol/L，肾脏 B 超：右肾 9.3cm×4.7cm×3.6cm，皮质厚 0.9cm，左肾 9.7cm×4.8cm×4.3cm，皮质厚 0.9cm。症见：头晕恶心，睡眠欠佳，皮肤瘙痒，纳食可，二便调，舌黯红，苔薄黄，脉沉涩。中医辨证：肝肾阴虚，兼夹血瘀。以滋养肝肾，活血化瘀为法。予经验方归芍地黄汤加减。

处方：当归、山萸肉各 10g，丹皮、天麻各 12g，生地、山药、生黄芪、白蒺藜各 15g，白芍、茯苓、芡实、炒枣仁、丹参各 20g，金银花 30g。每日 1 剂，水煎服。并嘱患者停服雷公藤多苷片。

同年 3 月 18 日二诊：患者仍皮肤瘙痒，无头晕，纳食可，睡眠欠佳，口干不渴，二便调，舌红，苔薄黄，脉沉细数。查 24 小时尿蛋白定量 2.5g。予前方加连翘 12g，黄芩 12g，生石膏（先煎）30g。

同年 4 月 1 日三诊：诸症缓解，查血生化：血肌酐 113μmol/L，尿蛋白（+），血压较平稳，血压 130/80mmHg，守前方去金银花，加青风藤 15g，蝉衣 3g。

**点评：** 本例患者为气阴两虚偏于阴虚，故其治疗以经验方归芍地黄汤加生黄芪滋养肝肾加以益气活血。二诊时，患者口干，为肺胃有热的表现，故加黄芩、生石膏清肺胃之热。

### 4. 气虚血瘀证
**验案 43**

北京某男，66岁。2012 年患者体检时发现血肌酐升高，最高 136μmol/L，一直未系统诊治。既往心脏支架植入术 10 余年，共 4 枚。前列腺增生 3 年。

2014 年 6 月 25 日患者为求中医药调理至我处初诊。查血肌酐 152.3μmol/L，尿酸 476.6μmol/L，症见：乏力伴胸闷憋气，尿频尿急，夜尿 4 次，纳食可，大便调。舌质黯，有瘀斑，苔黄腻，脉弦。中医辨证：气虚血瘀，兼有下焦湿热。以益气活血，兼清利湿热为法。予血府逐瘀汤加味。

处方：太子参、生地、赤芍、蒲公英、车前草各 15g，桃仁、当归、生甘草、五味子各 10g，枳壳、淡竹叶、麦冬各 12g，丹参、瓜蒌各 30g，川芎 3g，柴胡 5g，红花 6g，川、怀牛膝各 20g。每日 1 剂，水煎服。

同年 7 月 28 日二诊：服上方 4 周后，患者复查血肌酐降至 102μmol/L，夜尿减少至 2 次，已无胸闷、憋气，一般情况良好。

**点评：** 该老年男性患者，中医辨证当属关格——虚损期，但其症状以乏力、胸闷憋气为主，结合其既往胸痹、真心痛病史，从心入手，加之舌质黯，有瘀斑，脉弦，辨证为心气阴两虚，血瘀阻络。而其夜尿频，苔黄腻，乃下焦湿热所致，故合蒲公英、车前草、淡竹叶等清热利湿之品。方中柴胡仅用 5g，因恐其劫肝阴；川芎有升提作用，如用量大容易升高血压，故仅用 3g。

### 验案 44

河北某男，46 岁。患者 2006 年体检时发现尿蛋白（++++），于当地医院肾穿刺，提示为 IgA 肾病（Lee's Ⅱ级），未用激素。2009 年血肌酐开始升高，于当地口服中成药为主，疗效不佳。既往高血压病史 8 年。

2014 年 7 月 9 日为求中医药治疗至我处初诊。查：尿蛋白（+++），血肌酐 162μmol/L，尿酸 487μmol/L，血红蛋白 132g/L。症见：劳累后双下肢轻度水肿，小便量可，左足拇指关节疼痛，神疲腰酸，自觉口中异味，眠差，纳食可，大便调，舌红，苔黄腻，脉滑数。中医辨证：气虚血瘀，湿热阻络。治以益气化瘀，利湿解毒。予四妙勇安汤加味。

处方：金银花、玄参、冬瓜皮、丹参各 30g，生甘草、当归各 10g，太子参、芡实、川牛膝、怀牛膝各 20g，蒲公英、巴戟天各 15g，竹茹、炒白术各 12g，黄连 6g。每日 1 剂，水煎服。

服上方 14 剂后，患者关节疼痛消失，水肿消退，腰酸、乏力均明显缓解，症复查血肌酐降至 128μmol/L。此后一直以四妙勇安汤为基础方进行加减化裁。

**点评：** 本例患者以关节疼痛为主，兼神疲腰酸，其舌苔黄腻。中医辨证为湿热痹阻关节，久而化为热毒，血脉不行，形成血瘀。故治疗予四妙勇安汤加味清热解毒，活血化瘀，加太子参以扶助正气。

### 验案 45

北京某男 62 岁。2014 年春节，患者感冒后出现发热，咽部不适，时有喘憋，神疲乏力，10 天后至附近医院查血肌酐 117μmol/L。之后血肌酐逐渐升高，并出现尿检异常，自觉乏力加重。同年 6 月患者就诊于某西医院，当时血肌酐 240μmol/L，行肾穿刺结果为 IgA 肾病Ⅲ期，西医建议使用激素及免疫抑制剂治疗，患者拒绝。

2014 年 8 月为寻求中医药治疗而来我处初诊，当时外院查 24 小时尿蛋白定量 1.47g，尿红细胞满视野，血肌酐 280μmol/L。症见：双下肢轻度浮肿，小便量可，尿色深红，同时伴有鲜血便，全身乏力明显，恶心，纳差。舌淡黯，苔薄黄，脉沉涩无力。中医辨证：气虚血瘀，下焦湿热。拟益气活血，清热利湿为法。予经验方加味当归芍药散加减。

处方：太子参、蒲公英、车前草、仙鹤草、泽泻各 15g，生黄芪、赤芍、白芍、茯苓、炒枣仁、芡实、川牛膝、怀牛膝各 20g，当归、白术、天麻各 12g，三七粉（冲入）3g，小蓟 30g。每日 1 剂，水煎服。并嘱患者清淡饮食。

药后患者尿血明显减轻，上述诸症亦改善。之后患者坚持复诊，笔者一直予上方加减化裁。血肌酐逐渐下降，2015 年 3 月血肌酐 189μmol/L，4 月血肌酐 179μmol/L，尿红细胞 20～25 个/高倍视野。且服药后患者乏力明显减轻，二便调，余无明显不适。目前患者仍在门诊随诊中。

**点评：**本例患者以全身乏力、下肢水肿为主症，其舌黯，中医辨证为气虚血瘀水停证，故治疗以太子参、生黄芪合当归芍药散益气活血化瘀。

**验案 46**

陕西某男 49 岁。患者 2004 年体检发现血肌酐升高为 110μmol/L，2012 年在当地医院查血肌酐升至 300μmol/L，肾穿刺结果为 IgA 肾病。既往痛风病史 10 年余，2 型糖尿病及高血压病史 4 年余。

2015 年 3 月 10 日为求中医药治疗至我处首诊。当地医院查血肌酐 536.4μmol/L，血尿酸 371.7μmol/L，血红蛋白 98g/L，血糖 6.11mmol/L，24 小时尿蛋白定量 4.326g，服用降压药控制血压。当时症见：双下肢中度可凹性水肿，尿量可，尿频，尿等待，夜尿 4～5 次，面色晦黯，乏力明显，腰酸，口干口苦，皮肤瘙痒，纳眠可，大便调。舌黯边有齿痕，苔薄黄腻，脉沉。中医辨证：气虚血瘀，湿热内蕴。拟益气活血，清热利湿法。予经验方加味当归芍药散加减。

处方：太子参、益母草、丹参、茯苓各 20g，当归尾、金银花、竹茹、地肤子、竹叶各 12g，白术、冬葵子、白蒺藜、川牛膝、怀牛膝各 15g，西洋参（另煎兑入）、川芎各 5g，连翘 10g，生黄芪 40g，冬瓜皮 30g。每日 1 剂，水煎服。并嘱患者清淡饮食。

患者已复诊 3 次，笔者一直予上方加减化裁。同年 6 月 17 日复查血肌酐 518μmol/L。7 月 22 日血肌酐降至 470μmol/L，尿酸 357μmol/L，血红蛋白 110g/L，双下肢水肿基本消退，余症亦明显改善。

**点评：** 本例患者初诊时血肌酐 536.4μmol/L，病情较重。其主症为乏力、下肢水肿，其面色晦黯，舌黯。中医辨证为气虚血瘀、水湿内停。以经验方加味当归芍药散活血利水，当归取当归尾，以益活血之力。加太子参、生黄芪益气，并加西洋参以增补气之功。患者因尿频、尿等待症状亦较明显，故加竹叶、冬葵子以利下焦湿热。

**验案 47**

北京某男，57 岁。患者有糖尿病病史 10 余年，血糖仍长期控制不佳。2011 年 8 月诊为糖尿病视网膜病变及糖尿病肾病。此后，水肿间断发作，2012 年 1 月至 3 月因糖尿病肾病、肾病综合征、心功能不全而出现全身重度水肿并伴有胸腹腔积液，2 次于某西医院住院治疗，均疗效不佳。

2012 年 9 月 26 日为求中医药治疗至我处初诊。当时外院查血肌酐 210 μmol/L，24 小时尿蛋白定量 5.8g，血浆白蛋白 31.6g/L，血红蛋白 106g/L，腹部 B 超提示中度腹水。症见：颜面及周身中重度水肿，尿量偏少，每日尿量不足 1000ml，神倦乏力，目干涩，纳可，腹胀，眠安，大便干，舌质淡黯体胖边有齿痕，苔薄白，脉弦细弱。西医诊断：糖尿病肾病 慢性肾功能不全。中医辨证：气虚血瘀水停。以益气活血利水为法。予经验方加味当归芍药散合五皮饮加减。

处方：太子参、赤芍、泽泻、天麻、白芍、泽兰、金银花各 15g，生黄芪、火麻仁、川牛膝、怀牛膝各 20g，当归、谷精草、杭菊花、白术各 12g，川芎、猪苓各 6g，茯苓、大腹皮、冬瓜皮、车前子包煎、丹参、薏苡仁各 30g，广木香、黄芩各 10g。每日 1 剂，水煎服。

并配合经验食疗方黄芪鲤鱼汤：生黄芪、茯苓各 20g，赤小豆、炒白术各 15g，冬瓜皮 30g，砂仁 10g。上药用纱布包，加葱姜，不入盐，与鲤鱼或鲫鱼 250g 一尾同煎半小时，弃去药包，吃鱼喝汤，每周 1 次。并嘱患者清淡低盐低糖饮食。

患者坚持中医药治疗，笔者一直于上两方加减化裁调治。2012 年 10 月 31 日复诊，水肿明显消退，尿量增至每日 2000ml 左右，精神转佳，大便通利，每日 1～2 行。

2013 年 4 月 3 日复诊，精神佳，仅见双下肢轻度水肿，偶有双下肢抽筋，舌淡略胖苔薄白，脉细。复查腹部B超腹水消失，血肌酐175μmol/L，24小时尿蛋白定量5.1g，血浆白蛋白35.6g/L，血红蛋白116g/L。同年6月7日复查24小时尿蛋白定量2.5g，血肌酐166μmol/L，血红蛋白118g/L。8月10日复查24小时尿蛋白定量1.4g，血肌酐153μmol/L，血红蛋白117g/L。8月10日复查24小时尿蛋白定量0.8g，血肌酐127μmol/L，血红蛋白118g/L。已无不适，病情平稳。

**点评**：*本病患者糖尿病肾病、慢性肾功能不全诊断明确，蛋白尿与水肿并见，且以尿少、水肿为突出表现，同时合并胸、腹水。笔者辨证为气虚血瘀水停，处方选用当归芍药散加味。药后尿增肿消。临床上笔者常喜欢在当归芍药散的基础上加用参、芪以扶正，加五皮饮以增利尿之功。并根据病情变化，随证加减，兼顾并发症，长期守方治疗，处方用药看似平和，但疗效持久可靠。*

**验案48**

北京某女，63岁。患者2013年底在外院行心脏二尖瓣手术，术后出现急性心衰，经抢救治疗后病情缓解，检查血肌酐升高800μmol/L，做血液灌流7天后改为每周2次血液透析，出院时血肌酐300μmol/L，患者自行停止透析。

2014年4月8日为求中医药治疗至我处初诊。当时外院查血肌酐180μmol/L，血红蛋白90g/L，服用降压药控制血压。症见：双下肢中度可凹性水肿，小便量可，乏力腰酸，大便溏薄，眠差，纳可，舌淡黯边有齿痕，苔薄白水滑，脉沉弱。中医辨证：脾气亏虚，血瘀水停证。拟益气健脾，活血利水法。予参苓白术散合补阳还五汤加减。

处方：太子参、白术、山药、板蓝根、夜交藤各15g，茯苓、生薏苡仁、冬瓜皮、车前子（包煎）30g，陈皮、桃仁、地龙各10g，当归尾、酸枣仁、赤芍各12g，川、怀牛膝、丹参、芡实、巴戟天各20g，红花6g，砂仁5g，生黄芪40g。每日1剂，水煎服。并嘱患者清淡饮食。

患者坚持中医药治疗，笔者一直予上方加减化裁。患者症状逐渐减轻，血肌酐逐渐下降，血红蛋白逐渐上升。2016年3月10日复查血肌酐120μmol/L，同年6月17日复查血肌酐86μmol/L，血红蛋白129g/L，水肿完全消退，余无不适。患者目前仍定期至门诊复诊，巩固疗效。

**点评**：*本例为慢性肾衰竭透析患者，就诊前患者自行停止透析。根据初诊时的患者的临床表现，属于虚损期，其中医辨证为脾气亏虚，血瘀水停。以参苓白术散合补阳还五汤化裁治疗。患者血肌酐逐渐恢复正常，取得了*

显著的效果。患者说是中医药挽救了她的生命，摆脱了透析。

### 5. 气虚阳虚，兼夹瘀血证

**验案 49**

辽宁某女，65 岁。患者 2011 年 9 月体检时发现血肌酐升高，当时血肌酐为 211.9μmol/L。2012 年 3 月查尿蛋白（++），血糖轻度升高，并有腔隙性脑梗塞，颈动脉狭窄，但血压不高。几年来仅服用中成药。

2016 年 1 月 29 日查：血肌酐 337.4μmol/L，尿蛋白（+），尿红细胞（−），24 小时尿蛋白定量 0.98g。同年 3 月 7 日为求中医药治疗来我处初诊。症见：畏寒，乏力腰酸痛，纳眠可，夜尿 3 次，大便尚调。舌淡黯苔薄白，脉沉弱。中医辨证：气虚阳虚，兼夹瘀血。以益气温阳，兼以活血化瘀为法。予参芪地黄汤化裁治疗。

处方：党参、炙黄芪、茯苓、巴戟天、金银花、芡实、丹参各 20g，生地、山药各 15g，牡丹皮、山萸肉、桑螵蛸各 10g，泽泻、当归各 12g。每日 1 剂，水煎服。

药后 1 月余，2016 年 4 月 18 日复诊，查血肌酐 252.8μmol/L，畏寒、腰酸等症状明显减轻，夜尿减少，唯感纳食欠佳，遂上方去以白术 12g 易山药，并加鸡内金 12g。

**点评**：该患者处于慢性肾功能衰竭中期阶段，初诊时中医证候为气虚阳虚，兼夹瘀血，属于关格病虚损期。予参芪地黄汤化裁治疗。虽然患者有畏寒等阳虚的表现，方中用党参与炙黄芪甘温益气之品，并未用桂附等温阳药物，笔者对于慢性肾脏病临床有阳虚表现的患者，轻者仅用党参与炙黄芪益气以温阳，阳虚重症方用桂附且用量不重，意在温阳而不伤阴血。

### （二）关格期验案

以下选取了关格期

验案 24 例，其中湿热中阻证 14 例，寒湿中阻证 6 例，水凌心肺证 1 例，水湿内停证 2 例，肝胆湿热证 1 例。

### 1. 湿热中阻证

**验案 1**

安徽某男，42 岁。患者 2012 年发现高血压，开始未重视，2013 年 2 月于当地医院检查发现血肌酐434μmol/L，当地西医治疗无效。

2014年11月19日为求中医药治疗至我处初诊，当时血肌酐406μmol/L，尿素氮20μmol/L，尿酸465μmol/L，血红蛋白98g/L。症见：纳呆时有呕恶，口苦眠差，心悸气短，腿酸软，大便调，尿频急。舌红苔薄黄腻，脉弦数。中医辨证：心气阴两虚，湿热内蕴。拟益气养阴兼清内热法。予生脉饮合黄连温胆汤加减。

处方：太子参、金银花、板蓝根、生黄芪、茯苓、杜仲各20g，五味子、黄连、阿胶（烊化）、鸡内金、陈皮各10g，枳壳、竹茹、天麻、当归、麦冬各12g，丹参30g，冬葵子15g，法半夏5g。每日1剂，水煎服。并嘱患者清淡饮食。

患者坚持中医药治疗，笔者一直予本方加减化裁。2015年1月18日复查血肌酐291μmol/L，2015年3月27日复查血肌酐285μmol/L，尿素氮18.7mmol/L，尿酸390μmol/L，血红蛋白105g/L。腿略酸软，余无不适。

**点评：**本例患者纳呆，时有呕恶，口苦，舌红苔黄腻，为湿热中阻之证，故为关格病关格期，用黄连温胆汤清化中焦湿热。兼有心悸气短，为心气阴两虚之症，因而合用生脉饮心气阴双补。笔者遇关格期患者兼有心气阴两虚证，常以上两方合用取效。

**验案2**

北京某女，58岁。患者2014年7月因发热、恶心、呕吐至北京某西医院检查，血肌酐280μmol/L，尿蛋白（－），肾穿刺结果为肾小管间质性肾损害。西医予泼尼松10片/日治疗，血肌酐降至180μmol/L。但使用激素期间患者出现面部、躯干部肿胀及下肢关节疼痛等副作用，并出现尿蛋白，遂于同年12月撤停激素。

2015年2月4日患者经人介绍至我处初诊，查血肌酐189μmol/L，尿蛋白（＋＋）。症见：乏力伴恶心呕吐，呃逆，纳差，眠欠安，大便干，一二日一行，小便调，舌红苔黄白腻，脉沉弱。中医辨证：湿热内蕴，浊毒内停。拟清化湿热，通腑泄浊为法。予黄连温胆汤加减。

处方：枳壳、竹茹、柏子仁、佩兰、鸡内金各12g，茯苓、火麻仁、生黄芪各20g，当归、黄连、紫苏梗、旋覆花（包煎）各10g，熟大黄、陈皮各6g，法半夏5g。水煎服，日一剂。并嘱患者完全素食。

患者坚持中医药治疗，笔者一直予上方加减化裁。同年2月25日查血肌酐166μmol/L，尿蛋白（＋＋）；3月27日复查血肌酐152μmol/L，尿蛋白（＋＋）；4月28日复查血肌酐107μmol/L，尿蛋白（＋）；5月20日复查血肌酐105μmol/L。

患者目前已无不适，仍在治疗中。

**点评：**本例患者虽然血肌酐不太高，但有恶心呕吐、呃逆、纳差等关格病的上格症状，故用黄连温胆汤清化湿热。方中大黄、麻子仁能通腑泄浊。一般慢性肾衰患者有大便秘结症，轻者用麻子仁润肠通便，重者加用制大黄或生大黄，具体剂量依据病情而定。部分慢性肾衰患者小便量并不少，但由于肾功能下降，不能排泄毒素，所以必须借助通腑泄浊以排毒。如果患者大便不干或腹泻，就不能用通腑之剂，必须在中医理论的指导下选择药物。

**验案 3**

河北某男，农民，39 岁。2010 年 5 月患者劳累后出现咳嗽、喘憋，并发现高血压 180～190/90mmHg，当地医院查血肌酐 800μmol/L，诊断为慢性肾衰竭，每周 2 次血液透析治疗。

患者因经济压力大而不愿长期透析，而于 2010 年 9 月 8 日至我处首诊要求中医药治疗。当时初诊时，因刚做完血液透析，血肌酐 318μmol/L，尿素 22.7mmol/L，血红蛋白 89g/L。症见：面色萎黄，乏力恶心，双下肢轻度水肿，大便干结，舌质黯，苔黄腻，脉沉弱。中医辨证：湿热内蕴，兼以气血两虚。治以清热化湿，益气补血。予黄连温胆汤加减。

处方：黄连、陈皮各 10g，枳壳、竹茹、当归各 12g，茯苓、冬瓜皮、全瓜蒌、丹参、生黄芪各 30g，金银花、太子参、麻子仁各 20g，冬葵子各 15g，姜半夏 6g。每日 1 剂，水煎服。

患者其后 3 年半一直坚持服用上述中药，之后未再进行血液透析，且身体无明显不适，从事正常工作。

2014 年 2 月 18 日来京复诊，查血肌酐 113μmol/L，尿酸 470μmol/L，血红蛋白 120g/L。用降压药控制血压为 120～130/80mmHg。患者腰略酸，纳可，眠安，二便调。舌质淡红，苔白微腻，脉滑略数。原方去冬瓜皮，姜半夏由 6g 减至 3g，加巴戟天 15g，川、怀牛膝各 20g，益母草 15g。随访至今，肾功能正常。

**点评：**本例患者就诊时以恶心为主症，察其舌苔黄腻，为关格期湿热内蕴证。鉴于其面色萎黄、乏力，是气血两虚的表现，故在黄连温胆汤清化湿热的基础上，加太子参、生黄芪、当归益气养血。该患者因经济条件有限，来京复诊次数不多，在当地长期守方治疗，取得了摆脱透析的显著效果。

验案4

山西某女，43岁。因"慢性肾衰"于1989年5月3日入院，该患者有慢性肾盂肾炎病史8年，恶心、呕吐、乏力4个月，伴大便干结，四五日一行，纳差，口干喜冷饮。舌苔黄腻而干，脉弦细而无力。查血肌酐773.5μmol/L，血尿素氮38mmol/L。

初拟苏叶黄连汤加生大黄以清胃止呕通便，3剂后呕恶减，大便每日3次。之后继按清化中焦湿热法调治，选黄连温胆汤加西洋参每日6g另煎兑入，共服16剂，中焦湿热已除，呕恶消失，大便调，神振纳增。继之以香砂六君子汤合生脉饮、参芪地黄汤交替运用，调理脾胃、益气滋肾以扶正固本。共调治3个月，血尿素氮降至14.6mmol/L，血肌酐降至353.6μmol/L，病情好转出院。

**点评：**本例患者初诊时恶心呕吐、大便不通较重，急则治标，以苏叶黄连汤加大黄频频呷服止呕通便。呕恶消失后，改以香砂六君子汤及参芪地黄汤交替运用，调理脾胃、益气滋肾以扶正固本。苏叶黄连汤出自于《温热经纬》，临床上我常常苏叶、苏梗同用，意在理气醒胃。黄连以清胃热止呕见长，大便干结者可加适量大黄。遇呕恶频作，药难收纳者，可浓煎频频呷服。

验案5

北京郊县某男，24岁。1995年1月底发现面色萎黄，神疲乏力，恶心呕吐，尿量多每日4000ml左右。查血肌酐700μmol/L，血红蛋白62g/L。

1995年春节邀余会诊，诊为"尿毒症"。建议到外院行肾穿刺，并据患者呕恶，大便干，苔黑燥，脉细数，拟7剂黄连温胆汤加大黄以通腑降浊，药后黑苔退，大便通，诸症略减轻，经某大西医院肾穿刺示："慢性间质性肾炎"，建议血液透析，但患者拒绝，遂出院继续服用我开的中药，每2周诊治1次。主要依据辨证结果，以黄连温胆汤合生脉饮，或以参芪地黄汤加黄连、竹茹、制大黄调治半年，查血肌酐降至正常范围内，血红蛋白升至120g/L。之后坚持服药1年而停药，随访至今一直肾功能正常，结婚后育有1子，并一直在单位坚持正常工作。

**点评：**本例患者初诊时，以呕恶频频、大便干、苔黑燥为主症，故用清化湿热通腑法急调脾胃，继以益气养阴、扶正固本法以善后，取得了显著效果，从未用过促红素，也未透析。长期随访指标正常，实属不易。事实说明中医药治疗慢性肾衰有一定的疗效。这也要感谢患者对中医药治疗的信心和长期坚持中医药治疗的毅力。

**验案 6**

东北某男，36 岁。2010 年 5 月中旬初诊。该患者腰痛 3 年余，喘憋 1 个月，因查血肌酐 1027μmol/L，尿素氮 34.3mmol/L，血红蛋白 83g/L，血压 210/130mmHg，诊为"尿毒症"，已在当地进行血液透析，并在某部队大医院肾穿刺示：高血压性肾损害，肾小球硬化，肾小管萎缩，间质纤维化。经血透后血肌酐降为 413.9μmol/L。患者来我处就诊时，自行停止透析，欲求中医治疗。

初诊时根据辨证予以黄连温胆汤加味调治，处方：黄连 10g，枳壳、竹茹、陈皮各 12g，大青叶、冬葵子、红景天各 15g，姜半夏 6g，茯苓 30g，金银花、太子参各 20g。每日 1 剂，水煎服。

并服用本人经验方制剂补肾泄毒颗粒。并嘱其应坚持血透，服用降压药和限制入量。但患者执意仅用中药，一直停透。2010 年 6 月初查血肌酐 244μmol/L，血红蛋白 106g/L。2010 年 6 月 30 日查血肌酐 250μmol/L，7 月 28 日查血肌酐 244μmol/L，9 月 8 日查血肌酐 180μmol/L，10 月 20 日查血肌酐 161μmol/L，期间一直以上方加减调治，未再血透，患者尿量正常，无浮肿，体力增进，能干轻体力农活。

**点评**：关格期多湿阻中焦，湿从热化者，可为湿热中阻，笔者多以黄连温胆汤清热化湿，畅达中焦，收效颇佳。本例患者一直用本方调治，虽然患者自行停止透析，但肾功能较前明显恢复，症状亦明显减轻，说明是中医药的疗效。

黄连温胆汤出自《六因条辨》，由黄连、竹茹、枳实、半夏、陈皮、生姜、茯苓、甘草组成。以二陈汤为基础燥湿化痰，理气和中，增黄连、竹茹清胃止呕，全方共成清化痰热、和胃止呕之剂。我治疗慢性肾功能衰竭关格期湿热中阻证常用本方化裁。

**验案 7**

山东某男，31 岁。患者 2008 年初在当地行主动脉夹层动脉瘤手术后发现血肌酐升高及血压高。

为求中医药治疗，2011 年 3 月 15 日来我处初诊，当时血肌酐为 600μmol/L，血压 170/100mmHg，血红蛋白 109g/L。症见：乏力，咽痛易感冒，恶心，纳差，口苦，舌淡，苔黄腻，脉沉滑。中医辨证：湿热中阻，脾胃不和。拟清热化湿法，予黄连温胆汤加减。

处方：黄连、陈皮各 10g，姜半夏 6g，茯苓、冬葵子、川续断、金银花、板蓝根、生石膏、天麻各 20g，太子参、佩兰、当归、麻子仁、生黄芪各 15g，竹茹、枳壳、牛蒡子、黄芩各 12g，丹参 30g，生甘草 6g。每日 1 剂，水煎服。

并嘱患者清淡饮食。

治疗期间一直以上方调整化裁。2011年11月血肌酐降为445.6μmol/L，血红蛋白117g/L，诸症明显减轻，每日仍坚持工作。

患者一直坚持中医药治疗，2015年6月复查血肌酐320μmol/L，血红蛋白115g/L。

**点评：**本例为关格病关格期患者。我在临床上运用黄连温胆汤的辨证要点为口干、口苦、口黏、呕恶、苔黄腻。黄连的用量为3～10g。如伴有大便干结加通腑药，如伴有心气虚证合生脉饮。虽然中焦湿热内蕴的同时患者有一派气阴两虚证，应先清化湿热，而后顾及扶正固本。中医的治则"急则治标，缓则治本"，是指导医生在复杂的病证中应首先解决主要矛盾，之后再解决一个中长期的治疗方案。这也是取得疗效的关键。

### 验案8

河北某男，47岁。患者高血压病史15年，2型糖尿病病史13年。2007年检查发现蛋白尿（++），2008年检查发现血肌酐升高，患者均未重视。2013年7月，出现双眼睑及下肢水肿，于当地医院住院，查24小时尿蛋白定量9.8g，血肌酐105μmol/L，之后血肌酐不断升高，辗转多家医院治疗，均未见效。既往有脑梗塞病史。

为寻求中医药治疗于2015年7月至我处初诊，当时外院查血肌酐304μmol/L，血红蛋白81g/L，用降压药控制血压。症见：恶心伴口苦，怕热，自汗心悸，易感冒，纳眠可，二便调，舌淡苔黄腻，脉沉细无力。中医辨证：湿热内阻，气阴两虚。拟清热化湿，气阴双补法。予黄连温胆汤合生脉饮化裁。

处方：黄连、麦冬、五味子各10g，茯苓、太子参、金银花各20g，枳壳、竹茹、当归各12g，丹参、生石膏各30g，生地15g，陈皮6g，姜半夏5g。每日1剂，水煎服。并嘱患者清淡饮食。

2015年8月14日二诊血肌酐降至208μmol/L，血红蛋白100g/L，上述诸症减轻。患者因疗效显著，十分满意。

**点评：**本例患者在湿热内阻的基础上兼心悸自汗表现，故亦有心气阴不足之象，其治疗当以黄连温胆汤清化湿热，合用生脉饮以养心之气阴。因为该患者的基础疾病为糖尿病，故方中黄连为10g，并加生石膏30g。

### 验案9

北京某男，30岁。患者既往高血压病史，血压最高达200/100mmHg，口服降压药后血压可降至正常。2012 年在西医院治疗脑梗塞时发现血肌酐升高至 210μmol/L，给予对症治疗后，血肌酐变化不大。

2014 年 8 月患者为求中医药诊治至我处初诊。查血肌酐 200μmol/L，血红蛋白 97g/L。症见：神疲乏力，呕恶纳差，口苦咽痛，眠可，大便稍干。舌淡红，苔薄黄腻。脉弦滑无力。中医辨证：湿热中阻，气血两虚。拟清化湿热，益气补血。予黄连温胆汤加减。

处方：黄连、陈皮、黄芩各 10g，竹茹、佩兰、炒枳壳、当归各 12g，姜半夏 5g，火麻仁、太子参、生黄芪、冬葵子、板蓝根各 15g，茯苓 20g，丹参 30g。每日 1 剂，水煎服。并嘱患者戒烟酒，清淡饮食。

服药 1 个月后复诊，查血肌酐 149μmol/L，血红蛋白 105g/L。患者诸症明显减轻。近 1 年来患者坚持中医药治疗，定期复诊，笔者一直以本方加减化裁，血肌酐逐渐下降。

2014 年 10 月复查血肌酐 131μmol/L，血红蛋白 121g/L。2015 年 1 月复查血肌酐 123μmol/L，血红蛋白 123g/L。同年 5 月，复查血肌酐 119μmol/L，血红蛋白 137g/L；2015 年 7 月，复查血肌酐 107μmol/L，患者已无不适。

**点评**：虽然该患者血肌酐不太高，但因其有呕恶纳差的湿热中阻表现，故仍属关格病关格期，选黄连温胆汤为主方。方中加冬葵子意在通利二便，冬葵子是我治疗肾衰常用药物之一，本品性寒滑利，前贤谓之能"达诸窍"，《肘后方》载"关格胀满，大小便不通可单用冬葵子水煎治疗"，一般剂量为 10～15g。

**验案 10**

山东某男，43 岁。患者既往高血压 7 年余，自述血压控制不理想，2013 年 8 月因尿中发现泡沫于当地医院检查血肌酐 500μmol/L 左右，经治疗血肌酐曾降至 300μmol/L，并控制稳定。今年 7 月因乏力复查血肌酐升至 690μmol/L，于当地医院住院治疗无效，血肌酐升至 700μmol/L 左右，西医予行动静脉内瘘成形术并建议其透析治疗，患者拒绝。

为求中医药治疗于 2015 年 8 月 5 日至我处初诊。当时外院查血肌酐 724.8μmol/L，血红蛋白 108g/L。症见：双下肢及眼睑轻度水肿，尿量可，尿分叉，乏力困倦，心悸，口中尿味，口干口苦，恶心呕吐，眠尚可，大便调，舌淡苔薄黄腻，脉沉数无力。中医辨证：气阴两虚，湿热内蕴。拟清热化湿，益气养阴法。予生脉饮合黄连温胆汤加减。

处方：太子参、淡竹叶、佩兰、枳壳、竹茹、金银花各 12g，麦冬、五味子、黄连、当归、陈皮各 10g，冬瓜皮、丹参各 30g，茯苓 20g，姜半夏 5g，车前草 15g。每日 1 剂，水煎服。并嘱患者清淡饮食。

患者 2015 年 9 月 16 日二诊时查血肌酐降至 578μmol/L，血红蛋白 113.2g/L，诉困倦乏力及口中尿味减轻，背部皮疹，牙龈肿痛出血。遂于原方基础上金银花加至 20g，并加紫花地丁 15g、蒲公英 20g 以清热解毒。2015 年 12 月 17 日电话随访，患者半月前复查血肌酐降为 370μmol/L，一直守方服药。

**点评：**本例患者初诊时处于尿毒症期，属关格期，以黄连温胆汤合生脉饮取效。方中选用金银花是为了预防感冒，以免加重病情。金银花为清热解毒、疏散风热之品。用量为 10～30g。临床上风热表证，咽喉肿痛，平素易感冒均是选用的依据。有时没有上述症状亦可选用，意在未病先防。

**验案 11**

河北某男，75 岁。患者 2 型糖尿病病史 20 余年，高血压病史 10 余年。2014 年因双下肢水肿至当地医院检查发现血肌酐升高为 300μmol/L，治疗效果不佳，血肌酐逐渐升高。

2015 年 7 月 18 日为求中医药治疗而来我处首诊。当地医院查血肌酐 517.4μmol/L，尿酸 448μmol/L，血红蛋白 116g/L。症见：恶心呕吐，口干口苦，神疲乏力，双下肢中度可凹性水肿，尿频尿急，心悸，纳眠可，大便偏干，日 1 次。舌淡苔黄腻，脉沉弱无力。中医辨证：湿热内蕴，胃失和降，气阴两虚。拟清热化湿，和胃通腑，益气养阴。予黄连温胆汤合生脉饮加减。

处方：黄连、陈皮、制大黄、麦冬、五味子各 10g，竹茹、灵芝各 12g，生黄芪、太子参、蒲公英、石韦、川牛膝、怀牛膝各 20g，麻子仁、冬瓜皮各 30g，金银花各 15g，猪苓、姜半夏各 5g，西洋参（另煎兑入）6g。每日 1 剂，水煎服。并嘱患者清淡饮食。

2015 年 8 月 14 日复诊，血肌酐降为 380μmol/L，尿酸 379μmol/L。患者上述诸症均明显减轻，鉴于尿频急消失，自诉时有胸闷，故于上方中减去石韦、蒲公英，加全瓜蒌 30g，西洋参加至 6g。

9 月 20 日复诊，查血肌酐 317μmol/L，诉仍时有胸闷胸痛，视物模糊，咽干痒，大便干结，二三日一行，遂于原方中去猪苓、竹叶，制大黄易生大黄 20 通腑，加桃仁、红花各 10g 以活血化瘀，加草决明 15g 祛风平肝明目，加板蓝根 20g 利咽。

**点评：**本例患者为糖尿病肾病Ⅴ期患者，初诊时血肌酐值达到透析标准，但患者不想透析，欲求中医治疗。其恶心、呕吐突出，属于关格期。其苔黄腻，为湿热内蕴之征，故以黄连温胆汤加减化裁。由于患者气虚症状较重，故在方中加用太子参、生黄芪及西洋参益气补虚。冬瓜皮可利尿消肿，蒲公英、石韦清利湿热，药后患者血肌酐下降，疗效满意。

### 验案 12

黑龙江某男，46 岁。因"慢性肾炎、慢性肾功能衰竭、肾性贫血"于 1983 年 2 月 28 日入院治疗。

入院时患者头晕头痛，精神疲惫，腰酸乏力，恶心呕吐，纳食不香，口黏发甜，口气秽臭，口干不欲饮，大便黏滞不爽，溺短灼痛，下肢微肿。唇干，舌胖苔黄腻，中有裂纹，脉弦滑稍数。血压 200/140mmHg，血红蛋白 52g/L，尿素氮 47.12mmol/L，血肌酐 1025μmol/L。

鉴于病情危笃，住院期间在口服中药汤剂的同时，并配合血液透析、纠正酸碱平衡及输少量新鲜血液。虽然每次血透后尿素氮有所下降，但上升速度很快，而且患者自觉症状亦无明显改善。

1983 年 3 月 17 日尿量减少为 450ml，3 月 24 日患者出现身热烦躁，咳吐黄痰。白细胞总数 14.7×10$^9$/L，中性 80%，淋巴 18%，酸性 2%，体温 37.4℃。右肺可闻及散的湿性啰音，用氨基苄青霉素静脉滴注 1 周，未能控制。1983 年 4 月 1 日尿量续减，患者极度烦躁，时有谵语，喉中痰鸣，甚或循衣摸床。苔仍黄腻。中医辨证：湿热痰浊内蕴，蒙蔽心包。拟清热化湿，豁痰开窍法，予菖蒲郁金汤加味化裁。

处方：石菖蒲、郁金、栀子、竹叶、丹皮、连翘、菊花、牛蒡子各 10g，滑石 15g，生姜 3g。每日 1 剂，水煎服，并配服玉枢丹 2 支/日。

服药 2 剂，烦躁消失，神识复常。然仍咳吐黄痰，为湿热之邪阻于上焦，波及心肺之象。口黏发甜，口干不欲饮，呕恶纳呆，乃湿热中阻之症。大便黏滞，溺短灼痛，因湿热遏阻下焦，分清泌浊失职所致。苔黄腻，脉滑数亦为湿热内蕴之象。综观证候，系湿热交争，弥漫三焦。治当宣畅三焦，清利湿热。拟杏仁滑石汤加味。

处方：杏仁、黄芩、法半夏、橘红、郁金各 10g，车前子（包煎）、滑石、茯苓各 30g，象贝母、全瓜蒌各 15g，黄连 3g。每日 1 剂，水煎服。

进药 4 剂后，上述症状明显改善，患者纳增便调，夜能睡 4～6 个小时，精神转振，腻苔渐退，肺部啰音明显减少。复查：白细胞总数 7.8×10$^9$/L，中性 64%，淋巴 32%，酸性 4%。后又调治 3 个月，于 1983 年 8 月 20 日好转出院。

**点评**：肾为水脏，内寓元阳，司职气化，在维持机体水液代谢中起着重要的作用。关格病证，肾气衰败，气化无权，必致水湿内停。湿郁日久，易于化热，而成湿热。所以湿热之邪不仅见于肾病的早期和中期，在肾病的终末阶段亦不失为主要的病邪之一。辨治湿热，首当辨湿与热孰重孰轻，并与病变的部位结合起来，治疗才能有所遵循。本案湿热交蒸，弥漫三焦，甚至蒙蔽心包，是为重症。先予菖蒲郁金汤豁痰开窍，以安心君，继以杏仁滑石汤清利三焦，俾三焦湿热之邪得以分解，而使疾病转危为安。倘若一味扶正补虚，而置湿热之邪而不顾，势必增湿助热，以致病深不解。

**验案 13**

陕西某男，24 岁。2014 年 12 月患者因恶心呕吐至当地医院检查发现血肌酐升高至 320μmol/L，血压升高，用降压药控制血压。

2015 年 12 月 12 日患者为求中医药治疗至我处初诊。当时外院查血肌酐 282μmol/L，血红蛋白 108g/L，24 小时尿蛋白定量 1.25g。症见：乏力腰酸，头晕，恶心呕吐，尿频尿急，纳食不馨，眠可，大便调。舌淡苔黄腻，脉沉弱。中医辨证：湿热内蕴，气阴两虚。拟清热化湿，益气养阴法。予黄连温胆汤化裁。

**处方**：黄连 6g，陈皮、苏梗、太子参、丹皮各 10g，姜半夏、佩兰各 5g，竹茹、天麻、杭菊花、枳壳、金银花、茯苓、川牛膝、怀牛膝各 12g，冬葵子、蒲公英、车前草、丹参、杜仲各 15g，芡实、续断各 20g。每日 1 剂，水煎服。并嘱患者清淡饮食。

患者坚持在我处中医药治疗，笔者一直运用上方加减化裁。患者血肌酐逐渐下降，2016 年 1 月 15 日复查血肌酐 243μmol/L，2 月 28 日复查血肌酐 237μmol/L，4 月 13 日复查血肌酐 196.4μmol/L，6 月 5 日复查血肌酐 190.5μmol/L，血红蛋白 110g/L，24 小时尿蛋白定量 0.8g。7 月 19 日复查血肌酐 173.9μmol/L。患者诸症减轻。目前仍在随诊中。

**点评**：该例青年患者初诊时处于慢性肾衰竭中期，虽然血肌酐指标 282μmol/L，但是有恶心呕吐、舌苔黄腻的表现，故从中医临床分期来看，属于关格期。故选用了黄连温胆汤清化湿热。药后血肌酐血肌酐逐渐下降，疗效较好。

**验案 14**

贵州某男，33 岁。患者 2015 年 7 月不明原因出现恶心呕吐，至当地医院检查发现血肌酐 230μmol/L，血压升高，在当地医院治疗后疗效不佳。

为求中医药治疗于 2016 年 2 月 8 日至我处首诊。当时外院查血肌酐 261μmol/L，血尿酸 716μmol/L，服用硝苯地平控释片 60mg/日控制血压。症见：时有恶心呕吐，纳呆眠差，乏力腰酸，尿频尿急，大便可，舌淡苔黄腻，脉沉滑数。中医辨证：湿热内蕴，脾气虚弱。拟清热化湿，益气安神法。予黄连温胆汤加味。

处方：黄连、姜半夏各 5g，竹茹、金银花、竹叶、酸枣仁、巴戟天、枳壳各 12g，陈皮、黄芩、佩兰各 10g，丹参、炙黄芪各 20g，蒲公英、车前草、党参各 15g，茯苓 30g。每日 1 剂，水煎服。并嘱患者清淡饮食。

患者坚持中医药治疗，笔者一直予上方加减化裁。同年 8 月 10 日复查血肌酐 157μmol/L，血尿酸 471.5μmol/L（未用降尿酸西药）。诸症减轻。目前仍在继续调治中。

**点评**：本例慢性肾衰竭患者，虽然初诊时血肌酐 261μmol/L，但临床主症为时有恶心呕吐，纳呆，苔腻，根据中医临床分期的标准属于关格病关格期，拟清热化湿，益气安神法，予黄连温胆汤加味治疗，取得了血肌酐及血尿酸明显下降的良好疗效。

### 2. 寒湿中阻证
**验案 15**

河北某男，42 岁。患者 2013 年初因恶心呕吐于北京某西医院检查发现血肌酐 700μmol/L，西医建议其行动静脉内瘘成形术，准备透析，患者拒绝。

同年 7 月 4 日患者为求中医药诊治至我处初诊。查血肌酐 716μmol/L，尿酸 595.5μmol/L，血红蛋白 105g/L。症见：恶心呕吐，纳差，神疲乏力，口不渴，手足不温，咳嗽有痰，眠安，大便调。舌淡边有齿痕，苔薄黄腻。脉沉细无力。中医辨证：脾胃气虚，胃失和降，兼以肺内蕴热。拟益气和胃，降逆化浊，兼清肺热法。予香砂六君子汤加减。

处方：广木香 6g，砂仁、白术、五味子、当归各 10g，陈皮、姜半夏各 5g，茯苓、丹参、太子参各 20g，冬葵子、黄芩各 15g，鸡内金、竹叶、麦冬、竹茹各 12g，金银花、鱼腥草各 30g，黄连 3g。每日 1 剂，水煎服。并嘱患者戒烟酒，清淡饮食。

同年 8 月 5 日复诊，查血肌酐 295μmol/L，尿酸 513.7μmol/L。患者诸症明显减轻。

近 2 年来患者坚持中医药治疗，定期复诊，我一直以本方加减化裁，血肌酐逐渐下降，患者一直坚持全日工作，疗效显著。

2014 年 1 月 15 日复查血肌酐 169μmol/L，尿酸 359.8μmol/L。同年 4 月 27 日复查血肌酐 155μmol/L，尿酸 357.5μmol/L。10 月 26 日复查血肌酐 152μmol/L，尿酸 336.1μmol/L。2015 年 1 月 24 日复查血肌酐 141μmol/L，尿酸 330.5μmol/L。患者已无不适。

**点评：**本例患者属关格期，辨证为脾胃虚弱、寒湿中阻。故以香砂六君子汤益气补中，和胃降逆。鉴于患者咳嗽有痰，舌苔黄腻，故于方中加鱼腥草、黄芩以清肺化痰，加黄连清化湿热。笔者对于关格病关格期，寒热均不突出的患者，一般选香砂六君子汤加黄连、竹茹寒热并用较为稳妥，黄连一般为 3～5g。

**验案 16**

河北某女，55 岁。患者反复发作尿路感染 30 余年。慢性肾炎 20 余年。1997 年夏肾穿刺结果：局灶系膜增生性肾小球肾炎。2012 年 2 月初外感后发现血肌酐 300μmol/L，2014 年 2 月 9 日血肌酐逐渐升至 857μmol/L。

2014 年 4 月 3 日为求中医药治疗至我处初诊。查血肌酐 857μmol/L，血红蛋白 80g/L。症见：乏力伴呕恶纳呆，大便干，双目干涩，双下肢轻度水肿，舌淡边有齿痕，苔白微腻，脉沉弱。中医辨证：脾胃虚弱，湿浊中阻。治以健脾和胃，化湿降浊，兼以通腑。予香砂六君子汤加减：

处方：木香、砂仁、陈皮、白术、当归、谷精草各 10g，生黄芪、鸡内金、菊花、苏梗各 12g，茯苓、金银花各 20g，火麻仁、冬瓜皮各 30g，制大黄 3g，姜半夏 5g，太子参 15g。每日 1 剂，水煎服。并嘱其清淡饮食。

同年 5 月 7 日复诊，患者呕恶纳呆明显减轻，大便日 1 次，舌红，苔黄腻，脉细数。查血生化：血肌酐 570μmol/L，血尿酸 436.2 μmol/L，血红蛋白 90g/L。因患者诉口苦、尿频，于上方加黄连 3g，蒲公英 15g。

**点评：**本例患者呕恶纳呆，舌苔白腻，为寒湿中阻，脾胃气虚证。治疗以香砂六君子汤加减化裁而取效。香砂六君子汤载于《古今名医方论》卷一，本方特点重在理气补气，和胃降逆。方中补气之品一般选用党参，若气虚较盛，可加西洋参或东北人参；若中寒不明显，应改用太子参。亦可在方中加用生黄芪或炙黄芪。

**验案 17**

东北某女，58 岁，因"慢性肾功能衰竭，肾性贫血"于 1982 年 6 月 11 日第二次入院。入院时查血红蛋白49g/L，血尿素氮26.4mmol/L。其面色萎黄，呕恶频作，纳呆神疲，舌淡胖润，苔薄白，脉沉弱。中医辨证：脾胃不和。予降浊健脾醒胃为法，选方香砂六君子汤。

处方：人参（另煎兑入）4.5g，白术、陈皮、广木香各10g，法半夏12g，茯苓20g，砂仁（后下）6g，生甘草3g。每日1剂，水煎服。

守方10余剂，未用促红素，患者精神转振，纳食增进，血红蛋白升至87g/L，血尿素氮降为20.7mmol/L，病情明显好转出院。

**点评：** 本例患者为典型的脾胃虚弱，寒湿中阻证，故治疗予香砂六君子汤。鉴于患者气弱较甚，方中选用人参另煎以大补元气。关于肾性贫血的中医治疗，若为轻中度的贫血，可单纯用中药，主要的治法是气血双补法，因中医理论认为"气能生血""阳生阴长""脾为气血生化之源"，因而通过益气补虚、调理脾胃后，患者的血红蛋白亦得到相应的改善。本例患者初诊时血红蛋白49g/L，为重度贫血，经用调理脾胃法后，未用促红细胞生成素，血红蛋白升至87g/L，取得了显著的疗效。

**验案18**

北京某男，72岁。患者乏力10余年。有冠心病、高血压病史19年。2012年2月查血肌酐463μmol/L，血尿酸582μmol/L，血红蛋白116g/L。

2012年3月中旬来我处初诊，症见：面色萎黄，神疲乏力，坐轮椅由家人推入诊室，纳差少食，恶心呕吐，口不渴，手足不温，大便干，失眠。舌淡苔稍薄黄腻，脉沉细弱。中医辨证：脾胃不和，湿浊中阻。治以调理脾胃，通腑降浊及安神为法，予香砂六君子汤加减。

处方：广木香、砂仁、陈皮、当归各10g，太子参、制大黄（后下）各15g，白术、天麻、生黄芪、鸡内金、竹茹各12g，金银花、茯苓、炒枣仁各20g，麻子仁、丹参各30g，黄连、姜半夏各5g。每日1剂，水煎服。并嘱其清淡饮食。

守方1个月，上述诸症明显减轻，2012年4月18日复诊时能自行步入诊室，神振纳香，二便转调，眠安。查血肌酐降为355.5μmol/L，病情好转。

**点评：** 本例患者为关格期寒湿中阻证，治以香砂六君子汤为基础方。鉴于患者有苔黄、便干之症，故于上方加黄连、竹茹、制大黄、麻子仁清热通便，寒热并用而取效。

**验案19**

北京某女56岁。患者1997年因下肢皮疹至附近医院检查发现血尿及蛋白尿，24 小时尿蛋白定量最多 6g，肾穿刺结果为系膜增生性肾小球肾炎，西医曾予雷公藤多苷片治疗，疗效不佳。

2008 年至我处改用中医药治疗 1 年余，24 小时尿蛋白定量控制在 2g 左右，血压及肾功能均正常。后患者在其他医生处治疗，2010 年血压升高，2014 年夏血肌酐 110μmol/L。

2015 年 5 月 6 日患者再次至我门诊治疗，当时外院查血肌酐 390μmol/L，血红蛋白 102g/L。症见：乏力，腰膝酸软，大便溏，每日 3～4 次，时有呕恶，纳眠可，小便调。舌淡黯，边有齿痕，苔薄黄，脉沉弱。中医辨证：脾胃气虚，湿热内阻。拟健脾益气，清化湿热法。予参苓白术散加减。

处方：太子参、山药、巴戟天各 15g，茯苓、炒白术、丹参各 20g，生薏仁、冬瓜皮、生黄芪各 30g，陈皮、黄连各 10g，竹茹、当归、苏梗各 12g。姜半夏 3g。每日 1 剂，水煎服。并嘱患者清淡饮食。

同年 6 月 24 日二诊时血肌酐 327μmol/L，血红蛋白 128g/L。8 月 26 日三诊时血肌酐 284μmol/L，患者除轻度乏力外，已无其他不适。

**点评：**本例患者在呕恶的同时伴见便溏症，因而选用参苓白术散合苏叶黄连汤脾胃同调，健脾止泻，和胃降逆。患者虽然大便溏泄，但见薄黄苔，故寒热平调方为合拍。


**验案 20**

北京某男，60 岁。患者于 1990 年发现高血压，最高为 200/100mmHg，血压控制不理想。2005 年 12 月在某医院检查发现血肌酐 489μmol/L，经住院治疗效不佳。

2006 年 8 月 9 日来我处初诊，症见：乏力，食欲不振，时有恶心，泛酸，口有异味，腹泻，每日 4～6 次，眠安，小便调。舌淡，苔黄腻，脉弦。查血肌酐 636.2μmol/L，血红蛋白 110g/L，双肾 B 超示：左肾 8.6cm×5.1cm×4.2cm，右肾 8.8cm×5.2cm×4.0cm。中医辨证：脾不化湿，湿阻中焦。拟益气健脾化湿为法，以参苓白术散加味治疗。

处方：太子参、薏苡仁、丹参各 30g，茯苓 20g，白术、扁豆、莲子肉、苏梗、杭菊花各 12g，陈皮、山药、砂仁各 10g，清半夏 6g，黄连 3g。每日 1 剂，水煎服。并嘱其清淡饮食。

2006 年 9 月 12 日复诊：患者乏力减轻，已无恶心、泛酸，大便基本正常，每日 1～2 次，唯纳食不馨，舌淡、苔白腻，脉弦。查血肌酐降为 379.8μmol/L。据其脾胃仍气虚，遂易方为香砂六君子汤加味。

处方：太子参、茯苓、芡实各 20g，白术 15g，竹茹、鸡内金、丹参、金银花、杭菊花各 12g，广木香、砂仁、陈皮、当归各 10g，清半夏 6g。每日 1 剂，水煎服。

其后以此方加减坚持服用。2006 年 11 月 23 日查血肌酐降为 235.6μmol/L，病情稳定，患者甚感欣慰。

**点评**：初诊时患者呕恶与腹泻并见，苔黄腻，故选用参苓白术散化裁，方中黄连为清化湿热之品，亦为寒热平调之剂；药后患者呕恶腹泻已除，仅见纳食不馨，察舌淡苔白，遂改拟香砂六君子汤健脾和胃而收功。

### 3. 水凌心肺证

**验案 21**

北京郊区某女，35 岁。1982 年 5 月 10 日入院。该患者慢性肾炎已 10 年，入院前 4 天因外感发热而致尿量减少，每日约 300ml，大便干结，三四日一行，伴胸闷憋气，难以平卧，心慌气短，呕恶频频，纳食不香。

入院时查：患者精神萎靡，面色萎黄，语音低微，口中溺臭，舌淡润，边有齿痕，苔薄白，右脉弦细，左脉细弱。体温正常，尿素氮 51.4mmol/L，血红蛋白 38g/L，X 线胸片示"尿毒症性心包炎"，心脏各部位均可闻及广泛、明显、粗糙的心包摩擦音。诊为：尿毒症，肾性贫血，尿毒症性心包炎。中医辨证为肾气衰败，气化无权，湿浊上泛导致关格之证。

住院期间，因患者经济条件有限，未行输血及血液透析，仅予中药治疗。针对其水凌心肺的病机重心，主要采用温阳蠲饮行水之法，拟苓桂术甘汤合葶苈大枣泻肺汤加味治之。

处方：东北人参（另煎兑入）、苏梗各 10g，茯苓、桂枝、白术各 15g，葶苈子 12g，泽泻 20g，炙甘草 6g，大枣 5 枚。每日 1 剂，水煎服。并嘱其清淡饮食。

药进 6 剂，尿量逐渐增至每日 1000ml 以上，随之心悸、气憋、呕恶诸症亦顿然见轻，患者能平卧。复查 X 线胸片，心影较前明显缩小，同时心包摩擦音也消失，尿素氮降至 23.2mmol/L，血红蛋白升至 59g/L。继之以生脉饮合苓桂术甘汤，以益气养阴与化饮兼顾，诸症续有好转，患者神振纳佳，眠安便调，尿量每日 1500ml 左右，调治 3 个多月，病情明显好转，于 1982 年 8 月 20 日出院。

**点评**：本病例属关格期水凌心肺证，患者有尿毒症性心包炎。水凌心肺是关格病晚期的一个突出的临床表现。本案经过温阳化饮、降浊之剂，饮邪得蠲，心阳重振，患者得以转危为安。

葶苈大枣泻肺汤具有开泄肺气的之功，一般认为葶苈力猛伤正，主张宜于肺气壅盛之实证。笔者曾多次投用本品，收效颇佳，并未发现不良反应。本案将葶苈大枣泻肺汤合于苓桂术甘汤中运用，不仅泻肺以除满，而且通过泻肺亦可通调水道以利蠲饮。苓桂术甘汤出自于《金匮要略》，为温阳蠲饮之剂，现代医学认为本方有强心利尿作用。

该患者病情危重，经过中医药治疗后，取得了明显疗效。

### 4. 水湿内停证
### 验案 22

山东某男，50 岁。患者平素常觉眩晕，血压高已 30 余年，1965 年突然发现大量血尿，经某医学院肾盂造影提示为"双侧多囊肾"。1981 年初因感染而病情加重，在外地某院住院治疗无效，遂于 1981 年 5 月 12 日转来我院。

入院检查：体温 37℃，血压 150/100mmHg，两下腹部均可触及肿块，表面有结节。血红蛋白 63g/L，血白细胞 $17.8 \times 10^9/L$，中性 90%，淋巴 9%，酸性 1%。尿白细胞 20～25 个/高倍视野，尿培养为白色葡萄球菌，尿素氮 53.9μmol/L（当时我院不能查血肌酐）。西医诊断为："双侧多囊肾合并感染、慢性肾功能衰竭、肾性贫血。"

患者病情危重。恶心厌食，每日至多进食 100g，腹泻日 4 次，已有 4 月之久。神倦乏力，难以起床，全身皮肤瘙痒，口渴喜冷饮，尿频而尿量不多（700ml/日）。苔黑腻，脉弦滑。

入院后以中药治疗为主，并配合进行血液透析 7 次。鉴于患者上格症状较为突出，初从清化中焦湿热为治。方选黄连温胆汤合橘皮竹茹汤，药后恶心减，纳食渐增至每日 200g，黑苔已退。

5 月 28 日，尿量骤减至 300ml，以后及至 24 小时少于 50ml，而呈尿闭状态。患者时现意识不清，谵语抽搐，囊缩，大便转难。尿素氮增至 61.04mmol/L。苔白腻，脉弦急。

考虑患者病位已波及于心、肝两脏，故曾迭进清营、养阴平肝之剂，然效均不显。之后改拟健脾通阳利水为法，予春泽汤加味。

处方：党参、桂枝各 10g，猪苓 12g，茯苓 15g，白术 12g，泽泻、泽兰、陈皮各 10g。药后尿量渐增，尿素氮渐降，随之苔净纳佳神爽，与此同时配合食疗，令其每日进适量冬瓜、赤小豆和莱菔。以后尿量一直维持在 1000ml 以上。在中止血透三个半月的情况下，守方治疗，病情稳定，尿素氮上升速度较慢，且曾低至 17.49mmol/L，患者每日进食 400g，能起床行走活动。乃于 1981

年 11 月 26 日因病情继续好转出院。出院一月后函告：仍守上方，日进一剂，一般情况好，尿素氮 18.56mmol/L。

**点评**：本案因下关而致浊邪滞留，经用健脾通阳利水之法，俾尿量增多，浊邪从下窍而出，症情转危为安。说明使邪有出路，实为关键的一环。

### 验案 23

北京某男，73 岁。患者因尿毒症在我院每周血液透析 3 次，在透析过程中患者常伴有低血压，而使透析往往中途停止。并常现神疲乏力、胸闷憋气、心下痞满等症。

2010 年 3 月为改善透析中出现的症状而住院治疗，鉴于患者症见：神疲乏力，胸闷憋气，纳呆，心下痞，苦不堪言，口干不欲饮水，时恶心呕吐，大便干，数日一行，无水肿，尿少，24 小时尿量约 200～300ml，舌质淡红，苔黏腻，脉沉弱。中医辨证：气血亏虚，中焦水停。拟化气利水法，予五苓散 6g，3 次/日冲服。同时减少输液，液体量每天在 500ml 左右。3 天后患者症状改善，每日能进 100～150g 主食。以后精神逐渐转佳，能较好耐受透析治疗。

**点评**：五苓散治疗血液透析失衡综合征的报道常可见到，我们在临床上透析失衡综合征也用此法，多能获效。该例患者平素体质差，因发热而用发汗退热药，损伤阳气，同时每天输大量液体，以致水饮停留在胃、肺和心的水饮内停证，表现为心下痞满，恶心，口干不欲饮水，胸闷憋气等。治疗的重点在通阳化气，开启气机，敷布津液，故以五苓散而获效。用散剂有利于控制患者的液体量，对于透析患者尤为恰当。

### 5. 肝胆湿热证
### 验案 24

山西某女，35 岁。患者 2001 年冬发现夜尿增多，2002 年 3 月夜尿 5～6 次，并出现神疲乏力，腰膝酸软，恶心欲吐等症。同年 8 月 13 日于当地医院肾穿刺结果为慢性间质性肾炎。

2008 年 10 月 21 日因血肌酐逐渐升高，为求治中医至我处住院治疗，10 月 22 日我查房时，该患者血肌酐 469.58μmol/L，尿素氮 48mg/dl，血红蛋白 83g/L，尿糖（+），尿蛋白（++）。症见：发热，头晕心慌，乏力，周身酸痛，恶心口黏，眠差，大便干，纳食尚可，小便可。舌质黯红，苔微黄腻，脉沉细数无力。西医诊断：慢性间质性肾炎，慢性肾衰竭，急性上呼吸道感染。中医诊断：①关格病　湿热内蕴，气阴两虚；②外感风热。予竹叶石膏汤合小柴胡汤加减。

处方：苏叶、苏梗、黄芩、连翘、麦冬各 12g，生石膏、蒲公英各 30g，竹叶、柴胡、太子参各 10g，姜半夏 9g，制大黄 6g。每日 1 剂，水煎服。

同年 10 月 29 日查房：患者仍发热，午后夜间尤甚，伴恶寒，乏力，纳呆，口苦，大便干，小便可，眠差，舌质黯苔白腻，脉细弱。更方为蒿芩清胆汤加减。

处方：青蒿、黄芩、瓜蒌皮、竹茹、陈皮、竹叶、枳壳、蔻仁、砂仁各 10g，生石膏（先煎）、茯苓各 30g，麦冬、苏叶各 12g，太子参 15g，法半夏 6g。每日 1 剂，水煎服。

同年 11 月 5 日，患者体温已正常，仍有乏力，纳食一般，食后腹胀，大便干，小便调，眠差，手足心热，时有汗出，舌质淡边有齿痕，苔白微腻，脉细弱。血肌酐降为 320.3μmol/L，尿素氮 30.24mg/dl，血常规：血红蛋白 90g/L。更方为竹叶石膏汤合黄连温胆汤加减。

处方：生石膏、茯苓各 20g，法半夏、麦冬、黄芩、麻子仁、制大黄、砂仁各 10g，太子参 15g，竹叶 12g，竹茹 6g，黄连 3g。每日 1 剂，水煎服。

2008 年 11 月 7 日患者病情好转出院。

**点评：** 该例慢性肾衰竭患者初诊时有发热的表现，急则治其标，初拟竹叶石膏汤合小柴胡汤加减仍发热。鉴于患者发热夜甚，纳呆，口苦，大便干，舌苔腻，经改用蒿芩清胆汤加减清利肝胆湿热后，病情很快缓解。该患者未用抗生素，而用中药退热取得良效。

# 第三篇

# 原发性肾病综合征验案

## 一、概　述

原发性肾病综合征是原发性肾小球疾病引起的一种临床综合征。其诊断标准为：①大量蛋白尿（24 小时尿蛋白定量≥3.5g）。②低蛋白血症（血浆白蛋白＜30g/L）。③水肿（可有高度水肿）。④高脂血症。其中，大量蛋白尿和低蛋白血症是诊断肾病综合征的必备条件。原发性肾病综合征常见的肾脏病理类型主要有 5 种：微小病变肾病、系膜增生性肾小球肾炎、膜性肾病、系膜毛细血管性肾炎、局灶节段性肾小球硬化。

对于肾病综合征大量蛋白尿的治疗，西药主要运用激素、免疫抑制剂等药物，西药确有快速取效的长处。然而临床上还有很多不尽如人意之处，如相当部分的患者对激素等西药无效，有些显效的患者长期依赖激素而难以撤停，以及激素、免疫抑制剂用后的各种副作用等。

基于此，笔者自 20 世纪 80 年代中期以来，立足于探讨肾病综合征的中医药治疗。几十年来，在临床上不仅对于轻、中度的蛋白尿单纯运用中药治疗。对于肾病综合征的大量蛋白尿及水肿，也是坚持①能中不西；②撤减及撤停西药，运用中药的治疗思路。所谓"能中不西"，指的是能够单纯运用中药治疗取效的病例，就不加用西药。所谓"撤减及撤停西药，运用中药"，指的是在院外其他医生处应用激素后，无论是有效抑或是无效的病例，我均是逐步撤减及撤停西药，加用中药。对西药无效的病例，"撤减及撤停西药，运用中药"后，不仅效果显著，且部分患者尿蛋白能够转阴，同时副作用也明显减轻或消失。对激素有效难以撤停的患者，辨证论治运用中药，逐渐撤减及撤停激素，达到了病情稳定无反复的较好效果。通过几十年的临床实践，笔者体会肾病综合征的蛋白尿及水肿的中医治疗优势，是立足于保护患者的正气，并注重肺、脾、肾三脏的失调，虽然治疗的时间要长一些，但无副作用且好转后不易复发。

对原发性肾病综合征的中医病名和病因病机的认识，主要从其临床表现突出的水肿与大量蛋白尿入手。其中医病名可归属于中医的"皮水""正水"及"虚损"等范畴。

病因与脾肾素虚，过劳所伤，外邪久羁密切相关。水肿的中医病机为脾肾失调。脾虚则健运失司水湿潴留。"湿困脾土"，说的是湿邪内停反过来又可困阻脾胃，从而形成恶性循环，致使水湿难以祛除。若为肾气、肾阳虚衰，则主水无权，关门不利，以致尿少水肿。同时在水停之时，还应注意气、血、水三者失调的状况。水停可引起肺脾之气的壅滞。水病及血还可引起导致瘀血内停，如女性患者的月经闭阻，肾静脉血栓及高凝血症。蛋白尿的中医病机为脾肾虚损所致，蛋白为人体的精微物质之一，脾虚不能升清摄精，肾虚封藏失职，以致大量蛋白尿。

根据原发性肾病综合征患者病程中不同阶段的临床表现特点，我将其分为水肿突出阶段、蛋白尿持续阶段、大量激素使用阶段、激素撤减阶段4个阶段，每位患者各个阶段的治疗重点不同。以下主要通过近年来的80例验案，进一步充分说明原发性肾病综合征"能中不西"是可行的，而且疗效显著，深受患者的欢迎。

# 二、验 案

## （一）水肿突出阶段验案

以下选取了原发性肾病综合征水肿突出56例验案，其中水湿中阻，胃失和降证8例，脾虚水停证3例，湿热内蕴证3例，血瘀水停证14例，气阴两虚水停证17例，阴虚水停证2例，阳虚水停证8例，肺失宣降水停证1例。

### 1. 水湿中阻，胃失和降证
**验案1**

山西某男，34岁。该患者因颜面及双下肢水肿反复发作3年，于1999年末来我处就诊并收入院。患者曾于年初在外院做肾穿刺诊断为系膜增生性肾炎，临床表现为肾病综合征。曾于外院服用激素数月，病情未见好转。初诊时已服用泼尼松50mg/日2个月，查：24小时尿蛋白定量6.4g，血浆白蛋白15.2g/L，总胆固醇11.5mmol/L，甘油三酯2.88mmol/L，尿蛋白（+++），肾功能正常。症见颜面及双下肢中度水肿，尿量每日600ml左右，恶心纳差，腰酸乏力，舌淡苔薄白，脉沉细。中医辨证：脾胃气虚，胃失和降，水湿内停。拟健脾和胃利水法，予香砂六君子汤加减化裁。

处方：太子参、白术、川牛膝、怀牛膝各 15g，姜半夏、陈皮、砂仁各 10g，茯苓 20g，广木香、鸡内金各 12g，冬瓜皮、车前子、丹参、金银花各 30g。每日 1 剂，水煎服。

守方治疗 3 个月，之后尿量增加，每日 1500～2000ml，水肿完全消退，不恶心，纳食增进，体力明显好转。同时逐渐撤减激素，复查 24 小时尿蛋白定量为 0.7g，血浆白蛋白 36.4g/L，总胆固醇 5.7mmol/L，甘油三酯 0.9mmol/L，病情好转出院。

**点评：** 本例肾穿为系膜增生性肾炎，其临床表现为肾病综合征，经当地医院激素治疗后无效，初诊时患者尿少、水肿的同时，有恶心、呕吐等脾胃症状，察其舌淡苔薄白，辨证为脾胃气虚，胃失和降，水湿内停。用香砂六君子汤合五皮饮而取效。五皮饮为行气利水之剂，加车前子以增利水之力。未用利尿西药，通过调理脾胃恢复中焦健运水湿之功。"脾能运化水谷精微"，调理脾胃后患者纳食增进，达到了提高血浆蛋白的效果（患者在治疗中未输注血浆白蛋白）。而且患者在整个中医药治疗过程中，一直在逐渐撤减激素，这充分说明了本病例中医药的效果是肯定的。

**验案 2**

福建某女，8 岁。患者因全身水肿 2 个月于 2005 年末来我处就诊。患者于 2005 年秋出现全身水肿，至外院诊治疗效不佳遂来我处就诊。当时症见全身重度水肿，尿少，尿量 680ml/日，伴胸腔积液、腹水，神疲乏力难以站立，呕恶纳呆，易感冒，舌淡红，苔白腻，脉沉弱。查 24 小时尿蛋白定量 8g，血浆白蛋白 21.9g/L，总胆固醇 10.75mmol/L，甘油三酯 3.59mmol/L。中医辨证：脾肾气虚，水湿内停。拟健脾和胃利水法，处方香砂六君子汤合五皮饮加减。

处方：茯苓、冬瓜皮各 30g，太子参、金银花、芡实各 20g，桑白皮、大腹皮各 15g，川牛膝、怀牛膝、鸡内金各 12g，生黄芪、广木香、砂仁、陈皮、紫苏梗、白术、竹茹各 10g，西洋参（另煎兑入）、姜半夏各 5g，20 剂。每日 1 剂，水煎服。

配合经验食疗方黄芪鲤鱼汤：生黄芪、芡实、茯苓各 20g，赤小豆、薏苡仁、冬瓜皮各 30g，砂仁 10g，每周 3 次。

患者服药后尿量增加为 1200ml/日，水肿消退，但仍感乏力、纳差，尿蛋白未见明显减少，因其家人着急，遂予泼尼松 45mg/日顿服，并配合上述中药加减服用。1个月后复查 24 小时尿蛋白定量 4.8g，嘱坚持服用 3 个月，之后多次复查 24 小时尿蛋白定量均＞4.5g。鉴于激素疗效欠佳，逐步撤减至停用，单纯坚持服用香砂六君子汤加减，健脾升清兼以摄精重点治疗蛋白尿。

2007 年初复诊无不适，查 24 小时尿蛋白定量 0.29g，血浆白蛋白 41.3g/L，总胆固醇 4.33mmol/L，甘油三酯 1.75mmol/L，临床治愈，治疗过程中未出现痤疮、潮热等副作用。随访至今患者正常上学，体质增强，平素甚少感冒，尿检一直阴性。

**点评**：本病例为儿童的肾病综合征。初起时患者全身重度水肿，同时有呕恶纳呆的脾胃症状，予香砂六君子汤合五皮饮，并配合经验食疗方黄芪鲤鱼汤。未用利尿西药而达到了尿增肿退的初步效果。鉴于患者家属急于想控制蛋白尿，遂用激素治疗 3 个月，尿蛋白未转阴，24 小时尿蛋白定量仍大于 4.5g，继之逐渐撤减及撤停激素，遂以香砂六君子汤加减化裁调治，取得了完全缓解的效果，随访至今未复发。

笔者在肾病综合征的治疗中，常配合应用经验食疗方黄芪鲤鱼汤。方选血肉有情之品鲤鱼（或鲫鱼）利水健脾，黄芪补气升阳，赤小豆活血利水，李时珍谓："赤小豆和鲤鱼、鲫鱼、黄雌鸡煮食，并能利水消肿"。生姜温阳散水、和胃降逆，砂仁醒胃化浊。本方气味俱全，配有血肉有情之品，扶助正气，机体水液代谢的自调能力复常，则水肿不易复发。笔者常以本方治疗脾肾气阴两虚以气虚为主，水湿内停者。

**验案 3**

北京某女，63 岁。2012 年 1 月患者自觉神疲乏力、下肢水肿明显，尿量亦明显减少，查尿蛋白（++++），红细胞 12～14 个/高倍视野，血浆白蛋白 24.9g/L，24 小时尿蛋白定量 4.43g，血肌酐及血压正常。同年 3 月至北京某医院肾穿刺结果为膜性肾病 I 期。西医予泼尼松 40mg/日及免疫抑制剂口服，未见疗效，且水肿逐渐加重，体重增加 15kg。予补充蛋白扩容利尿，效果均不佳，故行血液透析脱水，之后体重下降 20kg，水肿好转。激素规律减量。

2013 年 3 月 25 日，患者因重度水肿就诊我处，查血浆白蛋白 16.1g/L，24 小时尿蛋白定量 6.545g，尿量 400ml，血红蛋白 85g/L。泼尼松口服 10mg/日。症见：全身重度水肿，乏力明显，由家属用轮椅推入诊室，纳食差，腹胀，恶心，时有呕吐，尿量少，夜眠差，大便量少，舌质淡苔白，脉滑。中医辨证：

脾胃不和，水湿内停。拟健脾和胃利水法，予香砂六君子汤合五皮饮加减。

处方：木香、砂仁、生白术、陈皮、苏梗各 10g，太子参、茯苓、大腹皮、金银花各 20g，姜半夏 6g，桑白皮 15g，冬瓜皮、薏苡仁、车前子（布包）各 30g，当归、天麻各 12g，黄连 5g。每日 1 剂，水煎服。

并配合经验食疗方黄芪鲤鱼汤：生黄芪、赤小豆、冬瓜皮、薏苡仁、芡实 30 各 30g，砂仁、当归各 10g，茯苓 20g。上述药物用纱布包好，选活鲤鱼或活鲫鱼 250g，加葱姜少许同煎，不入盐，文火炖 30 分钟后，弃去药包，吃鱼喝汤，每周 1 次。并嘱患者逐渐撤停激素。

服药三个月后，患者水肿好转，仍有乏力，查 24 小时尿蛋白定量 5.95g，血浆白蛋白 24g/L，血红蛋白 90g/L。此时激素已撤减完，在上方基础上加用黄芪 15g，葶苈子 12g，猪苓 6g，丹参 30g，三七粉（冲入）3g，川牛膝、怀牛膝各 20g。

2013 年 8 月患者水肿基本消退，尿量增多，查 24 小时尿蛋白定量 3.648g。嘱守上方治疗，此后多次复诊，水肿消退，各方面已如常人。

2014 年 4 月 21 日复查 24 小时尿蛋白定量 1.926g，血浆白蛋白 35g/L，血脂正常，尿量 1800ml。同年 10 月 10 日复查 24 小时尿蛋白定量 0.93g，血浆白蛋白 37.1g/L。

2015 年 4 月 13 日查 24 小时尿蛋白定量 0.86g。同年 7 月 6 日复查 24 小时尿蛋白定量 0.7g，血浆白蛋白 42.8g/L。

2016 年 8 月 1 日复诊，24 小时尿蛋白定量 0.3g。

**点评：**本例为膜性肾病患者，在西医院使用激素、免疫抑制剂和扩容利尿后均无效，且水肿加重，并在院外进行血液透析脱水。初诊时水肿较重，尿量 400ml/日，并伴恶心、呕吐、纳差、腹胀等脾胃症状，治疗以香砂六君子汤合五皮饮，配合经验食疗方黄芪鲤鱼汤，脾不为湿所困，其气得健，更可运化水湿，亦可升清以摄蛋白尿。该病例在西医多种方法联用效果不佳的情况下，单纯中医药治疗，取得了完全缓解的满意疗效，长期随访未复发。说明部分膜性肾病能中不西是可行的。


**验案 4**

山西某男，9 岁。2007 年患儿无明显诱因出现双下肢水肿，当地医院诊断为肾病综合征，服激素后完全缓解，每于泼尼松撤减至 2.5mg 时病情复发，2013 年 4 月初第 3 次复发。外院查 24 小时尿蛋白定量 21g，血浆白蛋白 14.6g/L。

2013 年 4 月 17 日至我处初诊，症见：双下肢重度水肿，尿量少，纳差，易外感，大便干，鼻部干痒，眠差，舌尖红，苔薄白，脉细滑数。中医辨证：脾胃气虚，土不制水。拟健脾益气利水法。方以香砂六君子汤加减。

处方：广木香、砂仁各6g，姜半夏、桑螵蛸各5g，茯苓、冬瓜皮各20g，炒白术、陈皮、太子参、天麻、酸枣仁、金银花、黄芩、芡实、丹参、浙贝母、青风藤各10g。每日1剂，水煎服。

并配用经验食疗方黄芪鲤鱼汤：生黄芪、赤小豆、薏苡仁、冬瓜皮各30g，芡实、茯苓各20g，金银花、当归、黄精、砂仁各10g，上述药物用纱布包好，选活鲤鱼或活鲫鱼250g，加葱姜少许同煎，不入盐，文火炖30分钟后，弃去药包，吃鱼喝汤，每周1次。

2013年5月15日复诊，患儿水肿消退，大便偏干，2～4日一行，汗出较多，舌质淡，苔白，脉滑细数。当地复查24小时尿蛋白定量0.143g，血浆白蛋白43.7g/L，肾功能正常。上方去浙贝母，加浮小麦10g、火麻仁12g。

其后患者一直以香砂六君子汤加减，随诊至2014年7月，病情平稳，未复发，尿检阴性。

**点评：** 本例儿童肾病综合征患者对激素呈现依赖性，前2次激素撤停至1/2片时病情反复。此次为第3次反复，患者家属不愿激素加量，遂求治于中医。初诊时尿蛋白较多，水肿较重，纳差，苔薄白，证属脾胃虚弱，水湿内停。方选香砂六君子汤加减。由于患者易感冒，方中用金银花、黄芩以清肺解毒，以预防上呼吸道感染，避免病情反复，寓有"治未病"之义。

**验案5**

山西某男，6岁。2011年11月，患儿无明显诱因出现周身水肿，恶心、呕吐，就诊于外地儿童医院，查尿蛋白（+++），血浆白蛋白16g/L，血胆固醇8.63mmol/L，甘油三酯2.14mmol/L，诊断为原发性肾病综合征，予静脉滴注抗生素及口服泼尼松，起始量35mg/日，无效，后以甲基泼尼松龙冲击3天，蛋白尿转阴。出院后经常外感，蛋白尿、水肿时常反复。肾功能、血压正常。

患儿因对激素依赖，家长寄希望于中医药治疗，以便撤停激素，时口服泼尼松35mg/日。遂于2012年5月来我处初诊，症见：当时因感冒颜面及双下肢水肿加重，尿少（尿量500～600ml/日），库欣氏综合征，恶心、呕吐、纳呆，舌淡，苔薄白水滑，脉沉弱。查尿蛋白（++++），24小时尿蛋白定量3.5g（因尿量少），血浆白蛋白12g/L。中医辨证：脾胃不和，水湿内停。以益气和胃利水法，予香砂六君子汤合五皮饮加减化裁。

处方：广木香、砂仁、姜半夏、炙甘草各6g，陈皮、炒白术、当归、紫苏梗、苏叶各10g，太子参、丹参各15g，茯苓、冬瓜皮、车前子各30g，桑白皮、大腹皮各20g 。每日1剂，水煎服。

　　并配用经验食疗方黄芪鲤鱼汤：生黄芪、赤小豆、薏苡仁、冬瓜皮各20g，芡实、茯苓各15g，金银花、当归、黄精、砂仁各6g，上述药物用纱布包好，选活鲤鱼或活鲫鱼250g，加葱姜少许同煎，不入盐，文火炖30分钟后，弃去药包，吃鱼喝汤，每周二次。并嘱患者慢慢撤减激素。

　　患儿服上述药物后，水肿逐渐消退，食欲亦好转，以此为基础方随证加减。坚持中药治疗。2013年3月25日，患儿水肿消失，尿检转阴，血浆白蛋白升至36g/L。

　　期间患儿出现外感伴大便干结，以桑菊饮加减疏风解表，清肺通腑。

　　处方：桑叶、杭菊花、连翘、杏仁、薄荷、浙贝母各10g，牛蒡子、金银花各12g，芡实、火麻仁各20g，鱼腥草、生石膏各30g，黄芩15g，制大黄3g。

　　其后，患儿多次尿检均为阴性，血浆白蛋白均在正常范围。很少感冒。2014年1月尿蛋白阴性，血浆白蛋白 39g/L，甘油三酯 0.68mmol/L，总胆固醇4.1mmol/L。

　　2014年6月复诊尿检、生化均正常范围，偶有乏力，舌质淡，苔薄白，脉滑数。泼尼松减至7.5mg/日。中药以生脉散加味。

　　处方：太子参、天冬、麦冬、生地、黄芩各12g，生黄芪、板蓝根各15g，茯苓20g，菊花、黄精、芡实、内金、车前草、怀牛膝、灵芝、焦楂曲、竹叶各10g，当归6g，金银花12 g，蒲公英15g，火麻仁、生石膏各30g，桑螵蛸、密蒙花各5g，五味子、谷精草6g，制大黄、紫河车3 g。2014年7月下旬患者泼尼松减至6.25mg/日。2016年7月28日，泼尼松减为0.625mg/日，尿蛋白阴性，病情稳定。

　　**点评**：本例患儿亦为激素依赖型肾病综合征，在激素撤减过程中屡屡反复。此次反复因感冒而发，水肿较重，尿蛋白增加，血浆白蛋白较低。本例以调理脾胃法为主，取得显效。

**验案6**

　　山东某男，80岁。患者于2008年7月出现带状疱疹，未予治疗，1周后出现阴囊水肿，之后水肿渐进性加重。2008年10月出现四肢及腹部水肿，高血压，最高达150/95mmHg，当地医院诊断：肾病综合征。肾穿刺结果为Ⅱ期膜性肾病，予降血压、利尿消肿、抗凝血等治疗，无效，未用激素及免疫抑制剂。近 1 周来，患者出现胸闷气短，全身水肿。既往慢性支气管炎 50 余年，2010 年 2 月出现阵发呼吸喘促加重，喉间痰鸣。

患者为求中医药治疗收住院，2010 年 3 月 3 日邀余会诊。查体：精神不佳，营养较差，扶入病房。血压 145/85mmHg。心率 98 次/分，双肺干湿啰音，腹部膨隆，脐突出，移动性浊音阳性，四肢重度可凹性水肿。查血生化：血浆白蛋白 21.4g/L，总胆固醇 7.64mmol/L，甘油三酯 1.91mmol/L，24 小时尿蛋白定量 4.55g。症见：胸闷气短，呼吸急促，活动后加重，夜间不能平卧，咳嗽咳痰，四肢及腹部水肿，小便量少，24 小时尿量约 600ml，手足凉，纳眠差，大便调，舌质淡，苔白，脉沉细。

西医诊断：①肾病综合征，Ⅱ期膜性肾病；②慢性喘息性支气管炎并肺部感染。中医辨证：脾肾亏虚，水邪上泛，上凌心肺。

治疗方案：①吸氧，抗感染，低分子肝素钠抗凝。②中药汤剂以五皮饮合五苓散行气通阳利水。

处方：大腹皮、黄芩、太子参、川牛膝、怀牛膝各 15g，冬瓜皮、桑白皮、茯苓、葶苈子、生黄芪、丹参、车前子（包煎）各 30g，陈皮、杏仁、白术、麦冬、五味子各 10g，泽泻、芡实、金樱子各 20g，桂枝 6g。每日 1 剂，水煎服。

并配合经验食疗方黄芪鲤鱼汤：赤小豆、薏苡仁、冬瓜皮、生黄芪、车前子各 30g，芡实 20g，白术 12g，砂仁 10g。上药用纱布包，加葱姜，不入盐，与鲤鱼或鲫鱼 250g 一尾同煎半小时，弃去药包，吃鱼喝汤，每周 2～3 次。

2010 年 3 月 17 日查房：以中医药治疗为主，未用利尿剂，患者尿量逐渐增加，每日约 1500ml 以上，水肿减退，目前轻中度水肿，咳嗽少痰，能平卧，胸闷缓解，纳食欠佳，脘腹胀满，大便溏，舌淡红，苔薄白，脉沉细数。查血浆白蛋白 24.6g/L，总胆固醇 7.8mmol/L，甘油三酯 2.21mmol/L，24 小时尿蛋白定量 5.46g。中医辨证：脾气虚弱，水湿内停。以健脾行气利水为法。予香砂六君子汤加减。

处方：砂仁、川贝各 6g，广木香、陈皮、法半夏各 10g，白术、黄芩各 12g，党参、瓜蒌皮、川牛膝、怀牛膝各 15g，茯苓、冬瓜皮、丹参、车前子（包煎）各 30g，芡实 20g。每日 1 剂，水煎服。

同年 3 月 29 日查房：患者病情明显好转，尿量 1500ml 以上，水肿基本消退，乏力，偶咳，纳食可，舌淡红，苔薄白，脉沉细数。查血浆白蛋白 29.8g/L，总胆固醇 6.2mmol/L，甘油三酯 2.01mmol/L，24 小时尿蛋白定量 3.12g。仍以香砂六君子汤为主方健脾行气利水，在上方基础上去车前子、冬瓜皮、瓜蒌皮，加生黄芪 30g，当归 15g。经治疗，患者已无明显不适，于 4 月 5 日出院。

**点评：** 该病例为重症住院患者，膜性肾病伴有心衰、胸腹水及肺部感染。急则治标，以强心泻肺利水为法，予五苓散通阳，葶苈大枣泻肺汤泻肺，五皮饮利水，生脉饮养心。待心肺症状缓解之后，治疗重点调整为健脾和胃、行气利水，以香砂六君子汤加减而取效。

### 验案 7

内蒙古某男，74 岁。患者 2008 年 9 月无明显诱因出现双下肢水肿，当地医院诊断为肾病综合征，后至北京某西医院肾穿刺结果为膜性肾病 II 期，开始口服泼尼松 15mg/日，环孢素 4 片/日。2010 年春节前后自行停用激素、环孢素及降压药，随后患者血压升高，最高升至收缩压 200mmHg，水肿加重，遂于当地医院住院治疗，水肿症状未见缓解，并于 2010 年 4 月出现腹胀及胸闷憋气。既往冠心病及高血压 10 余年，慢性支气管炎病史 30 余年。

患者为求中医药治疗至我院住院，2010 年 4 月 30 日邀余会诊。症见：纳差恶心，胸闷憋气，气短，呼吸急促，双下肢肿胀，腹胀，24 小时尿量约 600～800ml，眠可，大便不爽，舌淡红苔薄黄腻而干，脉滑数无力。查体：体重 81kg。血压 120/75mmHg，双肺呼吸音粗，右肺可闻及少量湿啰音，双下肺呼吸音消失，叩诊呈浊音。叩诊心界向左扩大，心率 101 次/分。腹膨隆，全腹鼓胀，左下腹有压痛及反跳痛，移动性浊音（+）。胸片示：右肺感染。查血生化：血浆白蛋白 24.3g/L，血钾 3.08mmol/L，血肌酐 136.58μmol/L，甘油三酯 3.30mmol/L，总胆固醇 5.59mmol/L。血常规：血红蛋白 94g/L，白细胞 $16.70 \times 10^9$/L，中性粒细胞百分比 85.2%，淋巴细胞百分比 8.40%。24 小时尿蛋白定量 5.9g。患者卧床不起。

西医诊断：①肾病综合征 膜性肾病 II 期；②肺部感染。中医辨证：风热毒邪袭肺，肺气不宣，水道失于通调，湿热内蕴。治法：清利湿热，行气利水。予杏仁滑石汤合五皮饮加减。

处方：杏仁、法半夏、陈皮、广木香、槟榔、厚朴、怀牛膝各 10g，滑石、茯苓、车前子（包煎）各 30g，大腹皮、桑白皮各 15g，黄连、制大黄各 6g，黄芩 12g。每日 1 剂，水煎服。

并配合经验食疗方黄芪鲤鱼汤：赤小豆、薏苡仁、冬瓜皮、生黄芪、车前子各 30g，芡实 20g，白术 12g，砂仁 10g。上药用纱布包，加葱姜，不入盐，与鲤鱼或鲫鱼 250g 一尾同煎半小时，弃去药包，吃鱼喝汤，隔日 1 次。西药给予头孢曲松抗感染。

同年 5 月 6 日复诊，患者胸闷憋气咳喘等症状减轻，尿量约 1200～1500ml，体重下降 2kg，但纳食差伴呕恶，脘腹胀明显，大便溏，全身重度水肿，舌质淡红苔薄黄，脉沉细无力。中医辨证：脾胃虚弱，湿热内蕴，拟健脾益气，清利湿热，处方香砂六君子汤加减。

处方：广木香、砂仁、陈皮、法半夏、白术、怀牛膝、竹茹各 10g，太子参、大腹皮各 15g，茯苓、车前子（包煎）各 30g，黄连 6g。每日 1 剂，水煎服。

经上方治疗 1 周后，患者尿量明显增加，胸腹水明显减少。继服前方 20 余剂，水肿消失，体重继续下降 4kg，自觉无明显不适，能下地活动，复查血生化：总蛋白 49.6g/L，血浆白蛋白 30.4g/L，血钾 4.56mmol/L，尿素氮 7.1mmol/L，血肌酐 86.5μmol/L。血常规：血红蛋白 105g/L，白细胞 $7.60 \times 10^9$/L。24 小时尿蛋白定量 3.14g。患者病情好转出院。

患者出院后病情进一步好转，2 个月后复查血生化：总蛋白 53.2g/L，血浆白蛋白 35.7g/L，血肌酐 80.6μmol/L，24 小时尿蛋白定量 3.8g。

**点评**：本案为老年膜性肾病患者，在院外曾用激素、免疫抑制剂等治疗无效后，在我院求治于中医。患者初入院时虽然水肿较重，但因其外感风热，湿热内蕴，故急则治标，以杏仁滑石汤清利湿热。待上焦湿热缓解后，鉴于呕恶与水肿并见，遂改拟调理脾胃合利水法，取得了显著效果。说明中医对于疑难重症也有一定的效果，关键是辨证准确，治疗程序即标本缓急的处理得当，方能取效。


**验案 8**

加拿大温哥华某女，50 岁。2012 年 4 月患者出现全身高度水肿。在当地医院查 24 小时尿蛋白定量 12.8g，血浆白蛋白 18.2g/L，血压及肾功能正常。同年 10 月在国内广州某西医院肾穿结果为膜性肾病Ⅰ～Ⅱ期伴系膜增生。国内外西医均建议使用激素，患者拒绝。

2013 年 4 月患者为求中医药诊治至我处首诊。当时 24 小时尿蛋白定量 12.8g，血浆白蛋白 25g/L，肾功能正常。症见：周身重度水肿，小便量少，胸水、腹水，喘息不能平卧，乏力心悸气短，咽干痛，恶心纳差，眠差，大便干，舌淡胖，苔水滑，脉沉迟而弱。中医辨证：心脾气虚，水湿内停。拟补心健脾，益气和胃，利水渗湿法，予香砂六君子汤合生脉饮化裁。

处方：太子参、赤芍各 15g，麦冬、五味子、砂仁、陈皮、炒白术、黄芩、黄精、灵芝各 10g，丹参、生黄芪、冬瓜皮各 30g，天麻、炒枣仁、当归尾各 12g，杜仲、茯苓、麻子仁、板蓝根、芡实、银花各 20g，桑螵蛸、广木香各 6g，西洋参 5g 另煎兑入。每日 1 剂，水煎服。

并配合经验食疗方黄芪鲤鱼汤治疗：生黄芪、赤小豆、生薏苡仁、冬瓜皮、车前子各 30g，砂仁、银花、黄精各 10g，茯苓、芡实各 20g，当归 12g。上述药物用纱布包好，与鲤鱼或鲫鱼 250g 一尾同煎，加葱姜少许，不入盐，水煎半小时，弃去药包，吃鱼喝汤，每周 2 剂。

患者坚持单纯中医药治疗，未用激素及利尿西药，所用方药均以上方加减化裁。药后尿量增加，水肿逐渐消退，喘憋消失，纳、眠、便均调。2014 年 3 月 27 日查 24 小时尿蛋白定量 5.2g，血浆白蛋白 27.6g/L。同年 10 月 9 日复查 24 小时尿蛋白定量 4.84g，血浆白蛋白 26g/L。

2014 年 12 月 8 日复查 24 小时尿蛋白定量 4.33g，血浆白蛋白 31.5g/L。

2015 年 3 月 6 日复查 24 小时尿蛋白定量 1.24g，血浆白蛋白 33.7g/L。同年 8 月 20 日复查 24 小时尿蛋白定量 0.993g，血浆白蛋白 36.4g/L。

患者神振纳佳，已不水肿，早已恢复正常工作。目前仍在继续治疗中。

**点评**：本案为膜性肾病重症患者。有胸水、腹水及全身水肿，并伴有心功能不全，国内外西医均建议用激素治疗，患者看了笔者 2013 年 2 月 27 日、28 日北京卫视《养生堂》的节目后，毅然回到中国，寻求中医药治疗，信心十足，一直在笔者门诊处坚持中医药治疗，并长期配合经验食疗方黄芪鲤鱼汤，取得了较好的疗效。

患者初诊时重度水肿，恶心纳差，水凌心肺并见，治疗香砂六君子汤、生脉饮合五皮饮调理脾胃，补益心气，利水退肿。至今患者已服药 2 年余，恢复较好。可见疗效的取得与患者的坚持治疗是分不开的。

## 2. 脾虚水停证
### 验案 9

北京某女，18 岁。该患者 1995 年无明显诱因现腰背酸痛，双下肢水肿，蛋白尿。经外院激素治疗后尿蛋白转阴。2 年后停药则反复，1999 年肾穿刺诊断为"Ⅱ期膜性肾病"，同年末收入我科住院。症见双下肢轻度水肿，腰略酸痛，便溏，舌淡红边有齿痕，苔稍黄腻，脉沉滑。检查：血浆白蛋白 24.7g/L，24 小时尿蛋白定量 5.25g。

中医辨证为脾虚挟湿。拟参苓白术散加冬瓜皮、车前子、川牛膝、怀牛膝、芡实、丹参，健脾利湿兼活血涩精。治疗1个月后，患者诸症减轻，24小时尿蛋白定量降为2.7g。2000年1月遂改拟参芪地黄汤加丹参、金银花、冬瓜皮、黄芩、鸡内金以善后调补为主，2个月后查24小时尿蛋白定量为0.17g。随访9年余，病情未反复。

**点评：** 本例为膜性肾病患者，在外院用西药有效，停药后病情反复，欲求中医治疗而住我院。症状除水肿之外有便溏，舌边齿痕，辨证为脾虚湿盛，故以参苓白术散加味健脾渗湿而取效。该例随访时间9年余，病情未反复，说明长期疗效也满意。

**验案 10**

河北某女，30岁。该患者因颜面及双下肢水肿伴蛋白尿反复发作16年，加重6天于2004年年末收入我科住院。患者16年前因感冒引起眼睑及双下肢水肿，曾住院诊为肾病综合征，并给予激素治疗后缓解。此后病情反复发作，呈现对激素的依赖性。2004年末病情再次反复，症见颜面及双下肢中度水肿，尿少，纳差、腹胀、腹泻，腰酸，咽痛，舌质淡，苔薄白稍腻，脉沉细弱。入院时患者已服用泼尼松15mg/日。检查：尿蛋白（+++），24小时尿蛋白定量为5.822g。血浆总蛋白为36.5g/L，白蛋白为9.8g/L，总胆固醇11.6mmol/L，甘油三酯3.5mmol/L。中医辨证：脾胃气虚，水湿内停。拟健脾利水法。方选参苓白术散加减。

处方：太子参、山药、扁豆、生黄芪、鸡内金、大腹皮、金银花各15g，白术、陈皮各12g，茯苓、薏苡仁、莲子、丹参、金樱子、芡实各20g，赤小豆、冬瓜皮、车前子各30g，砂仁6g。每日1剂，水煎服，守方2个月。

同时配合经验食疗方黄芪鲤鱼汤每周1次，激素服用量未增加。经上述治疗后水肿消失，诸症亦除。检查：24小时尿蛋白定量为0.16g，血浆总蛋白55.6g/L，血浆白蛋白34.9g/L，总胆固醇5.4mmol/L，甘油三酯0.97mmol/L。于2005年初好转出院。

**点评：** 本例患者为肾病综合征激素依赖的患者，辨其主症为腹胀、腹泻，取参苓白术散加减健脾渗湿而取效。香砂六君子汤和参苓白术散均为调理脾胃的主要方剂。香砂六君子汤的病位重点在胃，其辨证要点为呕恶纳差。参苓白术散的病位重点在脾，其辨证要点为腹泻或者便溏。香砂六君子汤的药物组成在四君子汤益气的基础上加用了理气醒胃、和胃降逆的药物。参苓白术散平补脾之气阴两虚，在四君子汤的基础上加了养阴渗湿的药物。两方调理中焦略有不同，应细心辨证，抓住要点，方能奏效。

**验案 11**

吉林某女，42 岁。2006 年中发现双下肢水肿及蛋白尿，2006 年秋做肾穿刺结果为不典型膜性肾病，激素治疗后无效。

2008 年 6 月初为求治于中医来我处首诊。主症：乏力汗出，尿少水肿，大便溏薄，每日 3 次，面色淡白，形体肥胖，纳可，舌淡胖嫩，边有齿痕，苔薄白，脉沉细无力。检查：血肌酐 176mmol/L，血浆白蛋白 27.8g/L，总胆固醇 6.2mmol/L，24 小时尿蛋白定量 5.76g。

西医诊断：不典型膜性肾病、肾病综合征、肾功能不全。中医辨证：脾虚水停，拟健脾利水法，方用参苓白术散加减。

处方：党参、紫苏叶各 15g，茯苓、莲子、生黄芪、炒薏苡仁、金银花、冬瓜皮、车前子（包煎）各 30g，白术、苍术、陈皮、荷叶、当归、砂仁各 10g，萆薢、芡实各 20g，防风 6g。每日 1 剂，水煎服。

守方治疗 3 个月后患者已不水肿，大便调，纳增神振，复查血肌酐 86μmol/L，血浆白蛋白 42.3g/L，总胆固醇 4.2mmol/L，24 小时尿蛋白定量 0.16g。随访至今病情无反复。

**点评**：本例为不典型膜性肾病伴肾功能不全，西药治疗无效。该患者形体肥胖，大便溏薄，舌边齿痕，其脾虚兼痰湿偏盛。选参苓白术散加减健脾渗湿利水，方中苍、白术同用，健脾燥湿并行不悖。白术的功效主要通过健脾而运湿，苍术的功效主要是通过燥湿而健脾。

通过上述治疗后，患者不仅水肿消退，蛋白尿转阴，同时肾功能亦恢复正常。

**3. 湿热内蕴证**

**验案 12**

山东某男，61 岁。患者 2010 年 3 月因双下肢重度水肿，至北京某大医院查：血浆白蛋白 15.7g/L，24 小时尿蛋白定量最多达 11.15g，甘油三酯 6.51mmol/L，胆固醇 12.58mmol/L，肾功能正常。诊断为肾病综合征，外院肾穿刺结果为 I 期膜性肾病。予甲泼尼龙 28mg/日 1 次及环孢素 A 50mg/日 2 次治疗，丙种球蛋白 20mg/每周 3 次静脉滴注，未见明显疗效。后患者要求出院，仍服上述西药。2013 年 2 月患者再次出现重度水肿，遂至某军区医院住院治疗，查血浆白蛋白 23.3g/L，血肌酐 155μmol/L，总胆固醇 6.7mmol/L，胸部 CT 提示：左侧胸腔积液，左侧胸膜增厚。建议脱水治疗，第 1 次脱水 2.4kg，之后每周 3 次进行不同程度的脱水治疗。

经病友介绍，3 月 11 日求诊我处。查 24 小时蛋白定量 6.2g，血浆白蛋白 23.3g/L，血肌酐 155μmol/L。当时症见：双下肢重度水肿，乏力，纳差，偶有恶心呕吐，眠可，大便干，舌红苔黄腻，脉滑。中医辨证：脾肾气阴两虚，兼有湿热。拟益气养阴，清化湿热法。以黄连温胆汤加减。

处方：太子参、金银花、丹参、黄芪、川牛膝、怀牛膝、芡实各 20g，竹茹、枳壳、麦冬、灵芝、天麻各 12g，白术、黄连、五味子各 10g，冬瓜皮、火麻仁各 30g，蒲公英、冬葵子、淫羊藿、青风藤各 15g，陈皮 6g，姜半夏 3g。每日 1 剂，水煎服。并嘱患者逐渐撤停西药。

患者坚持服药半年并每月复诊，2013 年 11 月患者诸症明显好转，水肿完全消退，尿量每日 1300～1400ml，脱水已减为半月 1 次。查 24 小时尿蛋白定量 4.2g，血浆白蛋白 37g/L，血肌酐 154μmol/L。同年年底已停脱水，上述西药亦撤停。

2014 年 4 月 24 日查 24 小时尿蛋白定量 2.35g，血浆白蛋白 41.3mmol/L，血肌酐 129μmol/L。2015 年 12 月 2 日复查 24 小时尿蛋白定量 2.32g，血浆白蛋白 41.6mmol/L，血肌酐 109μmol/L。

**点评**：本例为 I 期膜性肾病重度水肿患者，使用多种西药以及超滤脱水均无效，并出现早期肾衰竭。鉴于其水肿较重，并伴有恶心呕吐、纳差、大便干、乏力，察其舌红苔黄腻，脉滑，中医证候为湿热中阻，脾胃气虚，故以黄连温胆汤加太子参、生黄芪等化裁。药后湿热困阻脾土得解，从而恢复脾的健运水湿能力，而使患者水肿消退，摆脱了超滤脱水。同时，蛋白尿明显减少，肾功能亦得到恢复。


**验案 13**

北京某女，52 岁。患者因肾病综合征于 1982 年 8 月 4 日入院。患者双下肢高度浮肿，按之凹陷。恶心呕吐，纳差乏力，小便量少，每日 600ml，口干不欲饮，有口臭，大便尚调。舌胖，苔薄黄腻，脉沉濡略数。查：24 小时尿蛋白定量 6.8g，血浆白蛋白 18g/L。

初拟健脾利水，清胃止呕法，投春泽汤、五皮饮加黄连、竹茹、法半夏、苏梗，4 剂后呕恶减，尿量增至 1300ml。继之因伴现腹胀、腹泻，每日 6 次，遂改拟生姜泻心汤加厚朴、枳壳，2 剂后呕恶、腹泻顿止，纳增神振。之后以健脾行气利水之导水茯苓汤加味，并配以每周 2 次服经验食疗方黄芪鲤鱼汤，尿量维持在 1800ml/日左右，浮肿消退，纳佳，体力增进。单纯中医治疗，调理 3 月余，24 小时尿蛋白定量为 0g，血浆白蛋白 32g/L，随访至今未复发。

**点评**：本例患者初起水肿较重，症状以纳差呕恶为主，舌苔黄腻。说明湿邪化热，以春泽汤合五皮饮化气利水，并加黄连、竹茹、苏梗、半夏清热化湿止呕。

本例患者水肿较重，尿量较少，虽然有纳差呕恶的症状，但选用了春泽汤合五皮饮，治疗的重点在于益气通阳，利水消肿。春泽汤出于《医方集解》，药物组成为人参、猪苓、茯苓、桂枝、泽泻、白术。即五苓散加人参。人参可根据证情用党参或太子参代用。该方为益气通阳利水之剂。上方加黄连、竹茹、苏梗、半夏意在清胃理气止呕。继之又改拟生姜泻心汤及导水茯苓汤。同时一直配用经验食疗方，取得了较好的疗效。

**验案 14**

广东某女，47 岁。2013 年 3 月患者因双下肢水肿至当地医院检查发现尿蛋白，24 小时尿蛋白定量最多 5.35g，血浆白蛋白 27g/L，总胆固醇 8.0mmol/L，血压及肾功能正常，肾穿刺结果为肾小球轻微病变。西医给予泼尼松 55mg/日口服。治疗 4 周后患者尿蛋白转阴，白蛋白及血脂恢复正常。此后规律撤减激素，减至 7.5mg/日时病情反复，再次出现下肢水肿。

因服用激素 1 年余，恐惧其副作用，寻求中医药治疗而于 2014 年 7 月 7 日来我处初诊。当时服用泼尼松 7.5mg/日，外院查 24 小时尿蛋白定量 3.46g。症见：双下肢水肿，尿量尚可，尿频、尿急，易咽痛感冒，心悸，夜眠差，纳食尚可，大便调。舌红，脉黄腻，脉细数。中医辨证：湿热下注，气阴两虚。以清利湿热，益气养阴为法。予经验方加味导赤散合生脉饮加减。

处方：生地黄、酸枣仁、太子参、蒲公英、车前草各 15g，通草 3g，淡竹叶、枳壳、黄芩、牛蒡子、天麻各 12g，生甘草、麦冬、五味子、灵芝各 10g，柴胡、防风各 5g，石韦、川牛膝、怀牛膝、芡实、冬瓜皮各 20g。每日 1 剂，水煎服。并嘱患者逐渐撤减激素。

2014 年 9 月 28 日复诊，患者诉泼尼松减至 5mg/日时病情反复，当地医院查 24 小时尿蛋白最高升至 8.58g。其后患者坚持在我处运用中医药调治。

同时加用经验食疗方黄芪鲤鱼汤：生黄芪、赤小豆、生薏苡仁、冬瓜皮、车前子各 30g，砂仁、金银花、黄精各 10g，茯苓、芡实各 20g，当归 12g。上述药物用纱布包好，与鲤鱼或鲫鱼 250g 一尾同煎，加葱姜少许，不入盐，水煎半小时，弃去药包，吃鱼喝汤，每周 2 次。泼尼松暂维持 5mg/日。

此后笔者一直在上两方基础上加减化裁，经过数月治疗后，患者尿蛋白逐渐减少，2015 年 5 月激素已停用，24 小时尿蛋白定量 1.29g，已无明显不适。2016 年 7 月来京复诊，24 小时尿蛋白定量 0.6g。

**点评**：本例为肾小球轻微病变患者，虽然使用激素有效，但在撤减过程中复发。初诊时鉴于患者以水肿兼尿频、尿急为主要表现，并伴有心悸症状，辨证为心气阴两虚、湿热下注。以经验方加味导赤散清利湿热，合用生脉饮养心气阴，并配合经验食疗方黄芪鲤鱼汤。患者坚持中医药治疗 10 个月，激素顺利撤停，水肿消退，尿蛋白亦减少。本案说明中医治病不可拘泥于一法一方，需根据患者具体症状，辨证论治，方能取得良效。

### 4. 血瘀水停证
**验案 15**

北京某女，47 岁。2010 年夏患者发现水肿，伴乏力、腰痛。2011 年秋外院查 24 小时尿蛋白定量 11g，血浆白蛋白 25g/L，肾功能正常，诊断为肾病综合征。遂做肾穿刺结果为膜性肾病 I～II 期，建议服用激素，患者拒绝。既往高血压 13 年，服降压药血压控制正常。

2013 年 4 月 1 日患者为求治中医就诊于我处。当时 24 小时尿蛋白定量 8.263g，血浆白蛋白 34.3g/L，血肌酐正常，临床表现为双下肢重度水肿，按之凹陷，乏力腰酸，眠差，小便少，尿量 700ml/日，舌淡胖黯，边有齿痕，苔薄白水滑，脉沉滑。中医辨证：气虚血瘀水停。治法：益气活血利水。方拟参芪当归芍药散加减。

处方：太子参、金银花、茯苓、川牛膝、怀牛膝各 20g，生黄芪、冬瓜皮、丹参各 30g，当归、生白术各 10g，白芍、泽泻、赤芍、生杜仲、青风藤各 15g，菊花 12g，桑螵蛸 5g，川芎 3g。每日 1 剂，水煎服。

并配用经验食疗方黄芪鲤鱼汤：生黄芪、赤小豆、薏苡仁、冬瓜皮各 30g，芡实、茯苓各 20g，金银花、当归、黄精、砂仁各 10g，上述药物用纱布包好，选活鲤鱼或活鲫鱼 250g，加葱姜少许同煎，不入盐，文火炖 30 分钟后，弃去药包，吃鱼喝汤，每周 2 次。

服上方 4 个月后，患者尿量增加至每日 1200ml，水肿有所减轻，2013 年 8 月 21 日复查 24 小时尿蛋白定量 2.77g，上述症状明显减轻。于上方加生薏仁 30g，苏梗 12g，菟丝子、制首乌各 20g，木瓜 15g，并减太子参为 12g。

2013 年 11 月，患者水肿明显减轻，主诉大便溏薄，每日 2～3 次。舌淡，边有齿痕，苔薄白。改拟参苓白术汤加减。

处方：太子参 20 g，茯苓、生薏仁、金银花、生黄芪各 20 g，炒白术、山药各 15g，炒扁豆、陈皮、砂仁各 10g，莲子肉各 12g，冬瓜皮 30 g，桑螵蛸 6g。每日 1 剂，水煎服。继服黄芪鲤鱼汤每周 2 次。

2014 年 4 月 15 日复诊，24 小时尿蛋白定量降至 0.74g，水肿完全消退。因外感后期，仅诉咽部不适，咳嗽少痰，上方加牛蒡子 12g，板蓝根 30g 兼顾表证。

同年 10 月 6 日 24 小时尿蛋白定量转阴，血浆白蛋白 46.6mmol/L。随访至今尿蛋白阴性。

**点评**：本例患者为膜性肾病，未用任何西药，单纯中医治疗。初诊时重度水肿，尿量 700ml，稍有乏力腰酸，脾胃症状不突出，舌淡黯，辨证为气虚血瘀水停，选经验方加味当归芍药散治疗。方中加太子参、生黄芪以增益气之力，药后疗效显著。说明部分膜性肾病"能中不西"是可行的。

**验案 16**

辽宁某男，66 岁。患者 2013 年 1 月因双下肢及眼睑水肿，查尿蛋白（++），24 小时尿蛋白定量 6.0g。当月 22 日在当地医院行肾穿刺结果为膜性肾病Ⅱ期。予泼尼松 60mg/日及免疫抑制剂治疗后，水肿好转，尿蛋白未见减少。此后经常反复水肿。

同年 7 月 22 日，患者因尿蛋白增多而来京求治于我处，查 24 小时尿蛋白定量 4.0g，血浆白蛋白 25g/L，当时仍续服泼尼松 20mg/日及吗替麦考酚酯。症见：双下肢中度水肿，乏力怕冷，尿中泡沫多，夜尿 3～4 次，纳眠可，大便调，舌黯苔薄白，脉沉滑。中医辨证：脾肾两虚，血瘀水停。拟补益脾肾，活血利水法。予经验方参芪当归芍药散加减。

处方：党参、茯苓、炙黄芪、炒白术、青风藤、芡实、丹参各 20g，冬瓜皮、益母草、薏苡仁、车前子（包煎）各 30g，赤芍 15g，当归 12g，桑螵蛸 10g，川芎 6g。每日 1 剂，水煎服。

并配用经验食疗方黄芪鲤鱼汤：生黄芪、赤小豆、薏苡仁、冬瓜皮各 30g，芡实、茯苓各 20g，金银花、当归、黄精、砂仁各 10g，上述药物用纱布包好，选活鲤鱼或活鲫鱼 250g，加葱姜少许同煎，不入盐，文火炖 30 分钟后，弃去药包，吃鱼喝汤，每周 2 次。并嘱患者逐渐撤停西药。

10 月 21 日患者复诊，诉同年 8 月激素已自行撤停，查尿蛋白（+），24 小时尿蛋白定量 1.596g，血浆白蛋白 33.1g/L。水肿未复发，仍有轻度乏力，尿中泡沫减少，夜尿 1～2 次。嘱继服前方调治。

2014年2月17日复诊查24小时尿蛋白定量0.6g，血浆白蛋白40.4g/L。症见：腹泻，乏力，纳呆，无夜尿，夜眠较差，舌质淡，苔白脉沉。遂改方为参苓白术散加减。

处方：太子参、茯苓、芡实、菟丝子各20g，山药、炒白术各15g，白扁豆、陈皮、莲子肉、生甘草、砂仁、桔梗各10g，生薏米30g，当归10g，西洋参（另煎兑入）5g。每日1剂，水煎服。

药后腹泻已止，上述症状均减轻。同年10月26日查24小时尿蛋白定量0.261g，总胆固醇4.44mmol/L，甘油三酯0.73mmol/L，血肌酐61μmol/L。随访至今，病情稳定。

**点评**：本例膜性肾病患者使用激素加免疫抑制剂治疗半年疗效不佳，而来我处求治于中医，并逐渐撤停激素。根据辨证也选用了经验方加味当归芍药散加参芪而取效。因为患者有怕冷的症状，所以方中用党参和炙黄芪。桑螵蛸的功效为补肾固精。《本草分经》曰，本品能"益精气、固肾、治虚损、遗浊……"，我常在治疗蛋白尿的方剂中选用桑螵蛸3～10g，取补肾涩精之义。

**验案17**

天津某男，60岁。患者2012年7月无明显诱因出现双下肢浮肿，查24小时尿蛋白定量为2.4g。当地医院肾穿刺结果：①弥漫膜性肾病Ⅰ～Ⅱ期伴节段系膜增生；②轻微肾小管间质病变。患者拒绝使用激素及免疫抑制剂，服雷公藤多苷片治疗1年后无效。

2013年7月患者慕名求诊我处，查24小时尿蛋白定量4.0g，血浆白蛋白28g/L，肾功能正常。症见：乏力，双下肢中度浮肿，尿中泡沫增多，夜尿3次。舌质淡黯苔薄白，脉滑。中医辨证：脾肾气虚，血瘀水停。拟益气活血利水法。予参芪当归芍药散加减。

处方：太子参15g，生黄芪、茯苓、金银花、菟丝子、芡实、青风藤、赤芍、白芍各20g，当归尾、泽兰叶、炒白术各12g，川芎6g，冬瓜皮、丹参各30g，桑螵蛸5g。每日1剂，水煎服。

并配合经验食疗方黄芪鲤鱼汤：生黄芪、赤小豆、冬瓜皮、薏苡仁、芡实各30g，砂仁、当归各10g，茯苓20g，与鲤鱼同煎，每周2次。并嘱患者停用雷公藤多苷片。

2014年2月22日，复查24小时尿蛋白定量2.36g，血浆白蛋白35.5g/L。水肿好转，夜尿2次。继续原方案治疗，鱼汤减至每周1次。3月24日就诊时水肿消退，乏力明显好转，夜尿 1 次。复查 24 小时尿蛋白 1.52g，血浆白蛋白 39.1g/L。2015 年 1 月 3 日复查 24 小时尿蛋白定量 0.62g。同年 6 月 12 日查 24 小时尿蛋白定量 0.16g。随访至今，病情稳定。

**点评：** 因本案例在水肿的同时，有乏力、舌黯的表现，故笔者拟益气活血利水法，选经验方加味当归芍药散化裁。取得了较好的效果。一般情况下笔者在临床上运用活血利水的辨证要点如下：①患者除水肿外无明显其他症状。②患者在水肿的同时可有舌黯，月经后期、量少或闭阻等瘀血指征。③膜性肾病或糖尿病肾病患者，水肿的同时无明显脾胃症状或气阴两虚症状者。

### 验案 18

北京某女，46 岁。患者 2013 年 10 月劳累后发现双下肢重度水肿，按之凹陷，检查发现尿蛋白（++++）。外院肾穿刺结果为 I 期膜性肾病。西医予激素、环孢素 A、吗替麦考酚酯治疗无效。既往有结节性甲状腺肿病史。

为寻求中医药治疗于 2014 年 9 月 17 日至我处首诊。就诊时口服泼尼松龙 25mg/日。查 24 小时尿蛋白定量 12.056g，血浆白蛋白 19.2g/L，胆固醇 6.7mmol/L，肾功能正常。症见：周身重度水肿，尿量约 800ml/日，腰酸，乏力明显，行动需拄拐，易感冒，纳眠可，大便每日 2 次，成形，月经正常，舌黯红苔薄黄，脉沉涩弱。中医辨证：气虚血瘀水停。以益气活血利水为法，予经验方参芪当归芍药散加减。

**处方：** 太子参、赤芍、泽泻各 15g，生黄芪、丹参、冬瓜皮、车前子（单包）各 30g，当归、炒白术、淡竹叶、黄芩各 12g，川芎、桑螵蛸、防风各 6g，茯苓、菟丝子、川牛膝、怀牛膝各 20，黄精 10g。每日 1 剂，水煎服。

并配合经验食疗方黄芪鲤鱼汤治疗：生黄芪、赤小豆、生薏苡仁、冬瓜皮、茯苓各 30g，砂仁、莲子肉、当归、黄精各 10、金银花各 10g，芡实 20g。上药用纱布包，加葱姜，不入盐，与鲤鱼或鲫鱼 250g 一尾同煎半小时，弃去药包，吃鱼喝汤，每周 2 次。并嘱患者逐渐撤减激素。

患者服药后尿量增至 2400ml/日，水肿明显减轻，1 个月后体重下降 14kg，未再感冒。本案患者消肿明显，未用利尿西药。

**点评：** 本例为膜性肾病患者，使用西药无效。初诊时水肿较重，察其舌黯红、乏力，笔者从气虚血瘀论治，使用经验方加味当归芍药散加参芪等，未用利尿西药。患者第二次复诊即称疗效明显，体重下降 14kg，说明中医药治疗肾性水肿疗效显著，值得认真地总结。

**验案 19**

北京某女，57 岁。患者 2013 年 3 月发现双下肢明显水肿，尿少。查尿蛋白（++++），未做 24 小时尿蛋白定量，血浆白蛋白 28.5g/L。在外院肾穿刺结果为不典型膜性肾病伴局灶节段性肾小球硬化症。西医建议使用激素治疗，患者拒绝。

为寻求中医药诊治，于 2013 年 5 月 13 日至我处首诊。查 24 小时尿蛋白定量 4.9g，血浆白蛋白 28.8g/L，总胆固醇 9.43mmol/L，甘油三酯 5.47mmol/L，肾功能正常。症见：双下肢重度水肿，按之发硬，少量腹水，尿量 700～800ml/日，稍有尿频急，胸闷心悸，纳眠可，大便调，舌黯，苔薄黄，脉沉涩。中医辨证：心气阴两虚，水湿、瘀热内阻。以益气养阴，活血清热利湿为法，予生脉饮合当归芍药散加味。

处方：太子参、芡实、茯苓、丹参、金银花、赤芍、白芍各20g，麦冬、五味子各10g，当归尾、青风藤、泽泻、蒲公英各15g，川芎3g，冬瓜皮、车前子（包）各30g，炒白术、淡竹叶各12g。每日 1 剂，水煎服。

并配合经验食疗方黄芪鲤鱼汤治疗：生黄芪、芡实各20g，赤小豆15g，砂仁、莲子肉各10g，冬瓜皮、生薏米各30g。上述药物用纱布包好，与鲤鱼或鲫鱼250g 一尾同煎，加葱姜少许，不入盐，加水适量，文火炖30分钟，弃去药包，吃鱼喝汤，每周 1 剂。

药后患者诸症减轻。同年 5 月 20 日血浆白蛋白 38.9g/L，总胆固醇 7.27mmol/L，甘油三酯 6.08mmol/L。7 月 12 日 24 小时尿蛋白定量 2.84g。7 月 26 日查 24 小时尿蛋白定量 1.65g。

2013 年 12 月 23 日复诊，查 24 小时尿蛋白定量 2.57g，患者水肿较前减轻，腹水消退，尿量可，心悸，纳差，腹泻，舌淡胖边有齿痕，苔薄白，脉沉濡。中医辨证：脾虚湿盛。以健脾利湿为法，予参苓白术散加减。

处方：太子参、茯苓、芡实、青风藤、制首乌各20g，炒白术、山药各15g，扁豆、陈皮、莲子肉、砂仁、桔梗、麦冬、五味子各10g，生薏米、冬瓜皮、丹参、生黄芪、车前子（包）各30g，鸡内金、苏梗各12g。每日 1 剂，水煎服。鱼汤继续服用。

2014 年 1 月 3 日查 24 小时尿蛋白定量 2.36g，血浆白蛋白 35.7g/L，总胆固醇 5.45mmol/L，甘油三酯 3.16mmol/L。

同年 2 月 20 日复诊查 24 小时尿蛋白定量 2.47g，血浆白蛋白 40.1g/L，总胆固醇 5.78mmol/L，甘油三酯 4.41mmol/L。症见：胸闷，时有胸痛，双下肢轻度水肿，尿量可，纳眠可，大便时溏，舌黯，苔薄白，脉沉涩。中医辨证：血瘀水停。拟活血化瘀法，予血府逐瘀汤加减。

处方：当归尾、生地、炒白术、浮小麦、黄芩各15g，桃仁、红花、柴胡、桔梗各10g，薤白、枳壳各12g，赤芍、生黄芪、芡实、川牛膝、怀牛膝各20g，丹参、冬瓜皮、生薏米各30g、川芎6g。每日1剂，水煎服。鱼汤继服。

2014年7月19日查24小时尿蛋白定量1.77g。8月19日查24小时尿蛋白定量1.58g，血浆白蛋白40.1g/L。2015年6月5日复查24小时尿蛋白定量0.26g。

**点评**：本例患者为不典型膜性肾病。初诊时表现为水肿兼胸闷心悸，察其舌黯红，脉沉涩。考虑为心气阴两虚，血瘀水停。方选生脉饮合当归芍药散加减。其后患者出现腹泻的症状，改以参苓白术散健脾利湿。2个月后患者出现胸闷、胸痛，结合其舌黯，脉沉涩，为胸痹证。遂拟血府逐瘀汤加味，益气养阴、活血通痹。该患者坚持治疗1年余，取得了满意的疗效。

**验案20**

河南某男，40岁。2012年5月患者出现双下肢水肿，当地医院查24小时尿蛋白定量14g，血浆白蛋白27g/L，肾功能正常。肾穿刺结果为Ⅰ期膜性肾病。西医予泼尼松60mg/日，效果不佳。

2013年7月患者为寻求中医药诊治至我处首诊。当时服用泼尼松50mg/日。外院查：24小时尿蛋白定量14.2g，血浆白蛋白：27g/L，肾功能正常。症见：双下肢中度可凹性水肿，尿量少，牙齿松动破裂，纳稍差，大便调，舌黯，苔白腻，脉沉迟。中医辨证：气虚血瘀水停。拟益气活血利水法。予加味当归芍药散化裁。

处方：生黄芪、冬瓜皮、丹参、车前子（包煎）各30g，青风藤、芡实、金银花、金樱子、茯苓各20g，泽兰、赤芍各15g，当归、炒白术、灵芝各12g，桑螵蛸、苏梗、黄精各10g，川芎6g，砂仁5g。每日1剂，水煎服。

配合食疗经验方黄芪鲤鱼汤：生黄芪、赤小豆、薏苡仁、冬瓜皮各30g，芡实、茯苓、砂仁各20g，炒白术12g，当归、黄精、金银花各10g。每周1剂（用法同前）。并嘱患者逐渐撤减激素。

患者坚持中医药治疗并撤减激素，笔者始终予上方加减。2015年1月27日激素已减至15mg/日，复查24小时尿蛋白定量4g，血浆白蛋白39.2g/L。无不适。

**点评**：本案为膜性肾病用激素无效的患者。初诊时为大量蛋白尿，24小时尿蛋白定量为14.2g。因患者纳食稍差，笔者在运用活血利水法的同时，兼顾理气醒胃。治疗后尿蛋白明显下降，激素减撤较快，说明中医药治疗在其中发挥了相当的作用。

**验案 21**

黑龙江某女，32 岁。2012 年 11 月患者体检发现蛋白尿，当地医院查 24 小时尿蛋白定量 4.4g，血浆白蛋白 24g/L，总胆固醇 8mmol/L，血压及肾功能正常，肾穿刺结果为Ⅱ期膜性肾病。西医建议患者使用激素，患者拒绝。

2013 年 3 月患者为寻求中医药治疗至我处首诊。外院查 24 小时尿蛋白定量 4.4g，血浆白蛋白 23.6g/L，总胆固醇 7.97mmol/L。症见：下肢中度水肿，乏力腰酸，易感冒，月经提前血块较多，胃痛，纳食不香，大便偏干。舌黯有瘀斑，苔薄白，脉沉涩无力。中医辨证：气虚血瘀水停。拟益气活血利水法。拟加味当归芍药散化裁。

处方：太子参、泽兰叶、巴戟天各 15g，冬瓜皮 30g，生黄芪、丹参、麻子仁、金银花、芡实、金樱子、益母草、茯苓、赤芍、白芍、川牛膝、怀牛膝各 20g，当归尾、青风藤各 12g，炒白术、砂仁、苏梗、玄胡各 10g，桑螵蛸 6g。每日 1 剂，水煎服。

并配合食疗经验方黄芪鲤鱼汤：生黄芪、赤小豆、薏苡仁、冬瓜皮各 30g，芡实、茯苓、砂仁各 20g，炒白术 12g，当归、黄精、金银花各 10g。上述药物用纱布包好，选活鲤鱼或活鲫鱼 250g，加葱姜少许同煎，不入盐，文火炖 30 分钟后，弃去药包，吃鱼喝汤，每周 2 剂。

患者一直坚持单纯中医药治疗，所用方药均以上方加减化裁。

同年 10 月 31 日复查 24 小时尿蛋白定量 2.1g，血浆白蛋白 31.3g/L，血脂恢复正常。

2014 年 4 月 16 日查 24 小时尿蛋白定量 1.3g，血浆白蛋白 37.1g/L。同年 7 月 13 日复查 24 小时尿蛋白定量 0.9g，2014 年 10 月 18 日复查 24 小时尿蛋白定量 0.47g。

2015 年 1 月 25 日复查 24 小时尿蛋白定量 0.13g。水肿消退，月经恢复正常。已无不适。疗效显著。

**点评：**本例为膜性肾病拒绝使用激素的患者。在水肿的同时，有月经血块较多、舌黯有瘀斑、脉沉涩的表现。选用益气活血利水法，以经验方加味当归芍药散化裁而取效。笔者在该经验方的运用中一般选当归尾、赤芍、白芍同用，以增养血活血之力。本例患者也有脾胃症状，因此在加味化裁时选用玄胡、砂仁、苏梗兼顾调理脾胃。

**验案 22**

北京某女，63 岁。患者于 2008 年 7 月无明显诱因出现晨起眼睑及双下肢水肿，伴腰酸痛，当时尿检：尿蛋白（+），红细胞 8 个/高倍视野。2009 年 7 月查 24 小时尿蛋白定量 2.45g，在北京某大医院行肾穿刺术，肾穿刺组织可见 15 个肾小球，其中 2 个缺血性硬化。其余肾小球基底膜空泡变形，轻度节段性增厚，上皮下嗜复红蛋白沉积。肾小管上皮细胞空泡及颗粒变性，灶状萎缩。肾间质灶状淋巴及单核细胞浸润伴纤维化。小动脉管壁增厚，诊断为膜性肾病 I 期。既往冠心病及高血压病史 4 年，血压最高达 150/70mmHg，目前口服福辛普利 10mg1 次/日，血压控制尚可，发现脂肪肝 20 余年。2008 年 8 月以来，发现空腹血糖偏高，多在 6.8～6.95mmol/L，未服降糖药。

患者为求中医药治疗至我院住院，2010 年 1 月 6 日邀余会诊。患者血压 140/70mmHg。检查 24 小时尿蛋白定量 4.7g，尿红细胞 4.5 个/高倍视野，血浆白蛋白 35g/L，总胆固醇 6.3mmol/L，甘油三酯 3mmol/L。症见：形体肥胖，面赤，颜面和双下肢轻度水肿，小便量少，乏力伴腰背酸痛，口干口苦，心烦，胸闷心慌，关节疼痛不适，纳眠可，大便调，一日一行，舌质黯，苔薄黄，脉沉细。中医辨证：肝郁气滞血瘀水停。拟疏肝理气，活血利水法。予丹栀逍遥丸合血府逐瘀汤加减。

处方：丹皮、栀子、川芎、枳壳、桃仁、红花各 10g，赤芍、益母草、当归尾各 15g，丹参、茯苓、生地、车前子（包煎）各 30g，川牛膝、怀牛膝各 20g，柴胡 6g，白术、芡实各 12g。每日 1 剂，水煎服。

同年 3 月 7 日复诊：患者守上方加减治疗近 2 个月，乏力、口干口苦、胸闷心慌等症状缓解，24 小时蛋白定量 2.9g，但仍觉心烦，腰酸，双下肢轻度水肿，治疗守前方去白术，加冬瓜皮 30g，泽泻 15g 加强利水之效，赤芍增为 30g 以加强活血之力。

同年 6 月 13 日复诊：守上方加减治疗近 2 个月，24 小时尿蛋白定量 1.1g，患者自觉水肿减轻，轻度乏力，腰酸，轻度头胀，血压 130/80mmHg，治疗守前方加天麻、草决明各 30g 平肝、清肝以熄风。

2010 年 8 月 5 日复诊：查 24 小时尿蛋白定量 0.4g，患者自觉诸症缓解，轻度乏力腰酸，血压 130/80mmHg。以后随访治疗 1 年，患者病情平稳，自觉无不适。

**点评**：膜性肾病一般从脾肾论治者居多，鉴于该患者有冠心病史，会诊时其有胸闷口苦、心烦易怒，情绪激动等胸痹肝郁等的表现。故治疗选用血府逐瘀汤活血化瘀，合丹栀逍遥散合用清肝、柔肝、疏肝，在此基础上酌加利水涩精的药物。逍遥散原方中用白芍，但该患者有胸闷憋气的症状，故白芍改为赤芍活血化瘀。

**病案 23**

山东某男，59 岁。2013 年 10 月患者出现双下肢浮肿，至当地医院查尿蛋白（+++），24 小时尿蛋白定量最多 7g，肾功能正常，血压 140/100mmHg。同年 10 月患者在当地肾穿结果为膜性肾病 II 期，西医建议患者使用激素，患者拒绝。

2014 年 1 月 6 日患者为求中医药治疗来我处初诊。当时外院查：24 小时尿蛋白定量 6.92g，血浆白蛋白 25.5g/L，总胆固醇 6.66mmol/L。症见：双下肢重度可凹性水肿，小便量少，乏力明显，活动后心慌，纳眠可，大便调，舌黯苔薄白水滑，脉沉细涩。中医辨证：气阴两虚，血瘀水停。以益气养阴，活血利水为法。予参芪当归芍药散合生脉饮加减治疗。

处方：太子参、生黄芪、丹参、金银花、茯苓、芡实、菟丝子、青风藤各 20g，麦冬、五味子各 10g，冬瓜皮、车前子（包煎）30g，当归尾、白术 12g，赤芍 15g，川芎 6g。每日 1 剂，水煎服。

并配合经验食疗方黄芪鲤鱼汤治疗：生黄芪、赤小豆、生薏苡仁、冬瓜皮、车前子各 30g，砂仁、金银花、黄精各 10g，茯苓、芡实各 20g，当归 12g。上述药物用纱布包好，与鲤鱼或鲫鱼 250g 一尾同煎，加葱姜少许，不入盐，水煎半小时，弃去药包，吃鱼喝汤，每周 2 次。

同年 2 月 13 日，患者服用上方 2 周，未用利尿西药，水肿明显缓解，尿量增加，乏力好转。复查 24 小时尿蛋白定量 3.06g，血浆白蛋白 29.4g/L，总胆固醇 6.63mmol/L。同年 4 月 9 日，患者服用鱼汤及中药汤剂 2 月余，治疗效果佳，复查 24 小时尿蛋白定量降至 1.26g。水肿已完全消退，仅轻度乏力。

患者一直坚持 2 个月来我处复诊 1 次，2015 年 5 月 11 日查 24 小时尿蛋白定量 1.088g，同年 9 月 28 日查 24 小时尿蛋白定量 0.85g（尿量 2070ml）。

2016 年 3 月 28 日查 24 小时尿蛋白定量 0.5g，血浆白蛋白升至 35.9g/L，血总胆固醇 5.47mmol/L，患者无明显不适。

**点评**：本例肾病综合征为单纯运用中医药取效的病例。鉴于其有心慌、乏力、舌黯、水肿等表现。因而选用生脉饮合加味当归芍药散化裁，同时配合经验食疗方黄芪鲤鱼汤取得了较好的效果。

**验案 24**

河北某男，61 岁。患者眼睑及双下肢水肿已 10 余年，2015 年 2 月水肿加重，遂至当地医院查 24 小时尿蛋白定量 12.45g，血浆白蛋白 19.4g/L，肾功能正常。当地医院肾穿刺结果为局灶增生型 IgA 肾病。西医曾予静脉滴注激素，但因出现血压、血糖升高，并发鼻炎而停用。既往有高血压及 2 型糖尿病病史。

为寻求中医药治疗遂于 2015 年 3 月来我处首诊。查 24 小时尿蛋白定量 12.45g。血浆白蛋白 19.4g/L，甘油三酯 3.82mmol/L，血胆固醇 8.66mmol/L。症见：双下肢、手臂、腹壁重度水肿，小便量可，乏力畏寒，咽痛鼻塞，双下肢麻木，纳眠尚可，大便调。舌质黯，苔薄白水滑，脉沉涩。中医辨证：气虚血瘀，水湿内停。以益气活血利水为法。予经验方参芪当归芍药散加减。

处方：太子参、当归、白术各 12g，炙黄芪、茯苓、丹参、冬瓜皮、车前子（包煎）各 30g，赤芍、白芍、泽兰、桑白皮、大腹皮各 15g，川芎、桑螵蛸各 6g，川牛膝、怀牛膝、菟丝子、板蓝根、芡实各 20g，陈皮、辛夷各 10g。每日 1 剂，水煎服。

并配合经验食疗方黄芪鲤鱼汤：生黄芪、赤小豆、生薏苡仁、冬瓜皮、车前子各 30g，砂仁、金银花、黄精各 10g，茯苓、芡实各 20g，当归 12g。上述药物用纱布包好，与鲤鱼或鲫鱼 250g 一尾同煎，加葱姜少许，不入盐，水煎半小时，弃去药包，吃鱼喝汤，每周 2 次。

患者用药 2 个半月后，双下肢水肿完全消退。看到效果明显，更加坚信中医的疗效，笔者一直予上方加减化裁。2015 年 6 月 29 日复诊时体重共下降 17.5kg，复查 24 小时尿蛋白定量 1.137g，仅轻度腰酸，余无明显不适。

**点评**：本例为局灶增生性 IgA 肾病伴有肾病综合征，既往有 2 型糖尿病的患者，病情复杂。针对双下肢麻木，舌黯，脉沉涩等血瘀表现。针对其水肿较重，在加味当归芍药散活血利水的基础上，又合用了行气利水的五皮饮，以增利水消肿的效果。治疗 2 个月后，体重下降了 17.5kg，说明消肿效果显著，患者在治疗过程中从未用利尿西药。同时蛋白尿亦明显减少。

**验案 25**

陕西某女，48 岁。2001 年 10 月发现双下肢水肿，检查发现大量蛋白尿，在当地医院诊断为肾病综合征，肾穿刺结果为 IgM 肾病。2002 年初西医予激素治疗，开始有效，激素撤减至 2.5mg 时复发，再次用足量激素并合并环磷酰胺冲击治疗，2 月后症状消失，尿检阴性，激素逐渐撤停。2005 年 7 月再次复发。

同年 8 月 3 日患者为求中医药治疗至我处初诊。查 24 小时尿蛋白定量 4.5g，血浆白蛋白、血脂、血压及肾功能均正常，症见：双下肢重度可凹性水肿，尿量少，面唇发黯，乏力咽干，月经量少有血块，舌淡黯黯边有瘀斑，苔水滑，脉沉涩。中医辨证：气虚血瘀水停。拟益气活血利水法，予加味当归芍药散加减。

处方：当归、川芎各 10g，白芍、泽泻、川断各 15g，茯苓、金银花、太子参、生黄芪各 20g，冬瓜皮、丹参各 30g，白术 12g，紫河车 6g。每日 1 剂，水煎服。

药后 2 周患者水肿消退，体力明显好转，自述此次月经来潮量明显增多，查 24 小时尿蛋白定量 2.6g。患者坚持中医药治疗，笔者一直予上方加减化裁。2005 年 11 月 20 日患者复查尿蛋白转阴，已无不适。

**点评：** 本案例为 IgM 肾病，对激素有效，撤停则反复。患者初诊时水肿较重，并伴有月经量少血块、面唇色黯等血瘀的典型表现。故选用加味当归芍药散活血利水而收显效。

**验案 26**

山西某男 25 岁。患者 2015 年 12 月中旬出现双下肢水肿，眼睑浮肿，至当地医院查尿蛋白（+++），尿红细胞（−），24 小时尿蛋白定量 6.6g，血肌酐 81μmol/L，血白蛋白 29g/L，在当地医院肾穿结果为 II 期膜性肾病，西医予口服泼尼松 40mg 每日 1 次，及他克莫司 2.5mg 每日 2 次口服治疗，坚持上述治疗 3 个月无效，2016 年 3 月 24 日查 24 小时尿蛋白定量 8.21g，双下肢仍肿，遂自行停用激素。

2016 年 4 月 11 日患者为求中医药治疗来我处初诊，症见：眼睑及双下肢中度浮肿，乏力，怕冷伴腰膝冷痛，纳眠可，大便溏 4 次/日。舌淡黯苔薄白，脉沉涩。中医辨证：脾气虚弱，血瘀水停。以健脾益气，活血利水为法。予经验方参芪当归芍药散化裁。

处方：党参、炙黄芪、茯苓、芡实、薏苡仁、益母草各 20g，当归尾、炒白术、川牛膝、怀牛膝、青风藤各 12g，赤芍、白芍各 15g，丹参、冬瓜皮、车前子各 30g，银花、黄精各 10g，桑螵蛸 5g。每日 1 剂，水煎服。

并配用经验食疗方黄芪鲤鱼汤：生黄芪、赤小豆、薏苡仁、冬瓜皮各 30g，芡实、茯苓各 20g，金银花、当归、黄精、砂仁各 10g，上述药物用纱布包好，选活鲤鱼或活鲫鱼 250g，加葱姜少许同煎，不入盐，文火炖 30 分钟后，弃去药包，吃鱼喝汤，每周 1 次。

患者服用上方近 1 月，下肢及眼睑水肿明显减轻，乏力怕冷及腰膝冷痛等症亦明显改善，2016 年 5 月 6 日复诊，查 24 小时尿蛋白定量 4.56g（尿量 1200ml），治疗于上方去车前子、益母草，仍配合黄芪鲤鱼汤继服 1 月余。2016 年 6 月 15 日复诊，查 24 小时尿蛋白定量 0.8g（尿量 1600ml）。

**点评：**患者以"Ⅱ期膜性肾病"就诊，在当地西医应用激素及免疫抑制剂治疗无效，患者自行停用激素后，来我门诊寻求中医药治疗。膜性肾病现代医学认为有高凝、高脂血症，因而对于膜性肾病的中医药治疗，我常选活血利水法。

唐容川《医经精义》云："脾土能制肾水，所以封藏肾气也"，说明在生理状态下，脾气升清有利于肾精封藏。若脾气虚，则谷气下流，继之肾失封藏，精微下泄而见大量蛋白尿。鉴于该患者有乏力、便溏等脾虚表现，所以该方在活血利水的基础上，加用了党参、炙黄芪、炒白术等健脾益气的药物，对蛋白尿的治疗起到了关键的作用。

该患者中医证候为脾气虚弱，血瘀水停，故选用经验方参芪当归芍药散，并配合食疗经验方。中医药治疗仅 2 月余，水肿完全消退，24 小时尿蛋白定量由 8.21g 降至 0.8g，收效显著。

**验案 27**

深圳某男，47 岁。患者 2009 年 4 月因下肢水肿在当地医院检查发现尿蛋白，24 小时尿蛋白定量最多 8g，血浆白蛋白 18.6g/L，血肌酐 120μmol/L，在当地肾穿刺结果为膜性肾病Ⅱ期，西医建议其使用激素，患者拒绝，仅服用中成药治疗，疗效不佳。

2013 年 5 月 12 日为求中医药治疗至我处首诊。当时查 24 小时尿蛋白定量 7g，血浆白蛋白 26g/L，血肌酐 120μmol/L。症见：双下肢中度可凹性水肿，极度乏力，腰膝酸痛，舌淡黯苔薄白，脉沉弱。中医辨证：气虚血瘀，水湿内停。拟益气活血利水法。选经验方参芪当归芍药散加味。

处方：太子参、泽兰叶、赤芍、白芍、川牛膝、怀牛膝各 15g，生黄芪、茯苓、丹参、冬瓜皮、车前子（包煎）30g，当归尾、白术各 12g，川芎、西洋参（另煎兑入）各 6g，芡实、金樱子各 20g。每日 1 剂，水煎服。

并配合经验食疗方黄芪鲤鱼汤：赤小豆、生黄芪、冬瓜皮、生薏苡仁、车前子、茯苓各 30g，当归、砂仁、金银花、黄精各 10g，上述药物用纱布包好，选活鲤鱼或活鲫鱼 250g，加葱姜少许同煎，不入盐，文火炖 30 分钟后，弃去药包，吃鱼喝汤，每周 2 次。

药后 2 个月，水肿明显消退，乏力略有减轻，复诊时诉大便溏薄，口干胸闷，纳眠差，小便尚调。舌淡黯苔薄白边有齿痕，脉沉弱。遂于上方去白芍及生白术，加薤白 10g，天麻 20g，酸枣仁 15g，鸡内金 10g，炒白术 20g。

患者几年来一直坚持中医药治疗，笔者均予上方加减化裁。2016 年 3 月 21 日复查 24 小时尿蛋白定量 0.37g，血浆白蛋白 43g/L，血肌酐 100μmol/L。已无不适。

**点评：**本例为膜性肾病 Ⅱ 期，表现为肾病综合征。鉴于初诊时的证候为气虚血瘀水停。予经验方参芪当归芍药散化裁治疗，患者坚持中医药治疗长达 3 年，血肌酐恢复正常，水肿消退，尿蛋白亦明显下降，说明患者配合医生坚持坚持中医药治疗是取得疗效的关键。

对膜性肾病，我常用经验方加味当归芍药散，取活血利水之义。如患者有明显的气虚表现者，常在此方的基础上加太子参、生黄芪以增益气之力。该患者气虚较重，因而又增用了西洋参 6g 另煎兑入。


**验案 28**

河北某男，50 岁。患者 2015 年 5 月不明原因出现双下肢水肿，至某三甲西医院检查发现尿蛋白，24 小时尿蛋白定量 1.21g，血浆白蛋白 25.8g/L，肾穿刺结果为膜性肾病 Ⅰ 期，西医予激素治疗疗效不佳，2016 年 2 月逐渐停用。

为求中医药治疗于 2016 年 6 月 1 日至我处初诊。当时外院查 24 小时尿蛋白定量 4.5g，血浆白蛋白 23.3g/L，肾功能正常，服用厄贝沙坦控制血压。症见：双下肢中度可凹性水肿，尿量可，乏力腰酸，纳眠可，大便调，舌淡黯，苔薄白水滑，脉沉涩。中医辨证：气虚血瘀水停。拟益气活血利水法。予经验方参芪当归芍药散加味。

处方：太子参、茯苓、金银花、巴戟天各 20g，生黄芪、冬瓜皮各 30g，当归、生白术、川牛膝、怀牛膝各 12g，泽兰叶、青风藤、赤芍、白芍各 15g，川芎 6g，桑螵蛸 10g。浓煎，日 1 剂，水煎服。

并配合经验食疗方黄芪鲤鱼汤：赤小豆、生黄芪、冬瓜皮、生薏苡仁、车前子、茯苓各 30g，当归、砂仁、金银花、黄精各 10g，上述药物用纱布包好，选活鲤鱼或活鲫鱼 250g，加葱姜少许同煎，不入盐，文火炖 30 分钟后，弃去药包，吃鱼喝汤，每周 2 次。

药后 2 个月，2016 年 8 月 4 日复查 24 小时尿蛋白定量 1.98g，血浆白蛋白 28.7g/L。患者水肿较前明显消退，余症亦减轻。

**点评：**本例膜性肾病患者表现为肾病综合征，西医使用激素治疗无效。

笔者根据其气虚血瘀水停的证候，于经验方参芪当归芍药散益气活血利水，取得了水肿消退、尿蛋白减少的显著效果，显示了中医药的良好疗效。

### 5. 气阴两虚水停证

**验案 29**

河北某男，22 岁。2009 年底，患者无明显诱因出现双下肢浮肿，当地医院查尿蛋白（++），24 小时尿蛋白定量 1.0g，尿红细胞及肾功能正常。未行肾穿刺，给予泼尼松 60mg/日口服，自诉服药 1 个月后水肿完全消退，2 个月后尿蛋白转阴，之后激素规律撤减。2010 年 7 月，患者因感冒后病情复发，双下肢明显浮肿，24 小时尿蛋白定量 5g，当地医院再次将泼尼松加至 60mg/日，但此次患者因惧怕激素的副作用未规律服用。2011 年 4 月，患者在南京军区总医院行肾穿刺结果为 II 期膜性肾病。给予泼尼松 10mg/日口服，雷公藤多苷片 2 片/日 3 次口服。24 小时尿蛋白定量波动在 3～4g 之间，肾功能正常。

2012 年 7 月患者欲停用激素而至我处首诊。就诊时服用泼尼松 10mg/日，24 小时尿蛋白定量 5.6g，血浆白蛋白 28g/L，肾功能正常。症见：双下肢中度水肿，尿量可，面色萎黄，周身乏力，纳眠可，大便调。舌淡胖边有齿痕，苔薄白水滑，脉沉弱。中医辨证：气阴两虚，水湿内停。拟益气养阴利水法。予参芪地黄汤合水陆二仙丹加减治疗。

处方：太子参、生地黄、山药、生黄芪、冬瓜皮各 30g，牡丹皮、山萸肉、茯苓、芡实、金樱子各 20g，泽泻、黄精、当归各 12g。每日 1 剂，水煎服。

配合经验食疗方黄芪鲤鱼汤：生黄芪、赤小豆、生薏苡仁、冬瓜皮、车前子各 30g，砂仁、金银花、黄精各 10g，茯苓、芡实各 20g，当归 12g。上述药物用纱布包好，与鲤鱼或鲫鱼 250g 一尾同煎，加葱姜少许，不入盐，水煎半小时，弃去药包，吃鱼喝汤，每周 2 次。嘱患者停用激素，1 周减 5mg，2 周后完全减停。

患者坚持每 2 个月来我处门诊复诊 1 次，均以上方加减化裁，4 个月后患者水肿完全消退，蛋白尿逐渐下降，2012 年 12 月 24 小时尿蛋白定量 4g。2013 年 6 月复查 24 小时尿蛋白定量 2.5g，同年 12 月中旬 24 小时尿蛋白定量 1.5g。2014 年 4 月 24 小时尿蛋白定量 0.8g，血浆白蛋白 32g/L，病情稳定。

**点评：**本例膜性肾病患者使用激素及雷公藤多苷片疗效不佳，希望撤减激素而来我处。其症状除水肿外表现为乏力、面色萎黄，察其舌淡边有齿痕，苔薄白水滑，脉沉弱。无脾胃症状及血瘀表现。故辨证为气阴两虚水停。予参芪地黄汤合利水涩精之品，并配以经验食疗黄芪鲤鱼汤。治疗后患者尿蛋白由 5.6g 降为 0.8g，且患者能顺利地撤停激素，目前一般状况良好。

**验案 30**

北京某女，20 岁。患者 2013 年 7 月无明显诱因出现双下肢浮肿，查尿蛋白（+++），24 小时尿蛋白定量 6.08g，血浆白蛋白 28.5g/L，血脂偏高，肾功能正常。外院诊断为：肾病综合征。患者拒绝激素治疗。同年 10 月为求中医药治疗而来我处首诊。相关理化检查同前。症见：乏力口干，双下肢中度浮肿，尿中泡沫，纳食及夜眠尚可，大便调。舌质淡苔薄白，脉沉细。中医辨证：脾肾气阴两虚。拟脾肾气阴双补法，予加味参芪地黄汤化裁。

处方：太子参、生地黄、山药各 15g，生黄芪、茯苓、金银花、青风藤、芡实各 20g，山萸肉、丹皮各 10g，泽泻 12g，冬瓜皮 30g，桑螵蛸 6g。每日 1 剂，水煎服。

同时配合食疗方黄芪鲤鱼汤：生黄芪、生薏苡仁、芡实 20g，赤小豆、冬瓜皮各 30g，砂仁 6g，当归、金银花、黄精各 10g，上述药物用纱布包好，选活鲤鱼或活鲫鱼 250g，加葱姜少许同煎，不入盐，文火炖 30 分钟后，弃去药包，吃鱼喝汤，每周 1 次。

调治 2 月余，患者乏力、水肿症状明显好转，夜尿减少，复查 24 小时尿蛋白定量 1.7g，血浆白蛋白 30.3g，病情趋于稳定。

**点评**：本例肾病综合征患者，因不愿使用激素而来我处求治于中医。鉴于其水肿兼有乏力、口干，无脾胃及血瘀表现，辨证为气阴两虚水停。予参芪地黄汤加利水消肿之品，并配合经验食疗方黄芪鲤鱼汤而取效。

**验案 31**

北京某男，61 岁。2008 年 4 月患者发现双下肢水肿，在北京某医院查尿蛋白（+++），西医院建议患者肾穿刺及使用激素，患者拒绝。为寻求中医治疗，于 2008 年 6 月 11 日至我处首诊。症见：乏力畏寒，头发花白稀疏，下肢中度水肿，按之凹陷，尿少，背部汗多，口黏，纳可，眠差，大便调。舌黯红，苔薄白略腻，脉沉弦。查 24 小时尿蛋白定量 7.84g，血浆白蛋白 28.9g/L，甘油三酯 2.34mmol/L，总胆固醇 9.02mol/L，肾功能正常。高血压病史 30 余年。中医辨证：脾肾气阴两虚，偏于气虚。拟益气养阴法，予经验方加味参芪地黄汤化裁。

处方：党参、炒枣仁、芡实、金樱子、茯苓各 20g，炙黄芪 30g，泽泻、生地、山药、青风藤各 15g，山萸肉、丹皮各 10g，天麻 12g。每日 1 剂，水煎服。

并配合食疗方黄芪鲤鱼汤：炙黄芪、赤小豆、冬瓜皮、生薏苡仁、车前子各 30g，炒白术、茯苓、当归、黄精、金银花各 10g，芡实 20g，砂仁 6g。上药用纱布包，加葱姜，不入盐，与鲤鱼或鲫鱼 250g 一尾同煎半小时，弃去药包，吃鱼喝汤，每周 2 次。

此后坚持门诊单纯中医治疗，根据病情予上方加减化裁。嘱患者定期复查。尿量逐渐增加，水肿逐渐消退，上述诸症亦逐渐减轻。

复查指标如下：

2008 年 10 月 17 日，24 小时尿蛋白定量 4.31g，血浆白蛋白 28g/L。

2009 年 6 月 15 日，24 小时尿蛋白定量 3.89g，血浆白蛋白 24.3g/L。2009 年 10 月 18 日，24 小时尿蛋白定量 3.44g，血浆白蛋白 23.2g/L。患者水肿已完全消退，见轻度乏力、心悸，故于方中合用生脉饮，加麦冬 12g、五味子 10g，炙黄芪加至 40g。

2010 年 6 月 17 日，24 小时尿蛋白定量 4.578g，血浆白蛋白 31.4g/L。2010 年 10 月 14 日，24 小时尿蛋白定量 5.45g，血浆白蛋白 33g/L。

2011 年 2 月 15 日，24 小时尿蛋白定量 4.67g，血浆白蛋白 36.3g/L。2011 年 9 月 17 日，24 小时尿蛋白定量 2.63g，血浆白蛋白 41.8g/L。

2012 年 3 月 11 日，24 小时尿蛋白定量 1.995g，血浆白蛋白 41.9g/L。2012 年 6 月 4 日，24 小时尿蛋白定量 1.442g，血浆白蛋白 41g/L。

2013 年 7 月 4 日，24 小时尿蛋白定量 1.082g，血浆白蛋白 44.8g/L。此后，24 小时尿蛋白定量一直稳定在 1g 左右。患者神振纳佳，头发已变黑变多。

**点评：** 该患者初诊时除水肿外，表现为气阴两虚之证，患者不愿用激素，遂长期坚持中医药治疗，以益气养阴利水法配合经验食疗方黄芪鲤鱼汤获得了较好效果。尿蛋白由 7.84g 降至 1g 左右，水肿完全消退，白蛋白由 28.9g/L 升至 44.8g/L。

该患者坚持单纯中医药治疗长达 5 年的时间，不仅理化指标改变，而且头发逐渐变黑变多，生活质量提高。由此可见，部分肾病综合征治疗以"能中不西"是可能的，而且患者的密切配合也是取得疗效的关键之一。

**验案 32**

北京某男，72 岁。2012 年冬患者出现双下肢明显水肿，按之凹陷，于某医院查 24 小时尿蛋白定量 4.9g（尿量 600ml），血浆白蛋白 19.6g/L，肾功正常。西医建议肾穿刺及使用激素，患者拒绝。

为寻求中医治疗，遂于 2013 年 5 月 13 日至我处首诊。外院查 24 小时尿蛋白定量 9.65g，血浆白蛋白 19.6g/L。症见：面色灰黯，乏力伴双下肢中度水肿，尿中泡沫多，尿量少。纳食可，夜眠欠安，大便正常。舌淡黯苔薄白腻，有裂纹，脉弦细。中医辨证：气阴两虚挟瘀挟湿。拟益气养阴、化瘀利水法，予参芪地黄汤加味。

处方：太子参、生地、山药、泽泻各 15g，生黄芪、茯苓、天麻、酸枣仁、白芍、金银花、青风藤、芡实、丹参、金樱子 20g，山萸肉 10g，泽兰叶、丹皮、川牛膝、怀牛膝各 12g。每日 1 剂，水煎服。

并配合经验食疗方黄芪鲤鱼汤：赤小豆、生黄芪、冬瓜皮、生薏苡仁、车前子、茯苓各 30g，当归、砂仁、金银花各 10g，上述药物用纱布包好，与鲤鱼或鲫鱼 250g 一尾同煎，加葱姜少许，不入盐，水煎半小时，弃去药包，吃鱼喝汤，每周 1 剂。

患者坚持中医药治疗，根据病情在上方基础上加减化裁，药后水肿逐渐消退，诸症减轻，尿蛋白逐渐下降。2013 年 11 月初 24 小时尿蛋白定量 4.4g。

2014 年 4 月，患者水肿完全消退。同年 8 月 26 日复查，24 小时尿蛋白定量 2.29g，血浆白蛋白 33.8g/L。

2016 年 1 月 8 日 24 小时尿蛋白定量 1.35g，血浆白蛋白 38.8g/L。

**点评**：本例肾病综合征在水肿的同时，有气阴两虚兼挟瘀血等症状，因而予益气养阴、化瘀利水法加减治疗，取得了较好的效果。24 小时尿蛋白总量由 9.65g 降至 2.29g，低蛋白血症亦得到控制。

### 验案 33

河北某女，19 岁。患者 2013 年 5 月下旬出现双下肢水肿，查 24 小时尿蛋白定量 6g，血浆白蛋白 29g/L，总胆固醇 8.18mmol/L，甘油三酯 2.18mmol/L，尿红细胞 77.34 个/高倍视野。血压正常，肾功能正常。当地医院诊为：肾病综合征。建议肾穿刺并使用激素，患者拒绝。

为寻求中医药诊治，遂于同年 6 月初至我处首诊。当时症见：双下肢中度水肿，尿量尚可。时有尿频，乏力腰酸，心悸自汗，咽痛，纳眠可，大便调，舌红苔薄白，脉沉细数。相关指标同上。中医辨证：心肾气阴两虚，兼挟湿热。以益气养阴，清利湿热为法。予参芪地黄汤合生脉饮加减。

处方：金银花、小蓟各 30g，蒲公英、生地、山药、泽泻、仙鹤草、川断各 15g，麦冬、牛蒡子各 12g，五味子、山萸肉、丹皮各 10g，茯苓、芡实、菟丝子、生黄芪、板蓝根、青风藤、金樱子各 20g，桑螵蛸 6g。每日 1 剂，水煎服。

并配合经验食疗方黄芪鲤鱼汤：生黄芪、赤小豆、生薏苡仁、冬瓜皮各 30g，砂仁、金银花、黄精各 10g，茯苓、芡实各 20g，当归 12g。上述药物用纱布包好，与鲤鱼或鲫鱼 250g 一尾同煎，加葱姜少许，不入盐，加水适量，文火炖 30 分钟，弃去药包，吃鱼喝汤，每周 1 剂。

药后患者诸症减轻，每次复诊时均以上方为基础加减化裁。一直坚持单纯中医治疗，未用激素。同年 8 月 7 日，查 24 小时尿蛋白定量 4.05g，血浆白蛋白 31g/L，总胆固醇 8.44mmol/L，甘油三酯 3.7mmol/L。2013 年 9 月 17 日 24 小时尿蛋白 2.56g。2013 年 11 月 13 日查 24 小时尿蛋白定量 1.49g，血浆白蛋白 35g/L，总胆固醇 7.23mmol/L，甘油三酯 7.23mmol/L。

2014 年 1 月 3 日复查 24 小时尿蛋白定量 0.85g，血浆白蛋白 42g/L，总胆固醇 5.59mmol/L，甘油三酯 1.58mmol/L。同年 7 月 26 日 24 小时尿蛋白定量 0.11g。2014 年 10 月 15 日复查 24 小时尿蛋白定量 0.04g，血浆白蛋白 38g/L，总胆固醇 4.72mmol/L，甘油三酯 1.12mmol/L。尿红细胞 2.7 个/高倍视野。患者一直在门诊中医药治疗，巩固疗效，随访指标均为阴性。

**点评**：本例肾病综合征兼有血尿，临床表现除水肿之外，有心气阴两虚证及下焦湿热证，因而治疗心肾气阴双补，兼清利湿热、凉血止血。予参芪地黄汤合生脉饮加味而取效。

**验案 34**

北京某男，49 岁。2014 年 4 月患者体检发现尿蛋白（+++），24 小时尿蛋白定量 15.23g，血浆白蛋白 23g/L，血肌酐正常，总胆固醇 11.93mmol/L。外院诊断为肾病综合征，建议肾穿刺及使用激素，患者拒绝。曾短期应用雷公藤未见效。

为求治中医，经熟人介绍，于 2014 年 5 月中旬至我处初诊。症见：全身重度水肿，尿量少每日 500～600ml。乏力头晕，腰酸痛，纳食及夜眠尚可，舌黯红苔白水滑，脉沉细弱。相关理化指标同上。中医辨证：气阴两虚，水湿内停。拟益气养阴利水法，予参芪地黄汤和水陆二仙丹加味治疗。

处方：太子参、生地黄、山药各 15g，生黄芪 30g，冬瓜皮各 30g，牡丹皮、山萸肉各 10g，茯苓、芡实、金樱子各 20g，泽泻、黄精、当归各 12g。每日 1 剂，水煎服。

并配合食疗经验方黄芪鲤鱼汤：生黄芪、赤小豆、薏苡仁、冬瓜皮各 30g，芡实、茯苓、砂仁各 20g，炒白术 12g，当归、黄精、金银花各 10g。与鱼同煎，吃鱼喝汤,每周 2 次。

用药 2 周后效果明显,尿量增加,水肿明显消退,复查 24 小时尿蛋白定量 6.12g,血浆白蛋白 28g/L,总胆固醇 7.94mmol/L,血肌酐 71μmol/L。患者自觉效果很好,乏力好转,故坚信中医疗效,继续中药治疗。用药 4 周后,治疗效果进一步好转,2014 年 6 月 15 日,查 24 小时尿蛋白定量降至 3.08g。水肿已完全消退,仅觉轻度乏力。2014 年 7 月 26 日,复查 24 小时尿蛋白定量 0.112g,血浆白蛋白升至 42g/L,患者看到了中医的神奇疗效,随访至今,指标阴性。

**点评:** 本例为肾病综合征重度水肿患者。鉴于其伴有乏力腰酸等气阴两虚的表现,故予参芪地黄汤气阴双补,酌加利水涩精之品,并配合经验食疗方黄芪鲤鱼汤治疗而取效。患者未用激素,利尿西药及输注血浆白蛋白,单纯中医药治疗,4 周后水肿即消退,2 月余后尿蛋白转阴,血浆白蛋白恢复正常,取得了迅速的、完全缓解的效果。说明中医药在肾病综合征的治疗中大有可为,应当挖掘和整理。

**验案 35**

北京某女,28 岁。患者 2011 年 8 月发现尿蛋白(+++),24 小时尿蛋白定量 4.2g。肾穿刺结果为 IgA 肾病。西医予甲泼尼龙 48mg/日及来氟米特口服,药后患者尿蛋白减少,但停用激素后,病情反复,尿蛋白定量逐渐升高。

患者为寻求中医药治疗,于 2014 年 5 月中旬来我处首诊,当时 24 小时尿蛋白定量 4.9g,血浆白蛋白 26g/L,肾功能正常。激素已停用。症见:颜面及双下肢中度水肿,乏力腰酸痛,大便偏干,咽痛,眠不实,舌红苔薄黄,脉沉细濡。中医辨证:气阴两虚,兼挟湿热。拟益气养阴利水法,予参芪地黄汤合五皮饮加减。

处方:太子参、生地、金银花、川断、怀牛膝、麻子仁、炒枣仁、丹参、大腹皮各 15g,生黄芪、茯苓皮、泽泻、芡实、金樱子各 20g,陈皮、桑白皮、牛蒡子 12g,冬瓜皮 30 g,桑螵蛸 5g,柏子仁 12g。每日 1 剂,水煎服。

配用经验食疗方黄芪鲤鱼汤:生黄芪、赤小豆、薏苡仁、冬瓜皮各 30g,芡实、茯苓各 20g,金银花、当归、黄精、砂仁各 10g,上述药物用纱布包好,选活鲤鱼或活鲫鱼 250g,加葱姜少许同煎,不入盐,加水文火炖 30 分钟后,弃去药包,吃鱼喝汤,每周 2 次。

治疗 4 周后,感觉效果明显,水肿已消退,复查 24 小时尿蛋白定量降至 3.5g。2014 年 7 月复诊,患者面色较前有光泽,体重减轻,查 24 小时尿蛋白定量降至 2.7g。2014 年 9 月 1 日查 24 小时尿蛋白定量 1.8g，血浆白蛋白 38.9g/L。

**点评：** 本例为 IgA 肾病呈现肾病综合征的患者，对激素及免疫抑制剂呈依赖性，因停药后病情反复而来我处就诊。鉴于其在水肿的同时伴有气阴两虚及兼挟湿热。选用参芪地黄汤益气养阴，合用五皮饮加减利水，方中的牛蒡子有利咽通便之功。五皮饮出于《中藏经》，由五种药物的皮组成，具行气利水之功，笔者在临床运用时，常加冬瓜皮、车前子以加强利水作用。该方平淡无奇，但轻灵好用。

**验案 36**

河北某女，36 岁。2014 年 5 月患者出现双下肢水肿，当地医院查 24 小时尿蛋白定量 2.14g（尿量 600ml），血浆白蛋白 30g/L，肾功能正常。西医建议肾穿刺及使用激素，患者拒绝，仅服用雷公藤多苷片。

同年 7 月为寻求中医诊治而来我处首诊，外院查 24 小时尿蛋白定量 2.4g（800ml），血浆白蛋白 32.9g/L，尿红细胞 91.9 个/高倍视野。当时症见：双下肢中度水肿，乏力腰酸痛，口干口苦，口中异味，纳可眠不实，时有尿频。舌偏红苔黄腻，脉沉弱。中医辨证：气阴两虚，兼挟湿热。拟益气养阴、清热利湿为法，予参芪地黄汤加味。

处方：太子参、山萸肉、丹皮各 10g，生黄芪、生地、桑白皮、白茅根、巴戟天各 15g，泽泻、淡竹叶、佩兰各 12g，金银花、茯苓、夜交藤、续断、金樱子各 20g，黄连 5g，小蓟、冬瓜皮各 30g。每日 1 剂，水煎服。并嘱患者停用雷公藤多苷片。

之后患者坚持中医药治疗，一直以本方加减化裁。水肿消退，诸症减轻。同年 10 月 11 日复查 24 小时尿蛋白定量 0.77g，尿红细胞 1.89 个/高倍视野。病情改善。

**点评：** 本例为肾病综合征兼有血尿的患者，西医使用雷公藤多苷片而不效。患者除气阴两虚的症状外，兼有口苦、舌苔黄腻等湿热内蕴的表现。方选参芪地黄汤为基础方，酌加利水药及黄连、竹叶、佩兰等清热除湿之品而取效。

**验案 37**

山东某女，50 岁。2011 年 2 月患者出现双下肢水肿，当地医院查 24 小时尿蛋白定量 5.13g，血浆白蛋白 27.6g/L，肾功能正常。肾穿刺结果为系膜增生性肾小球肾炎。西医予甲泼尼龙 44mg/日，使用 3 个月后尿蛋白未转阴。

2014 年 5 月 12 日患者为寻求中医治疗至我处首诊。当时口服甲泼尼龙 24mg/日，外院查 24 小时尿蛋白定量 2.34g，血浆白蛋白 27.6g/L，血压及肾功能均正常。症见：双下肢中度水肿，尿量尚可，乏力腰酸痛，舌淡，苔薄白水滑，脉沉弱。中医辨证：气阴两虚，水湿内停。拟益气养阴利水为法。予参芪地黄汤加味。

处方：太子参、生地、山药、巴戟天、金银花各 15g，生黄芪、冬瓜皮、丹参各 30g，山萸肉、丹皮各 10g，茯苓、芡实、青风藤各 20g，泽泻 12g。每日 1 剂，水煎服。

并配合食疗经验方黄芪鲤鱼汤：生黄芪、赤小豆、薏苡仁、冬瓜皮各 30g，芡实、茯苓、砂仁各 20g，炒白术 12g，当归、黄精、金银花各 10g。与鱼同煎，吃鱼喝汤，每周 1 剂。并嘱患者逐渐撤减激素。

患者坚持门诊治疗，笔者一直以上方加减化裁。同年 9 月 13 日查：24 小时尿蛋白定量 0.50g，血浆白蛋白 34g/L。2014 年 12 月 1 日复查：24 小时尿蛋白定量 0.50g，激素已减至 8mg/日，双下肢水肿消退，腰已不痛，无明显不适。2015 年 6 月 8 日激素减至 6mg/日，复查 24 小时尿蛋白定量 0.14g。随访至今病情稳定。

**点评：**本例为系膜增生性肾小球肾炎患者，外院予大剂量激素治疗 3 个月仍无效。初诊时辨证为气阴两虚水停。运用参芪地黄汤加利水之药，配合经验食疗方黄芪鲤鱼汤治疗，笔者在中医药治疗的同时逐渐减撤激素，取得了水肿消退、蛋白尿转阴的满意效果。

**验案 38**

河北某男，61 岁。患者于 2008 年 4 月体检发现尿检异常，尿蛋白：(+++)，尿中有红细胞。未行肾穿刺检查，未用激素。既往高血压病史 30 年，血压最高达 180/100mmHg，服硝苯地平缓释胶囊、倍他乐克、代文，血压控制在 135/80mmHg 左右。

2008 年 6 月 11 日为求中医药治疗至我处初诊。外院查 24 小时尿蛋白定量为 7.84g，尿红细胞 15 个/高倍视野，血浆白蛋白 29.9g/L，甘油三酯 2.34mmol/L，总胆固醇 9.02mmol/L，血肌酐 126.45μmol/L。症见：颜面及双下肢中度水肿，尿量可，乏力畏寒，后背汗多，口干，纳可，眠差，大便调，舌淡，苔薄白，脉沉细。中医辨证：气阴两虚，水湿内停。以益气养阴利水为法。予参芪地黄汤加味。

处方：党参、茯苓、芡实、金樱子、炒枣仁各20g，炙黄芪、冬瓜皮、车前子、金银花各30g，生地、青风藤、山药各15g，山萸肉、丹皮各10g，泽泻、天麻、小蓟各12g。每日1剂，水煎服。

并配合黄芪鲤鱼汤：赤小豆、薏苡仁、冬瓜皮、生黄芪各30g，芡实20g，白术12g，砂仁10g。上药用纱布包，加葱姜，不入盐，与鲤鱼或鲫鱼250g一尾同煎半小时，弃去药包，吃鱼喝汤，每周2次。

患者一直坚持中医药治疗，期间多次复诊，笔者均以上方加减。2009年2月18日复诊：患者以上方加减治疗半年余，水肿明显减轻，乏力、畏寒缓解，但时有咳嗽，咯少量黄痰，舌淡，苔薄黄，脉沉细。查24小时尿蛋白定量5.4g，血浆白蛋白32.9g/L，甘油三酯2.83mmol/L，总胆固醇6.37mmol/L，血肌酐74μmol/L。继以上方加减，以太子参易党参，加菟丝子、紫河车加强补肾摄精之力，佐以浙贝母、黄芩以清肺化痰。

处方：太子参、金银花各30g，生地、泽泻、黄芩各15g，山萸肉、柏子仁、竹叶各12g，丹皮、炒白术各10g，茯苓、炒枣仁、金樱子、芡实、天麻、青风藤、菟丝子各20g，紫河车、象贝母各6g，炙黄芪40g。每日1剂，水煎服。

2011年9月17日复诊：上方加减治疗1年半，患者已无明显不适。查24小时尿蛋白定量：2.6g，血浆白蛋白41.8g/L，甘油三酯2.1mmol/L，总胆固醇4.97mmol/L，血肌酐73μmol/L（未用降脂西药）。

**点评：**本例患者肾病综合征兼有少量血尿，血肌酐亦轻度升高。鉴于患者有乏力、口干等气阴两虚表现，故予参芪地黄汤加减并配合经验食疗方黄芪鲤鱼汤益气养阴利水。患者坚持中医药治疗3年，取得了尿蛋白明显减少，血浆白蛋白恢复正常，血肌酐明显下降的满意效果。

**验案39**

河南某男，18岁。患者2008年3月无诱因出现眼睑及双下肢水肿，当地医院检查（具体不详）诊断为肾病综合征，予泼尼松60mg/日，治疗4个月后水肿和蛋白尿均未见好转。

2008年7月19日为求中医治疗来我门诊治疗。当时口服泼尼松50mg/日，检查24小时尿蛋白定量4.42g，血浆白蛋白26.5g/L，总胆固醇9.6mmol/L，甘油三酯4.27mmol/L，血压及肾功能正常。症见：眼睑及双下肢中度浮肿，尿量每日1000ml。神疲乏力，心悸腰酸，心烦不寐，舌淡苔稍干，脉细数无力。中医辨证：心肾气阴两虚，水湿内停。拟益气养阴利水法。予经验方加味参芪地黄汤合生脉饮化裁。

处方：太子参、生黄芪、山药各15g，生地、麦冬、天麻、竹叶各12g，山萸肉、丹皮、泽泻、五味子各10g，茯苓、丹参、炒酸枣仁各20g、冬瓜皮、车前子各30g，鹿角胶10g（烊入）。每日1剂，水煎服。

并配合经验食疗方黄芪鲤鱼汤：生黄芪、赤小豆、薏苡仁、冬瓜皮各30g，芡实、茯苓各20g，生姜、砂仁各10g，与鲤鱼1条（约250g）同煎，不入盐，吃鱼喝汤，每周2次。并嘱患者逐渐撤减激素。

同年8月13日复诊，患者水肿已消退，各种症状亦明显减轻，尿量增至1600ml/日。查24小时尿蛋白定量1.744g，血浆白蛋白32.9g/L，总胆固醇6.27mmol/L，甘油三酯2.68mmol/L（未用降脂西药）。

患者坚持复诊，至2009年5月尿蛋白转阴，血浆白蛋白及血脂均正常。同年9月10日激素已撤停，未再反复。

点评：本例肾病综合征患者，当地使用大量激素治疗无效而来我处就诊。患者在水肿的同时有心肾气阴两虚的表现，以参芪地黄汤合生脉饮加味心肾气阴双补，酌加利水涩精、安神、强壮腰膝等药物。方中的鹿角胶是笔者喜用的强壮腰膝的药物之一，本品为血肉有情之品，以温润补肾见长，为强壮腰膝之良药。宜烊化入药，用量为10~20g。

该患者经中医药治疗，激素撤减及至撤停，取得了尿蛋白转阴，血浆白蛋白及血脂均恢复正常的显著疗效。这充分说明部分肾病综合征患者"能中不西"是可行的。

**验案40**

四川某男，69岁。患者2013年无诱因出现双下肢水肿，于当地医院检查发现蛋白尿、高血压，肾功能正常。西医建议肾穿刺，使用激素，患者均拒绝，仅使用贝那普利、氨氯地平之后，血压稳定。用呋塞米利尿，但水肿未见好转。

为求中医药治疗，遂于2014年12月10日至我处首诊。当时24小时尿蛋白定量7.8g，血浆白蛋白25.5g/L，血肌酐56μmol/L，血尿酸480μmol/L，总胆固醇7.2mmol/L，甘油三酯2.02mmol/L。症见：双下肢重度可凹性水肿，尿量800ml/日，乏力，怕热口苦，咽干痛，纳眠可，大便调。舌淡边有齿痕，苔薄白水滑，脉沉弱。中医辨证：气阴两虚，湿热内阻。拟益气养阴，清热利湿法。予参芪地黄汤加味。

处方：太子参、黄芩、生地、山药、泽泻各15g，生黄芪、冬瓜皮、车前子、白芍各30g，山萸肉、丹皮、牛蒡子、连翘各10g，淡竹叶、银花各12g，茯苓、丹参、芡实、金樱子、菟丝子各20g，桑螵蛸6g，黄连5g。每日1剂，水煎服。

并配合经验食疗方黄芪鲤鱼汤：生黄芪、赤小豆、冬瓜皮、茯苓、生薏苡仁各30g，炒白术、砂仁、当归、黄精、银花、莲子肉各10g，芡实20g。上药用纱布包，加葱姜，不入盐，与鲤鱼或鲫鱼250g一尾同煎半小时，弃去药包，吃鱼喝汤，每周1次。

患者坚持来我处复诊，我一直予上方化裁。药后患者水肿逐渐减轻及至消退，尿蛋白逐渐减少，血浆白蛋白逐渐上升。2015年1月9日复查24小时尿蛋白定量4.86g，血浆白蛋白28g/L；同年4月17日24小时尿蛋白定量3.19g，血浆白蛋白29.7g/L；7月19日24小时尿蛋白定量2.67g，血浆白蛋白35g/L；8月7日24小时尿蛋白定量1.93g，血浆白蛋白39g/L；10月16日24小时尿蛋白定量0.26g，血浆白蛋白40g/L。血尿酸366μmol/L，总胆固醇4.55mmol/L，甘油三酯1.63mmol/L（未用降尿酸及降脂西药）。

目前患者无明显不适，能坚持全日制工作，并经常国内外出差。随访至今，所有检查均正常。

**点评：**本例为老年肾病综合征重度水肿患者，因恐惧激素的副作用而坚决不用激素，而来我处就诊。鉴于其重度水肿的同时兼有乏力、咽干痛、怕热、口苦，辨证为气阴两虚偏于阴虚，兼挟湿热。予参芪地黄汤化裁而取效，不但水肿消退，尿蛋白下降，血浆白蛋白升高，血尿酸亦逐渐降至正常（未用降尿酸西药）。

笔者认为，对于水肿的治疗，不能单纯用利水渗湿药治标，应该根据辨证标本兼顾。同时配合经验食疗方黄芪鲤鱼汤能提高血浆白蛋白。虽然水肿消退的速度稍慢一些，但水肿消退后不易反复。

**验案41**

内蒙古某男，10岁。患者2009年10月初无明显诱因出现颜面及下肢浮肿，尿量减少每日600ml，查尿蛋白（+++），24小时尿蛋白定量3.0g，当地医院给予激素治疗，口服泼尼松20mg/日，半个月后尿蛋白转阴。但半年后复发，尿蛋白（+++），又口服泼尼松25mg/日，1周后尿蛋白转阴，激素共使用半年。停用激素后每遇感冒则复发，患者血肌酐及血压正常。

2016年3月6日感冒后查尿蛋白（+++），24小时尿蛋白定量4.6g，血肌酐47μmol/L。患者家属不愿继续使用激素，为求中医药治疗而来我处首诊，症见：双下肢中度水肿，尿量减少700ml/日，咳嗽有痰，咽干痛，乏力怕热，平素易感冒，纳眠可，大便偏干。舌边尖红苔薄白，脉浮数。中医辨证：气阴两虚，偏于阴虚，兼夹风热。以益气养阴，兼以疏风清热为法。予参芪地黄汤加味。

处方：太子参、黄芩、连翘、淡竹叶、野菊花、泽泻各12g，生黄芪、金银花、山药、菟丝子、瓜蒌皮、火麻仁各15g，生地、山萸肉、丹皮、陈皮、桑螵蛸、黄精各10g，茯苓、益母草各20g，冬瓜皮、生石膏各30g，川贝母2g。每日1剂，水煎服。

患者坚持服上方1月余，未用激素及利尿西药。2016年4月16日复诊，水肿消退，尿量增加每日1650ml，尿蛋白明显下降，复查尿蛋白（+），24小时尿蛋白定量0.53g。效果明显。

点评：该病例的临床特点为大量蛋白尿伴水肿，对激素呈现依赖性，患者家属求治中医的目的是不想依赖激素。初诊时中医证候为气阴两虚，偏于阴虚，兼夹风热。治疗以益气养阴，兼以疏散风热，扶正祛邪兼顾为法。单纯运用中药取得了明显的效果。

虽然患者初诊时见咳嗽、咽干等风热犯肺之证，一般情况下应急则治其标，先治表证，但鉴于该病例无明显恶寒发热表气不疏之证，故拟标本兼顾，扶正祛邪治疗。在参芪地黄汤以益气养阴的基础上加用金银花、连翘、野菊花以疏风清热解毒；黄芩、生石膏清泻肺热；川贝母、瓜蒌皮化痰止咳。

**验案42**

上海某女，56岁。患者既往有多年慢性肾炎史及高血压病史，用降压西药控制血压，2014年7月初出现双下肢中度水肿，7月18日当地医院检查：24小时尿蛋白定量4.54g，尿量尚可，血浆白蛋白23.9g/L，血肌酐82.5μmol/L，甘油三酯1.8mmol/L，谷草转氨酶121单位/L，谷丙转氨酶169单位/L。患者不愿作肾穿刺，也未用激素，肾功能正常。

同年9月10日为求中医药治疗而来我处初诊，症见：面色萎黄，乏力伴双下肢中度水肿，按之凹陷，大便时溏，口干眠不实，夜尿频，纳可。舌淡边有齿痕苔薄白，脉沉弱。中医辨证：气阴两虚，偏于气虚。以益气养阴，兼以健脾涩精为法。予参芪地黄汤加减。

处方：黄芪40g，太子参、生地、泽泻、淫羊藿、夜交藤各15g，当归、青风藤、芡实、杜仲、菟丝子、黄精、金樱子各20g，山萸肉、金银花、天麻、炒白术、苏梗、灵芝片各12g，丹皮、桑螵蛸、益智仁各10g，茯苓、冬瓜皮、薏苡仁各 30g。每日 1 剂,水煎服。

并配合经验食疗方黄芪鲫鱼汤:生黄芪、赤小豆、冬瓜皮各 30g,砂仁、金银花各 10g,当归、白术各 12g,黄精、茯苓、芡实各 20g。上述药物用纱布包好,选活鲤鱼或活鲫鱼 250g,加葱姜少许同煎,不入盐,文火炖 30 分钟后,弃去药包,吃鱼喝汤,每周 1 次。

患者坚持门诊中药治疗近 2 年,初诊时明显的水肿及乏力等症状,在治疗 1 年后均已消失,24 小时尿蛋白定量亦明显减少。2015 年 1 月 28 日查 24 小时尿蛋白定量 3.7g,同年 3 月 11 日 24 小时尿蛋白定量 3.45g,同年 8 月 18 日 24 小时尿蛋白定量 3.13g,2016 年 4 月 14 日 24 小时尿蛋白定量 2.2g,血浆白蛋白 36.7g/L。目前仍在门诊继续治疗。

**点评:**该患者初诊时突出的临床表现为大量蛋白尿,中度水肿及明显乏力,中医辨证属气阴两虚,偏于气虚。治疗以益气养阴,兼以健脾涩精为法,患者证偏气虚,故方中重用黄芪 40g,并用太子参及炒白术意在益气健脾。同时配合经验食疗方黄芪鲫鱼汤治疗,收效显著,临床症状得以控制,24 小时尿蛋白定量亦有所下降。

**验案 43**

北京某男,30 岁。患者 2013 年体检时发现血尿及蛋白尿,在外院肾穿刺结果为膜性肾病,西医先后予泼尼松、环孢素 A、环磷酰胺及来氟米特治疗,均未见效,24 小时尿蛋白定量最多 24g,血浆白蛋白最低 12g/L,血肌酐亦升高至 140μmol/L。

2015 年 1 月 28 日为求中医药治疗至我处初诊。当时已停用激素及免疫抑制剂。当时查 24 小时尿蛋白定量 12.96g,尿红细胞 10.88 个/高倍视野,血浆白蛋白 14.7g/L,血肌酐 176μmol/L,血红蛋白 112g/L,服用降压药控制血压。症见:双下肢中度水肿,小便量可,乏力腰酸,皮肤痤疮,咽干恶心,大便黏滞,尿急。舌淡苔薄黄,脉沉弱。中医辨证:气阴两虚,湿热内阻。拟益气养阴,清热化湿法。予参芪地黄汤加减。

处方:太子参、蒲公英、青风藤、黄芩、淫羊藿各 15g,生黄芪、生地、冬瓜皮、小蓟各 30g,山萸肉、丹皮、泽泻、桑螵蛸各 10g,茯苓、银花、续断、菟丝子、巴戟天、金樱子各 20g,竹茹、黄精、灵芝、淡竹叶、当归各 12g。每日 1 剂,水煎服。

并配合经验食疗方黄芪鲤鱼汤:赤小豆、生黄芪、冬瓜皮、生薏苡仁、车前子、茯苓各 30g,当归、砂仁、金银花、黄精各 10g,上述药物用纱布包好,选活鲤鱼或活鲫鱼 250g，加葱姜少许同煎，不入盐，文火炖 30 分钟后，弃去药包，吃鱼喝汤，每周 2 次。

患者坚持中医药治疗，笔者一直予上方加减化裁。2016 年 1 月 29 日复查 24 小时尿蛋白 7.4g，血浆白蛋白 33.8g/L，血肌酐 132μmol/L。2016 年 2 月 26 日复查 24 小时尿蛋白定量 5.44g，血浆白蛋白 35.8g/L，尿红细胞 5.9 个/高倍视野，血肌酐 126μmol/L，血红蛋白 142g/L。同年 8 月复查 24 小时尿蛋白定量 4.5g，白蛋白 39.7g/L，血肌酐 108μmol/L。患者诸症减轻。目前仍在随诊中。

**点评**：本例为膜性肾病患者，表现为肾病综合征，西医予激素、免疫抑制剂治疗不效，并出现肾功能不全。笔者选用参芪地黄汤配合经验食疗方黄芪鲤鱼汤治疗，尿蛋白较前明显减轻，血尿亦减轻，血浆白蛋白恢复正常，肾功能有所恢复。

**验案 44**

北京某男，43 岁。患者 2016 年 1 月体检发现血尿及蛋白尿，血压升高，24 小时尿蛋白定量 2.55g。外院西医建议做肾穿刺及使用激素，患者均拒绝。之后尿蛋白逐渐增加，24 小时尿蛋白定量最多 4.5g。

同年 3 月为求中医药治疗至我处首诊。当时外院查 24 小时尿蛋白定量 4.51g，尿红细胞 20 个/高倍视野，血浆白蛋白 28g/L，肾功能正常，服用降压药控制血压。症见：双下肢中度可凹性水肿，尿量 1200ml/日，时有尿频急，乏力腰酸，口干，纳眠可，大便调。舌淡黯苔薄白，脉沉细。中医辨证：气阴两虚，水湿内停。拟益气养阴，利水消肿法。予参芪地黄汤加味。

**处方**：太子参、生地、山药、茯苓、蒲公英各 15g，生黄芪、小蓟、冬瓜皮、薏苡仁各 30g，丹皮、山萸肉、桑螵蛸各 10g，金银花、泽泻各 12g，巴戟天、芡实、菟丝子、青风藤各 20g。每日 1 剂，水煎服。

并配合经验食疗方黄芪鲤鱼汤：赤小豆、生黄芪、冬瓜皮、生薏苡仁、车前子、茯苓各 30g，当归、砂仁、金银花、黄精各 10g，上述药物用纱布包好，选活鲤鱼或活鲫鱼 250g，加葱姜少许同煎，不入盐，文火炖 30 分钟后，弃去药包，吃鱼喝汤，每周 1 次。

药后 1 个月，2016 年 4 月复查 24 小时尿蛋白定量 3.004g，2016 年 5 月 17 日复查 24 小时尿蛋白定量 2.549g，7 月 10 日复查 24 小时尿蛋白定量 1.0556g，血浆白蛋白 32.8g/L，尿红细胞 8 个/高倍视野。患者水肿已消退，余症减轻，目前仍在随诊中。

点评：本例肾病综合征患者其初诊时的中医证候为气阴两虚，水湿内停。予参芪地黄汤扶正固本兼顾利水消肿，在短期内取得了明显降低蛋白尿及消肿的显著效果。

**验案 45**

河北某女，61 岁。患者 2014 年 10 月因尿中泡沫于当地医院检查发现血尿和蛋白尿。24 小时尿蛋白定量最多 6g，当地医院肾穿刺结果为膜性肾病 I 期，西医予激素及免疫抑制剂治疗，患者拒绝。

为求中医药治疗于 2015 年 10 月 26 日至我处首诊。当时外院查 24 小时尿蛋白定量 6.12g，尿红细胞 2.95 个/高倍视野，血浆白蛋白及肾功能正常。症见：双下肢中度可凹性水肿，尿量尚可，乏力腰酸，心烦怕热，胸闷憋气，咳嗽耳鸣，纳眠可，大便偏溏，日 1 次，舌淡苔薄黄水滑，脉沉弱。中医辨证：气阴两虚，湿热内蕴。拟益气养阴，清热利湿法。予参芪地黄汤加减。

处方：太子参、生黄芪、炒白术、芡实、青风藤各 20g，生地、泽泻、夏枯草、巴戟天各 15g，丹皮、黄芩、金银花各 10g，茯苓、丹参、冬瓜皮、生薏苡仁各 30g，薤白、枳壳、菊花各 12g，桑螵蛸 5g，莲子心 3g。每日 1 剂，水煎服。

并配合经验食疗方黄芪鲤鱼汤：赤小豆、生黄芪、冬瓜皮、生薏苡仁、车前子、茯苓各 30g，当归、砂仁、金银花、黄精各 10g，上述药物用纱布包好，选活鲤鱼或活鲫鱼 250g，加葱姜少许同煎，不入盐，文火炖 30 分钟后，弃去药包，吃鱼喝汤，每周 1 次。

患者坚持中医药治疗，笔者一直予上方加减化裁。2016 年 6 月 11 日复查 24 小时尿蛋白定量 4.3g，水肿及诸症明显减轻。7 月 15 日复查 24 小时尿蛋白定量 1.65g，水肿基本消退，余无不适。目前仍在门诊随诊中。

点评：本例膜性肾病表现为大量蛋白尿。鉴于其中医证候为气阴两虚，湿热内蕴，运用益气养阴、清热利湿法取得了明显的疗效。未用任何西药，蛋白尿由 6.12g 降为 1.65g，水肿基本消退。

方中选用薤白和枳壳是因为患者就诊时有胸闷憋气的症状，临床上对于慢性肾脏病伴有胸闷、胸痛、憋气的症状，其病机有痰湿、水湿阻滞气机，或瘀血痹阻，我均用上述两药，意在宽胸理气、通阳行痹。对于瘀血内阻者，常加用丹参和赤芍。药后均能达到满意的效果。

### 6. 阴虚水停证

**验案 46**

内蒙古某女，25 岁。该患者 1990 年春因感冒后诱发下肢水肿，收入院治疗，症见腰痛，尿频，尿热，双下肢中度水肿，头晕，纳、眠尚可，舌淡黯，苔稍黄腻且干，脉弦滑。既往高血压 10 余年。检查：血浆白蛋白 26g/L，24 小时尿蛋白定量 8.8g，肾功能正常。

西医诊断为肾病综合征、高血压。中医辨证为阴虚水停，拟知柏地黄汤合二至丸加丹参、益母草、当归、赤芍，养阴清热，活血利水。2 周后水肿稍减，诸症减轻，24 小时尿蛋白定量为 5.12g。遂改拟参芪地黄汤合生脉饮加丹参、益母草、葶苈子、怀牛膝、车前子、陈皮，以气阴双补，兼以活血利水，并配合服用黄芪鲤鱼汤每周 2 次。以上方化裁治疗 3 个月，水肿基本消退，病情稳定。

1990 年 8 月 9 日检查：血浆白蛋白 37g/L，24 小时尿蛋白定量 2.08g。1990 年 9 月检查尿常规阴性，24 小时尿蛋白定量 0.22g。整个治疗过程中仅沿用以前的降压药，未用激素及利尿西药。随访至今未复发。2010 年春，该患者来京专程到我院门诊与我合影留念。

**点评：** 本例肾病综合征患者在水肿的同时，兼有尿频、尿热，舌苔稍黄腻而干的表现，为阴虚水停证，选用知柏地黄汤合二至丸加味而取效。知柏地黄汤出于《医宗金鉴》，是在六味地黄汤的基础上加知母、黄柏，六味地黄汤滋阴补肾，配合知母、黄柏意在清泻下焦肾之湿热。诸药合用，具有滋阴降火，兼以利湿之功。


**验案 47**

河北某男，69 岁。2004 年无诱因出现双下肢水肿，在当地医院诊断为肾病综合征。

2005 年 8 月 29 日为求中医药治疗至我处初诊，当时查尿蛋白 5.6g，血浆白蛋白、血脂、血压及肾功能均正常。症见：双下肢重度可凹性水肿，尿量每日 600ml，小便不利，心烦不寐，口渴不欲饮，舌淡红苔少，脉细弱。中医辨证：阴虚水停，拟滋阴利水法，予猪苓汤加味。

处方：猪苓、车前草各 15g，茯苓、滑石、丹参、冬瓜皮各 30g，泽泻、金银花、川牛膝、怀牛膝各 20g，阿胶（烊化）、酸枣仁、制大黄各 10g，太子参、天麻、蒲公英、竹叶各 12g。每日 1 剂，水煎服。

14 剂后患者小便量增多至 1300ml。水肿渐退，诸症改善，仍心烦不寐，加地骨皮 30g、生地 15g。再进 14 剂后患者水肿消退，尿量正常，烦热已退，查尿蛋白 2.8g。患者坚持复诊，至 2006 年 4 月患者尿蛋白转阴。随访至今，病情稳定。

**点评**：本例患者有水肿、小便不利，兼有心烦不寐，口渴不欲饮等阴虚内热表现，为阴虚水停证。用猪苓汤养阴清热利水，取得了满意疗效。猪苓汤出于《伤寒论》，为育阴利水的代表方剂，肾性水肿属阴虚内热水停者，可选用本方。方中猪苓一般用量为 15g，过用则有伤阴之弊。

### 7. 阳虚水停证
**验案 48**

北京某女，40 岁。该患者因双下肢水肿 6 个月，加重伴蛋白尿 4 个月于 2006 年初收入我科住院。入院 6 个月前无明显诱因出现双下肢水肿，到某西医院住院做肾穿刺结果为 I 期膜性肾病，予贝那普利、双嘧达莫及抗凝治疗后效不显。同年年末，患者双下肢水肿逐渐加重再次住该西医院，查 24 小时尿蛋白定量为 6.13g，血浆白蛋白 20.9g/L，予泼尼松 50mg/日，环磷酰胺 50mg，每日 2 次，并配合扩容利尿及抗凝治疗。泼尼松服用 12 周后开始减量，环磷酰胺累积用量至 7g，出院时 24 小时尿蛋白定量为 2.32g，血浆白蛋白为 23.2g/L。

2006 年初，患者因感冒引起双下肢重度水肿并伴有腹水，24 小时尿量 500ml，遂住入我科。查血浆白蛋白 15.4g/L，总胆固醇 11.71mmol/L，24 小时尿蛋白定量 3.663g，血肌酐正常。患者入院时泼尼松减至 35mg/日。中医治疗宗"急则治标"的原则，先予银翘散加减以疏风清热、宣肺利水，其间仅配用 2 次扩容利尿药。药后患者感冒症状好转，尿量增为 1600ml/日，随之水肿有所减轻。

鉴于患者怕冷，舌黯苔白腻，脉沉迟，更方为济生肾气汤加味以温阳利水与活血利水并进，同时配合经验食疗方黄芪鲤鱼汤，每周 3 次。药后尿量渐增，怕冷症状亦消失，鉴于患者症见腰酸乏力，且尿蛋白未消，之后一直以参芪地黄汤气阴双补兼以摄精调治。其后嘱醋酸泼尼松片逐步撤减。

至 2007 年初，泼尼松片用量减为 12.5mg/日，查血浆白蛋白 23.4g/L，总胆固醇 5.86mmol/L，24 小时尿蛋白定量为 2.254g。同年 9 月，患者查血浆白蛋白升至 43g/L，总胆固醇 5.44mmol/L，24 小时尿蛋白定量 0.11g。2008 年 2 月，患者泼尼松减为 5mg/日，已无明显不适。同年 6 月泼尼松完全停用。之后继续门诊服用中药巩固疗效，随访至今，尿检阴性，身体健康状况良好。

**点评**：本例为膜性肾病患者，西医予激素加免疫抑制剂治疗有一定疗效，但蛋白尿未转阴，此次因感冒后出现病情反复。初发病时患者为水肿伴风热表证，予疏风清热、宣肺利水法治疗。表证解后，鉴于患者在水肿的同时，有畏寒、苔白腻、脉沉迟等阳虚表现，遂以济生肾气汤温阳利水为主治疗。济生肾气汤出于《济生方》，在肾气丸温补肾阳的基础上加川牛膝、车前子以增活血利水之功。患者药后水肿明显消退，蛋白尿逐渐下降，终以脾肾气阴双补法加摄精药善后，而且激素已完全撤停。本例患者为难治性肾病综合征，中医药治疗取得了显著的疗效。

**验案 49**

内蒙古某男，72 岁。因"膜增殖性肾炎、肾病综合征、慢性肾功能不全"于 2009 年中住郊区某民营医院。该院用激素、环磷酰胺、扩容利尿等药药效不显。

患者要求中医药治疗，该院遂邀笔者会诊。当时患者症见全身高度水肿，有胸腔积液、腹水，卧床不起，神疲乏力，少气懒言，畏寒，尿量少每日约 600ml，大便稍干，纳食一般，舌淡苔白而水滑，脉沉弱。检查：血浆白蛋白 19g/L，24 小时尿蛋白定量 5.61g（注：尿量少），尿常规示：尿蛋白（+++），总胆固醇 7.01mmol/L，甘油三酯 2.46mmol/L，血肌酐 272μmol/L，血红蛋白 95g/L。

中医辨证为气虚阳虚水停，拟益气温阳利水法，以济生肾气汤合五皮饮加西洋参、生黄芪、芡实、丹参、车前子治疗。每日 1 剂，水煎服，并配合每周 2 次服用经验食疗方黄芪鲤鱼汤。进药 3 周后，水肿逐渐消退。之后以参芪地黄汤加味调治，患者于 2009 年秋出院。出院后一直守方服用，平时电话告知其身体健康状况逐渐好转，随之相关理化指标亦相应改善。

半年后患者来我处复诊时，24 小时尿蛋白定量为 1.94g，血浆白蛋白为 39.4g/L，总胆固醇为 5.79mmol/L，甘油三酯 1.47mmol/L，血肌酐 133μmol/L，血红蛋白 120g/L。患者面色红润，纳好，眠安，体力及精神均良好，嘱其继续服用中药以巩固疗效。2015 年 12 月 28 日电话随访，病情稳定未复发。

**点评：** 本例为膜增殖性肾炎伴有肾功能不全的重症患者。初起周身水肿较重，伴有畏寒、乏力等气虚阳虚表现，治疗予济生肾气汤合五皮饮温阳利水，并加西洋参、生黄芪大补元气。药后水肿明显消退，继之以脾肾气阴双补法调治。患者在水肿消退的同时，尿蛋白减少，血浆白蛋白明显升高，肾功能亦能得到改善。

方中选用的西洋参苦甘凉，具益气养阴生津之功。对于慢性肾脏病气阴两虚重症患者，笔者常喜用西洋参（用量 3～10g），该药性凉，益气养阴兼顾，益气之力较一般的补气药要强，且其优点为用后绝无伤阴助火之虞。西洋参为名贵药材，宜另煎兑入汤剂中内服，或单独服用均可。

　　一般肾功能不全的水肿患者不适于用经验食疗方黄芪鲤鱼汤。但该患者血浆白蛋白为19g/L，因而配用该食疗方。治疗后患者血浆白蛋白升高，水肿消退，肾功能相应改善。

　　**验案 50**

　　东北某女，53 岁。患者 2005 年 6 月无明显诱因出现双下肢浮肿，未重视及治疗，水肿逐渐加重。当地医院查 24 小时尿蛋白定量最多 7g，2005 年 12 月 9 日开始激素及环磷酰胺治疗，泼尼松起始量 50mg/日，病情无明显好转。

　　2006 年 4 月 2 日因发热再次出现双下肢水肿，2 天后寻求中医药治疗至我处初诊。当时泼尼松已减量至 30mg/日，环磷酰胺累积至 7g。查血浆白蛋白 20.9g/L，24 小时尿蛋白定量 6.13g。肾功能正常。症见：双下肢指凹性水肿，发热，微恶风寒，咽痛，咳嗽，恶心，纳差，小便量少，舌黯苔薄黄，脉浮数。中医辨证：脾肾亏虚，兼肺卫风热。拟急则治标，疏散风热，予银翘散加减。

　　处方：金银花、生石膏（先煎）各 30g，连翘、竹叶、牛蒡子、黄芩、瓜蒌皮各 12g，桔梗、薄荷、浙贝母、柴胡、竹茹各 10g，芦根 15g，川黄连 3g。每日 1 剂，水煎服。

　　并配合经验食疗方黄芪鲤鱼汤：生黄芪、冬瓜皮、赤小豆各 30g，砂仁 6g。上述药物用纱布包好，与鲤鱼或鲫鱼 250g 一尾同煎，加葱姜少许，不入盐，水煎半小时，弃去药包，吃鱼喝汤，每周 2 次。药后患者已无表证。

　　2006 年 4 月 18 日二诊：患者双下肢中度浮肿，尿量 800ml/日，手足不温，有麻木感，舌黯苔白腻，脉沉迟。治以济生肾气汤加减温阳活血利水。

　　处方：生地黄、丹皮、桂枝、鸡内金各 12g，苏梗、山萸肉各 10g，白术 15g，制附片、川芎各 6g，泽泻、茯苓、生黄芪、芡实、川牛膝、怀牛膝、金樱子、金银花各 20g，冬瓜皮 30g，丹参、车前子包煎各 30g。每日 1 剂，水煎服。

　　2007 年 3 月 16 日三诊：经前方案治疗后，患者尿量增加为 1500ml/日，双下肢浮肿逐渐消退，偶有乏力腰酸，舌质淡红，苔薄白，脉细弱。查血浆白蛋白 38.6g/L，24 小时尿蛋白定量 1.3g，治疗以参芪地黄汤加减。

　　处方：生黄芪、茯苓、丹参各 30g，党参、白术各 15g，生地、丹皮各 12g，山萸肉、川牛膝、怀牛膝、泽泻、苏叶各 10g，川芎 6g，芡实、金樱子 20g。每日 1 剂，水煎服。

随访 2 年余，24 小时尿蛋白定量在 0.3g 以下，肾功能正常，自觉无明显不适。

**点评：**本例为难治性肾病综合征，西医予激素治疗 4 个月无效。先因外感而致浮肿加重，此属风水，治疗当急则治标，疏风清热，宣肺利水，以银翘散加减而获效。但病本在脾肾，后以济生肾气汤加减温阳补肾、活血利水，使病情逆转，终以参芪地黄汤加减，气阴双补、补肾固涩，用药平和，长久服用而收功。

**验案 51**

辽宁某女，22 岁。因反复水肿、腹胀、尿少 10 个月，加剧 20 余天，于 1984 年 7 月以肾病综合征收住院。患者于 1 年前突然出现全身高度水肿，尿少呕恶，查尿蛋白（+++)，颗粒管型 1～2，在东北某医院诊为"肾病综合征"。经过激素及利尿西药后，病情缓解，但停药后则反复。此次因外感病情加重，复用上药不能控制，故转来我院。

入院时情况，全身高度水肿，下肢尤甚，按之没指。神疲乏力，生活不能自理，胸闷短气，尿少色清，每日尿量 300～500ml，脘腹胀满，纳呆呕恶，便溏，月经已停 4 个月。查：面色㿠白无华，唇甲苍白，舌淡苔薄白，脉沉细无力。体温、呼吸、血压、脉搏均正常。右下肺呼吸音减弱，腹水征（++)，双下肢高度水肿。血红蛋白 63g/L，球蛋白 20g/L，总胆固醇 8.75mmol/L，血沉 120mm/h，尿蛋白（+++)，24 小时尿蛋白定量 8.64g。胸透膈位略高，考虑与腹水有关，X 线胸片提示两侧胸腔积液，右侧较多。

入院初期，着眼于患者脘腹胀满，水湿内停，先投导水茯苓汤以行气利水，之后查其便溏、畏寒、尿清、舌淡，改拟济生肾气汤以温阳利水，两方治疗月余，尿量不增，肿势不减。其间输血浆 2 次，每次 200ml，尿量增至 1000ml 以上，均仅维持 4 天，第 5 天尿量又渐减，及至 300ml。进而纵观各症，剖析病机，认为病位重点在脾，证属气虚阳虚水停。遂以防己黄芪汤加味，益气温阳利水并进。

处方：汉防己、生黄芪、茯苓各 30g，东北人参、制附片、桂枝各 10g，炙甘草 6g，白术 12g，共进 8 剂。

其间配服食疗方黄芪鲤鱼汤，鲤鱼一尾 250g，生黄芪、赤小豆各 30g，砂仁、生姜各 10g，日 1 剂。

经上述治疗后，尿量骤增，每日尿量为 1700～2300ml，随之水肿迅速消退，乏力胸懑，脘腹胀，呕恶便溏诸症亦减。理化检查亦有改善，血红蛋白

101g/L，血浆白蛋白 21.5g/L，球蛋白 18.5g/L，总胆固醇 4.55mmol/L，尿蛋白（++），X 线胸片示胸腔积液已吸收，体重由入院时 54.5kg 降至 40kg。

尿增肿消后，治疗着眼点转以扶正为主，据其乏力便溏、纳差经停诸症仍存，舌淡，脉沉细无力，继进补中益气汤、生脉散合桂枝茯苓丸减桃仁。

处方：红参 15g，麦冬、五味子各 10g，生黄芪 30g，陈皮、白术、当归各 10g，升麻、柴胡、炙甘草各 6g，桂枝、牡丹皮各 10g，茯苓 30g，赤芍 15g，共进 30 剂。

药后尿量稳定在 1500ml 左右，水肿未起，上症逐日减轻。在此基础上，又以健脾益肾、升清降浊法调治，证情日趋好转，患者面色红润，纳增神振，二便正常。血红蛋白 148g，血浆白蛋白 37g/L，球蛋白 25.5g/L，总胆固醇 2.2mmol/L，血沉 13mm/h，尿蛋白极少，24 小时尿蛋白定量 0.15g。

患者治疗全程未使用激素。鉴于病情临床痊愈，于 1985 年年初出院。患者出院后一直随访至今，一切指标正常，全日制工作，病情未复发。

**点评**：本例为激素依赖型肾病综合征，停用激素后病情反复。入院初期，着眼于患者脘腹胀满，水湿内停，先予行气利水法。继之，鉴于患者有便溏、畏寒等脾肾阳虚症状，前后选用了济生肾气汤温肾利水，以及防己黄芪汤加桂、附等益气温阳利水，药后尿量骤增，浮肿消退。肿退后以扶正固本法善后，取得了满意的效果。本病例重而复杂，全程未用激素及利尿药，单用中医药治疗取得了完全缓解的疗效，且远期效果较好，实属不易。事实说明，中医药治疗肾病综合征大有可为。笔者认为取得疗效的关键一是医患密切配合，二是医者辨证论治准确，且能坚持中医治疗，二者缺一不可。

**验案 52**

山东某女，35 岁。患者主因水肿 1 年余，加重 1 个月由门诊以肾病综合征于 2009 年 10 月 20 日收入院。入院后肾穿刺结果为肾小球微小病变。

2009 年 10 月 27 日邀余会诊。当时患者 24 小时尿蛋白定量 5.814g。血浆白蛋白 27.3g/L，总胆固醇 9.84mmol/L，甘油三酯 2.13mmol/L。肾功能正常。症见：全身水肿，双下肢较重，手部肿胀，24 小时尿量约 1000ml，色黄，畏寒腰痛，手足冰凉，纳眠可，大便调，舌质淡红，苔薄白，脉沉细。中医辨证：脾肾阳虚，水湿内停。拟健脾温肾利水法。予防己黄芪汤合五苓散合真武汤加减。

处方：制附片先煎、汉防己、桂枝、陈皮各 10g，白术、泽泻、猪苓、苏叶、荷叶 15g，白芍、桑寄生、丹参各 20g，茯苓、菟丝子、车前子（包煎）、冬瓜皮各 30g，巴戟天 12g，生黄芪 40g。每日 1 剂，水煎服。

经上方加减治疗 1 月余，患者尿量增加至每日 1800ml，水肿逐渐消退，24 小时尿蛋白定量 0.21g，血浆白蛋白和血脂均恢复正常（未用降脂西药）。鉴于患者仍有手冰凉，遂改为四逆散和补中益气汤加减善后。

随访 1 年余，患者病情稳定，多次尿检尿蛋白均为阴性。

**点评：** 该患者的肾病综合征病理诊断为微小病变，一般主张用激素治疗有效，当时她的主管医生也建议患者使用醋酸泼尼松片，但笔者会诊时考虑患者身体情况尚好，采用"能中不西"的思路，坚持中医药治疗。根据患者有手足冰凉，怕冷，浮肿等脾肾阳虚表现，方用防己黄芪汤、五苓散、真武汤三方加减治疗。1 周后患者浮肿明显减退，1 个半月后尿检完全转阴。防己黄芪汤、五苓散、真武汤均为经方，防己黄芪汤《金匮要略》治疗水气病之风水，"风湿脉浮身重，汗出恶风者，防己黄芪汤主之。"五苓散主用于机体气化不利引起各种水液内停病症，真武汤出自《伤寒论》辨少阴病脉证并治，"少阴病，二三日不已，至四五日，腹痛，小便不利，四肢沉重疼痛，自下利者，此为有水气，其人或咳，或小便不利。或下利，或呕者，真武汤主之。"主要治疗阳虚水停证。三方合用健脾温阳利水而效如桴鼓。

### 验案 53

山东某男，30 岁。2004 年 7 月出现双下肢水肿，检查发现尿蛋白（+++），当地医院诊断为肾病综合征，肾穿刺结果为 I 期膜性肾病。西医予激素及来氟米特治疗，水肿及蛋白尿未见明显改善。

2005 年 8 月 27 日为求中医药治疗至我处初诊。当时服泼尼松 20mg/日及来氟米特 30mg/日，查 24 小时尿蛋白定量 2.06g，血浆白蛋白、血脂、血压及肾功能正常。症见：怕冷，乏力腰酸，双下肢中度可凹性水肿，尿量可，小便清长。耳鸣口苦，舌淡苔薄白，脉沉迟弱。中医辨证：阴阳两虚，以肾阳虚为主。拟阴阳双补法。予肾气汤加减。

处方：制附片、肉桂、丹皮、泽泻、天麻、丹皮、蔓荆子各 10g，生地、山萸肉各 12g，茯苓、菟丝子、芡实各 20g，竹茹、生黄芪、山药各 15g，冬瓜皮 30g，紫河车 6g，黄连 5g。每日 1 剂，水煎服。并嘱患者逐渐撤减激素，并停用来氟米特。

药后 1 个月，水肿消失，诸症缓解。患者坚持门诊复诊，笔者一直予上方加减化裁。2006 年 3 月患者尿蛋白转阴，至 11 月 15 日泼尼松完全撤停，未复发。

**点评**：本例为膜性肾病患者，西医运用激素及免疫抑制剂治疗无效。患者在水肿的同时既有乏力、腰酸、畏寒等脾肾气虚阳虚的表现，又有耳鸣口苦的内火症状。治以寒温并用，以济生肾气汤温阳利水，加黄连、竹茹以清内热。经中医药治疗，取得了尿蛋白转阴、水肿消退的满意疗效，激素亦顺利撤停。

### 验案 54

山西某女，32 岁。2005 年中无明显诱因出现双下肢水肿，因水肿加重于 2005 年末在外院予泼尼松加环磷酰胺治疗，病情无明显好转。

患者为求中医药治疗，于 2006 年 4 月初在我处门诊就诊，当时泼尼松已由起始量的 50mg/日减至 30mg/日，环磷酰胺已累积用至 7g，当时 24 小时尿蛋白定量为 6.13g，血浆白蛋白为 20.9g/L，肾功能正常，症见双下肢指凹性水肿，发热，微恶风寒，咽痛，咳嗽，恶心，小便量少，舌黯苔薄黄，脉浮数。

西医诊断为难治性肾病综合征，中医辨证为风热袭表，水湿内停。急则治标，以银翘散加减以疏散风热，兼以利水消肿，配服黄芪鲤鱼汤每周 1 剂。

2006 年 4 月中旬复诊，表证已除，仍有双下肢中度水肿，尿量一般，腰膝冷痛，舌淡苔白腻，脉沉细而迟。改拟济生肾气汤加味以温肾活血利水。之后一直守方略加化裁。尿量增加，水肿明显减轻，

2007 年 3 月检查结果：血浆白蛋白 38.6g/L，24 小时尿蛋白定量降为 1.3g。鉴于患者仍有腰膝酸软乏力、下肢轻度水肿，遂改为参芪地黄汤加利水之品长期调治，至 2008 年 2 月，24 小时尿蛋白定量为 0.20g，随访至今，病情稳定，自觉无不适。

**点评**：本例为肾病综合征使用激素及免疫抑制剂无效的患者。本次就诊前出现感冒，症状在水肿外以风热表证的表现为主。治疗以解表宣肺利水法，方用银翘散加减。待表证解后，再先后用温补肾阳及脾肾气阴双补法扶正固本。长期治疗，效果满意。

### 验案 55

河北某女，61 岁。患者 2014 年 10 月发现双下肢水肿及尿中泡沫多，当地医院查尿蛋白（+++），肾穿刺结果为膜性肾病Ⅰ期，未使用激素及免疫抑制剂。

2015 年 10 月初患者在当地复查尿蛋白（+++），24 小时尿蛋白定量 6.60g，尿红细胞 2.95/HP，血肌酐 55μmol/L。同年 10 月 26 日为求中医药治疗来我处

初诊，症见：双下肢中度浮肿，尿量尚可。畏寒，双下肢尤甚。乏力腰膝冷痛，胸闷，咽干耳鸣，双眼干涩，纳眠可，大便偏溏。舌淡边有齿痕，苔薄白水滑，脉沉弱。中医辨证：阳虚、气虚、阴虚，水湿内停。拟温阳益气、利水消肿法。予参芪地黄汤加味治疗。

处方：制附片3g，党参、炙黄芪、炒白术、芡实、青风藤各20g，生地、泽泻、夏枯草、巴戟天各15g，茯苓、丹参、冬瓜皮、生苡仁各30g，牡丹皮、金银花、黄芩各10g，薤白、枳壳、菊花各12g，桑螵蛸5g。每日1剂，水煎服。

患者坚持来我处门诊治疗，未用任何西药，2016年5月9日在当地医院查尿蛋白0.70g/L，24小时尿量2.425L，24小时尿蛋白定量1.70g。2016年5月11日复诊，患者症状已明显好转。同年6月22日复查24小时尿蛋白定量0.8g。

点评：本例肾病综合征水肿患者肾穿结果为膜性肾病Ⅰ期，整个治疗过程中未应用激素、免疫抑制剂及利尿西药，单纯运用中药治疗取了得较好的效果。

初诊时该患者的中医主要证候为阳虚、气虚，水湿内停。拟温阳益气、利水消肿法治疗。温阳益气选用制附片及党参、炙黄芪。鉴于患者大便偏溏且有水肿，故选炒白术及薏苡仁健脾实脾，运湿消肿，我在运用六味地黄汤时对于大便偏溏者，常用炒白术易山药。薤白、枳壳是针对患者胸闷的症状，两药合用具有通阳行痹，理气宽胸之良效。

### 8. 肺失宣降水停证
**验案 56**

山东某男，83岁。患者2014年7月无诱因出现颜面部及四肢水肿，初起未重视，后水肿逐渐加重，并出现纳呆，遂于2015年3月于当地医院检查发现尿蛋白（+++），24小时尿蛋白定量未查，血浆白蛋白24.9g/L，血肌酐126.1μmol/L。西医建议肾穿刺，患者拒绝，曾短期使用激素治疗，疗效不佳，遂停用。

为寻求中医药治疗，遂于2015年4月8日至我处初诊，查24小时尿蛋白定量3.86g，血浆白蛋白20.0g/L，总胆固醇7.51mmol/L，甘油三酯1.93mmol/L，血肌酐130.1μmol/L。症见：双下肢重度可凹性水肿，小便量600ml/日。畏寒咳嗽，时有喘息，但能平卧，神疲乏力，纳差，平素易感冒，大便调。舌淡黯，苔薄黄水滑，脉浮数无力。中医辨证：肺气失于宣降，兼气虚血瘀，水湿内停。

治疗以清肺、降肺利水，益气活血为法。予桑菊饮合五皮饮加减。

处方：桑叶、苏子各12g，鱼腥草、茯苓各20g，菊花、杏仁、陈皮各10g，黄芩、桑白皮、大腹皮、太子参、泽兰叶各15g，生黄芪、车前子（包煎）、丹参各30g。每日1剂，水煎服。

并配合经验食疗方黄芪鲤鱼汤：生黄芪、芡实、茯苓各20g，赤小豆、冬瓜皮各30g，当归、黄精、金银花、砂仁各10g。上述药物用纱布包好，选活鲤鱼或活鲫鱼250g，加葱姜少许同煎，不入盐，文火炖30分钟后，弃去药包，吃鱼喝汤，每周1次。

患者守方治疗，期间曾因感冒诱发慢性阻塞性肺病入住某西医院，但仍坚持服用笔者所开汤药，同年5月8日复诊查24小时尿蛋白定量0.87g，血浆白蛋白24.5g/L，血肌酐70μmol/L，血红蛋白91.3g/L，水肿减轻，大便偏干。于上方加入鸡内金12g，麻子仁、生薏苡仁各30g，芡实20g，川牛膝、怀牛膝各15g。6月3日复诊查血肌酐75μmol/L，血红蛋白106g/L，血浆白蛋白33.6g/L，24小时尿蛋白定量0.6g。神振纳增，水肿完全消退。

**点评：**本例为肾病综合征重度水肿患者，血肌酐亦升高。初诊以水肿较为突出，兼有肺卫风热的表现。选用桑菊饮和五皮饮加清肺降肺利水之药，随证化裁。并配合经验食疗方黄芪鲤鱼汤。患者单纯运用中药仅2个月后，水肿即完全消退，尿蛋白减少，肾功能亦得到改善。疗效显著。此为"开鬼门"宣肺利水之法的临床运用，其辨证要点为在水肿的同时有表气不疏的表现。

### （二）蛋白尿持续阶段验案

以下选取了原发性肾病综合征蛋白尿持续19例验案，其中气阴两虚证14例，脾胃不和证1例，血瘀证3例，湿热内蕴证1例。

#### 1. 气阴两虚证
**验案1**

河北某女，31岁。患者2005年10月体检时发现血尿及蛋白尿，尿蛋白（+++），24小时尿蛋白定量未查。2006年7月于北京某大医院肾穿结果为膜性肾病Ⅰ期。患者拒绝使用激素。

2008年10月27日为求中医药治疗至我处首诊。查24小时尿蛋白定量3.556g，甘油三酯1.8mmol/L，总胆固醇7.1mmol/L，血浆白蛋白29g/L，肾功能正常。症见：乏力腰酸，纳食可，夜眠差，小便泡沫多，大便调，痛经，舌淡黯，苔薄白，脉沉弱。中医辨证：气阴两虚，兼夹瘀血。拟益气养阴兼以化瘀为法。予参芪地黄汤加味。

处方：生地、炒枣仁、芡实、益母草各20g，山药、山萸肉、丹皮、茯苓、泽泻、青风藤、川牛膝、怀牛膝各10g，太子参、金银花各30g，生黄芪15g，天麻12g。每日1剂，水煎服。

患者多次复诊，笔者一直予上方加减化裁。2008年12月3日复查24小时尿蛋白定量2.45g。

2009年1月7日复查24小时尿蛋白定量1.81g，同年3月18日24小时尿蛋白定量1.28g，同年5月13日24小时尿蛋白定量0.99g，2009年9月9日24小时尿蛋白定量0.57g。

2010年1月13日复查24小时尿蛋白定量0.53g，同年5月7日复查24小时尿蛋白定量0.23g，10月20日复查24小时尿蛋白定量0.11g，血浆白蛋白32g/L，甘油三酯1.2mmol/L，总胆固醇5.45mmol/L。患者已无不适，恢复正常工作。

**点评**：本例为膜性肾病患者。其症状除气阴两虚的症状外兼有血瘀的表现，如痛经、舌黯等，治疗以参芪地黄汤益气养阴，并加川牛膝、益母草活血通经。患者坚持中医药治疗1年余，尿蛋白转阴。

方中加金银花之意在于预防感冒，有"治未病"之义。因为感冒可以加重慢性肾脏病的蛋白尿，所以笔者常常在治蛋白尿的方剂中加入金银花等清热解毒、疏散风热的药物。

**验案2**

北京某男，38岁。患者2013年3月因双下肢轻度水肿就诊于某西医院，肾穿刺结果为轻度系膜增生性肾炎。24小时尿蛋白定量5.667g，血浆白蛋白26.7g/L，尿红细胞15～20个/高倍视野，肾功能正常，未用激素。既往高血压3年，服降压药控制血压。

患者希望中医治疗，遂于2013年3月底至我处初诊，症见：轻度乏力，偶有咽部不适，纳眠可，二便调，舌淡黯有齿痕，苔薄黄，脉沉细无力。中医辨证：脾肾气阴两虚，拟脾肾气阴双补法。予参芪地黄汤加味。

处方：太子参、生黄芪各20g，芡实、茯苓、金银花各20g，生地、山药、牛蒡子、泽泻、青风藤、仙鹤草各15g，连翘、山萸肉各10g，小蓟30g，丹皮12g，桑螵蛸5g。每日1剂，水煎服。

2013年4月9日复诊，当时24小时尿蛋白定量2.88g，尿红细胞7.1个/高倍视野，血浆白蛋白 43g/L，血胆固醇 6.71mmol/L，甘油三酯 2.46mmol/L。因患者近日咳嗽少痰，眠差。遂于上方加黄芩 15g、鱼腥草、天麻、炒酸枣仁各 20g 清肺化痰、平肝安神。

2013 年 8 月 14 日复诊，患者一般情况好，眠不实，舌质红，苔薄黄，脉沉细数。复查 24 小时尿蛋白定量降至 0.73g，血浆白蛋白 47g/L。上方加淡竹叶、莲子心各 10g 以清心安神。

其后，患者一直以参芪地黄汤加减，至 2014 年 4 月 21 日，24 小时尿蛋白定量 0.56g，尿红细胞阴性。同年 5 月底尿蛋白阴性，肾功能及血脂亦均在正常范围。9 月 23 日 24 小时尿蛋白定量 0.03g，血浆白蛋白 45.6g/L。随访至今指标正常。

**点评：**本例为轻度系膜增生性肾炎，临床表现为肾病综合征兼血尿，中医辨证为脾肾气阴两虚偏于阴虚证，于参芪地黄汤加味化裁，取得满意疗效。方中的天麻有平肝熄风之功，古有"定风草"之名，可治头晕、头痛，现代医学研究本品有镇静安神的作用。笔者对于肝阳上亢头痛及睡眠不安的患者常用本品。酸枣仁味甘酸，性平，入心、脾、肝、胆经，主要功效为养肝、宁心、安神。《本草图经》曰："酸枣仁味酸性收，故其主治多在肝、胆二经。肝虚则阴伤而烦心不卧，肝藏魂，卧则魂归于肝，肝不能藏魂，故目不得暝。枣仁味酸归肝，肝受养，故熟寐也。"对于慢性肾脏病患者有失眠的症状，我常选用炒酸枣仁，用量为 10～20g。

### 验案 3

山西某男，35 岁。患者 2013 年 9 月体检发现蛋白尿，查 24 小时尿蛋白定量 5.174g，血压及肾功能均正常。当地西医建议肾穿刺及使用激素治疗，患者拒绝。

2014 年 7 月 20 日患者为求中医药治疗而至我处首诊，外院查 24 小时尿蛋白定量 5g，血浆白蛋白正常。症见：乏力腰酸，自汗，易感冒，咽痛咳嗽，眠欠安，尿频急。舌淡边有齿痕，苔薄白，脉沉细弱。中医辨证：气阴两虚偏于气虚。拟益气养阴，固表涩精为法。予加味参芪地黄汤合玉屏风散加味。

处方：太子参、生地、泽泻、金银花、浮小麦、车前草各 15g，生黄芪、板蓝根、茯苓、芡实、蒲公英、青风藤、炒枣仁各 20g，山萸肉、丹皮、杏仁、桑叶、防风、炒白术各 10g，灵芝、竹叶各 12g。每日 1 剂，水煎服。

患者坚持复诊，笔者一直以上方加减出入。2015 年 1 月 26 日复查 24 小时尿蛋白定量 2.82g。同年 3 月 16 日复查 24 小时尿蛋白定量 1.785g，患者已无明显不适。

**点评**：本例患者在气阴两虚症状基础上兼有自汗、咳嗽、易感冒等肺卫气虚不固的表现。故以参芪地黄汤合用玉屏风散益气养阴与补肺固表并重。加浮小麦止汗，桑叶、杏仁清降肺气以止咳，板蓝根利咽。感冒容易加重慢性肾脏病，因而平素易感冒的患者应注意兼顾固表利咽，这有助于肾脏病的恢复，也是中医治未病的优势。

### 验案 4

山西某男，19 岁。患者 2003 年因双下肢水肿检查发现 24 小时蛋白尿定量 6g，于当地医院行肾穿刺结果为轻度系膜增生性 IgM 肾病（电镜除外微小病变），表现为肾病综合征。西医先后用甲基醋酸泼尼松龙冲击及骁悉（吗替麦考酚酯胶囊）、泼尼松片口服治疗 2 年，但尿蛋白一直未转阴。

2005 年 8 月 29 日为求中医药治疗至我处初诊。查 24 小时尿蛋白定量 0.99g。症见：神疲乏力，畏寒，腰膝酸痛，大便干结，舌红少苔，脉细弱。中医辨证：气阴两虚。治法：益气养阴。予参芪地黄汤化裁。

处方：太子参、生黄芪、茯苓、泽泻各 15g，生地黄、山药各 12g，山萸肉、丹皮、鹿角胶（烊化）、西洋参（另煎兑入）、连翘、紫河车各 10g，金银花、川牛膝、怀牛膝、丹参、芡实、杜仲、麻子仁各 20g，制大黄 6g。每日 1 剂，水煎服。

服上方 14 剂后患者神疲乏力、畏寒减轻，大便虽 1 日 1 次，仍感不通畅，加制大黄至 10g，太子参加量至 20g，再服 14 剂后症状明显改善，复查 24 小时尿蛋白定量 0.3g。随访 2 年指标正常。

**点评**：本例为 IgM 肾病，西医予激素及骁悉治疗，尿蛋白未能转阴。鉴于患者以乏力、腰酸、畏寒为主症，辨证为气阴两虚偏于气虚证，通过气阴双补取得了较好的疗效。气为阳之渐，气虚甚者可以出现畏寒的表现，笔者对于一般程度的畏寒，不用温阳药而用补气药，通过补气而达到温煦作用。

### 验案 5

北京某男，51 岁。患者 2005 年体检发现尿蛋白（＋＋＋），2006 年 7 月于北京某大医院肾穿刺结果为膜性肾病Ⅰ期，后一直在外院接受中西医治疗，未服用激素，治疗效果不佳。

2009 年 2 月 16 日为求中医药治疗至我处初诊。当时查 24 小时尿蛋白定量 3.55g，肾功能正常。症见：乏力腰酸，怕冷，眠差，舌质淡黯，苔薄白，脉沉细无力。中医辨证：脾肾气阴两虚证。以益气养阴，健脾益肾为法。予参芪地黄汤加味。

处方：太子参、金银花各 30g，生黄芪、青风藤各 15g，山药、山萸肉、丹皮、茯苓、泽泻、川牛膝、怀牛膝各 10g，芡实、益母草、生地、炒枣仁各 20g，天麻 12g。每日 1 剂，水煎服。

同年 3 月 18 日复诊，症状较前好转，查 24 小时尿蛋白定量 1.7g。上方太子参易为党参，生黄芪易为炙黄芪，继续治疗。此后患者病情逐渐好转，继续以上方加减治疗 6 个月。

同年 9 月 10 日复查 24 小时尿蛋白定量 0.5g，口腔溃疡，舌淡红，苔薄黄，脉沉滑。方药进行调整。

处方：太子参、生地、泽泻、天麻、竹叶各 12g，生黄芪、茯苓、青风藤、山药、黄芩、川牛膝、怀牛膝各 15g，山萸肉、丹皮、桃仁、杭菊花、佩兰各 10g，炒枣仁、金银花、芡实各 20g，益母草、生石膏（先煎）各 30g，紫河车 2g。每日 1 剂，水煎服。

随访患者 2 年，检查 24 小时尿蛋白定量始终维持在 0.5g 以内，病情稳定。

**点评：** 本病例的膜性肾病没有水肿，只有蛋白尿。主症有乏力，腰酸，怕冷，中医辨证为脾肾气阴两虚，予参芪地黄汤加味气阴双补而取得良效。方中的青风藤载于《本草图经》，味苦、辛，性平。归肝、脾经，具有祛风湿、通经络、利尿消肿等作用。现代药理研究本品有一定的治疗蛋白尿的作用，无骨髓抑制和生殖毒性的副作用，优于雷公藤。笔者对蛋白尿的患者常选用青风藤 10～20g。但由于本品药后少数患者会出现皮疹及瘙痒的副作用，所以对于过敏性紫癜性肾炎的蛋白尿，笔者一般不用青风藤。

**病案 6**

北京某女，65 岁。患者 2011 年 4 月发现双下肢水肿，检查发现蛋白尿及血尿，24 小时尿蛋白 4g，外院诊断为肾病综合征，未肾穿，西医曾予激素治疗，尿蛋白可转阴，但出现带状疱疹及周身乏力燥热等副作用。

患者由于不愿继续使用激素，故于 2011 年 10 月至我处就诊，笔者嘱患者逐渐撤减激素，经用中医药治疗后，诸症消失。1 年后患者激素完全减停，病情亦未反复。

2015 年 4 月 7 日感冒后病情反复，查 24 小时尿蛋白定量 3.7g，肾功能正常。4 月 20 日患者为求中医药治疗再次至我处就诊。24 小时尿蛋白定量 3.7g。

症见：乏力，咽痛易感冒，纳眠可，二便调。舌红苔黄，脉沉细数无力。中医辨证：气阴两虚，兼挟热毒。拟益气养阴，解毒利咽法。予参芪地黄汤加味。

处方：太子参、茯苓、芡实各20g，生地、山药、金银花、青风藤各15g，山萸肉、丹皮、泽泻、野菊花各10g，牛蒡子、炒白术各12g，生黄芪、丹参各30g，桑螵蛸6g。每日1剂，水煎服。

2015年8月26日复诊，24小时尿蛋白定量0.7g，咽痛缓解，唯觉喉中有黄痰，仍有乏力，偶有头晕，舌淡苔薄黄，脉沉细无力。原方中太子参加至30g，生黄芪加至40g，并加当归12g补气养血；加黄芩15g、竹叶12g、连翘12g清热散结；加瓜蒌皮15g清热化痰；加天麻12g平肝潜阳以止头晕。随访至今，病情稳定

点评：本例肾病综合征患者曾经使用激素而出现一系列副作用，而不再愿意使用激素。本次复发后求治于我处要求中医治疗。其在气阴两虚表现的基础上兼有咽痛、易感冒的症状，说明兼有热毒壅盛于咽喉，治疗在参芪地黄汤益气养阴的基础上加用金银花、野菊花、牛蒡子等清热解毒利咽药。

野菊花味苦而性微寒，长于解疔毒，为清热解毒要药。其在清热解毒中其力尤甚。笔者在治疗慢性肾脏病兼咽喉肿痛者，常以本品合用金银花、蒲公英、连翘、牛蒡子等药1～2种以解毒利咽，用量常为10～20g。

验案7

患者2013年不明原因出现双下肢水肿，于当地医院检查发现血尿、蛋白尿，24小时尿蛋白定量最多14g，血浆白蛋白20g/L，诊断为肾病综合征，患者拒绝肾穿刺，西医予激素、环磷酰胺、雷公藤多苷片治疗，初起尿蛋白定量可下降至1.1g，后又逐渐高至4g，肾功能正常。既往高血压6年余，服用降压药控制血压。

2015年9月9日为求中医药治疗至我处首诊。当时口服泼尼松60mg/日，外院查24小时尿蛋白定量4.023g，尿红细胞阴性，血浆白蛋白36.7g/L，甘油三酯1.53mmol/L，总胆固醇6.63mmol/L。症见：双眼睑水肿，尿量可，小便频急，乏力盗汗，易咽痛感冒，纳眠可，大便调。舌淡红苔薄黄水滑，脉细数。中医辨证：气阴两虚，湿热内阻。拟益气养阴，清热利湿法。予参芪地黄汤合生脉饮加味。

处方：党参、生地、山药各15g，生黄芪、茯苓、板蓝根、芡实、菟丝子各20g，黄芩、泽泻、金银花各12g，麦冬、五味子、山萸肉、丹皮各10g，蒲

公英、车前草各 15g，冬瓜皮各 30g。每日 1 剂，水煎服。

配合食疗经验方黄芪鲤鱼汤：生黄芪、赤小豆、薏苡仁、冬瓜皮各 30g，芡实、茯苓各 20g，当归、黄精、银花各 10g，砂仁 6g。每周 1 次。

同年 10 月 21 日复诊，查 24 小时尿蛋白定量 2.75g。诸症减轻，予原方加减进退，并嘱患者逐渐撤减激素。

2016 年 4 月 19 日激素撤减至 12.5mg/日，复查 24 小时尿蛋白定量 1.38g。同年 7 月 26 日激素撤减至 10mg/日，24 小时尿蛋白定量为 0.73g，血浆白蛋白 41.7g/L。

**点评：**本例患者为肾病综合征，使用激素等西药后疗效不佳。鉴于患者为心肾气阴两虚证，治疗以心肾气阴双补为法。同时患者兼有上焦风热及下焦湿热等标证，故加板蓝根清热利咽及蒲公英、车前草清利下焦湿热。

车前草较车前子更长于清热通淋，故而治疗湿热淋证，我常选用车前草与蒲公英同用。

**验案 8**

山西某男，17 岁。患者 2013 年 7 月因全身水肿至当地医院查 24 小时尿蛋白定量 10.7g，血浆白蛋白 23.9g/L，肾功能及血压正常。7 月 25 日肾穿刺结果为肾小球微小病变。当地医院予泼尼松 50mg/日口服，尿蛋白未减少。

遂于 2013 年 9 月 5 日来我处要求中医治疗，当时仍口服泼尼松 50mg/日，查 24 小时尿蛋白定量 10.7g，血浆白蛋白 23.9g/L，症见：乏力，双下肢轻度水肿，面部及背部痤疮明显，纳食可，眠欠佳，二便调，舌红苔黄腻，脉滑数。中医辨证：气阴两虚，偏于阴虚，挟有湿热，遂予经验方参芪知苓地黄汤合五味消毒饮加减。

处方：太子参、金银花、丹参、芡实、金樱子、青风藤、茯苓、何首乌、菟丝子、炒枣仁、紫花地丁各 20g，生黄芪、板蓝根、冬瓜皮各 30g，灵芝、连翘、丹皮、鸡内金、黄芩、当归、知母、黄精各 12g，生地、山药、泽泻各 15g，山萸肉、桑螵蛸各 10g，防风 6g。每日 1 剂，水煎服。

并配用经验食疗方黄芪鲤鱼汤：生黄芪、赤小豆、薏苡仁、冬瓜皮各 30g，芡实、茯苓各 20g，金银花、当归、黄精、砂仁各 10g，上述药物用纱布包好，选活鲤鱼或活鲫鱼 250g，加葱姜少许同煎，不入盐，文火炖 30 分钟后，弃去药包，吃鱼喝汤，每周 2 次。

1 个月后，患者复诊述水肿已消退，面部及背部痤疮亦减轻。查 24 小时蛋白定量 7.4g（尿量 3000ml），肾功能及血压正常，嘱逐渐撤减激素，继服上方。

1 个月后复诊，查 24 小时蛋白定量 0.46g，血浆白蛋白 37.8g/L。

坚持治疗半年余，患者神振肿消，面部及背部痤疮消失，未见其他明显不适。24 小时尿蛋白转阴，血浆白蛋白 44.9g/L，胆固醇 3.7mmol/L，甘油三酯 1.11mmol/L。2014 年 4 月 14 日复诊，激素已撤完，24 小时尿蛋白定量 0.02g，血浆白蛋白及血脂均正常，未见不适。随访至今，患者相关指标正常，无不适症状。

**点评**：本例为肾小球微小病变患者，激素治疗无效，患者来我处欲撤停激素。鉴于患者除水肿外，有乏力的气虚表现并伴见痤疮等阴虚内热症状，察其舌红苔黄腻，辨证为气阴两虚偏于阴虚，兼有湿热。予经验方参芪知芩地黄汤加味益气养阴，清热利湿。患者坚持中医药治疗 1 年，激素撤减及至撤停，水肿消退，尿蛋白转阴，疗效甚佳。

经验方参芪知芩地黄汤为笔者将知柏地黄汤黄柏易为黄芩，并加太子参、生黄芪化裁而得，主要治疗肾病综合征患者使用激素后出现气阴两虚，兼有内热证以乏力、痤疮为主要表现者。因"肺主皮毛"，笔者认为痤疮主要为肺热所致，因黄芩能清肺热，而黄柏主清下焦湿热故去之。

**验案 9**

山西某女，16 岁。患者 2013 年 5 月发现下肢水肿，查 24 小时尿蛋白定量 4.35g，当地医院肾穿刺结果为不典型膜性肾病。予甲泼尼龙 40mg/日口服，2 个月后开始减量，但尿蛋白未减，24 小时尿蛋白定量反而升至 7.2g，激素治疗无效。

患者欲寻求中医治疗于 2013 年 11 月来我处就诊。症见：面部痤疮明显，乏力怕热，双下肢轻度浮肿，尿中泡沫多，夜尿 3 次，舌红苔黄腻，脉滑数。患者当时服用甲泼尼龙 32mg/日。24 小时尿蛋白定量 7.2g，血浆白蛋白 23g/L。中医辨证为气阴两虚，兼挟湿热。拟气阴双补，兼以清热利湿为法。予经验方参芪知芩地黄汤加减。

处方：太子参、山药、泽泻、紫花地丁各 15g，茯苓、丹参、生黄芪、青风藤、金银花、芡实各 20g，知母、黄芩各 12g，山萸肉、当归、连翘、丹皮各 10g，桑螵蛸 6g，冬瓜皮 30g。每日 1 剂，水煎服。

并配用经验食疗方黄芪鲤鱼汤：生黄芪、赤小豆、薏苡仁、冬瓜皮各 30g，芡实、茯苓各 20g，金银花、当归、黄精、砂仁各 10g，上述药物用纱布包好，选活鲤鱼或活鲫鱼 250g，加葱姜少许同煎，不入盐，文火炖 30 分钟后，弃去药包，吃鱼喝汤，每周 2 次。

服药 4 个月后，患者面部痤疮及潮热均消失，双下肢浮肿已消退，尿量达 2500ml，查 24 小时尿蛋白定量 0.79g，血浆白蛋白 43.3g/L。甲泼尼龙减至 24mg/日。患者非常满意，深感中医的神奇。因患者症状及指标好转，故将黄芪鲤鱼汤减量至每周 1 次。

2014 年 8 月 29 日查尿蛋白阴性，血浆白蛋白 42.8g/L，总胆固醇 5.69mmol/L。同年 10 月 26 日甲泼尼龙减为 10mg/日，24 小时尿蛋白定量 0.125g。2015 年 3 月 6 日激素已撤停，同年 9 月 20 日复查 24 小时尿蛋白定量 0.086g。

**点评：**本例为不典型膜性肾病患者，在院外使用激素治疗无效。本例患者与验案 9 症状相似，皆可辨证为气阴两虚，兼挟湿热证。运用经验方参芪知芩地黄汤调治。该患者尿蛋白完全转阴，激素顺利撤减及至撤停，取得了良好的疗效。

对于气阴两虚偏于阴虚内热的患者，益气药宜选用太子参、生黄芪为宜，且剂量不宜大，以防助热伤阴。

**验案 10**

河南某女，47 岁。2012 年 5 月患者发现双下肢水肿，血压 180/100mmHg，至北京某西医院查 24 小时尿蛋白定量为 9.66g，血浆白蛋白 28.5g/L，肾功能正常。肾穿刺结果为局灶节段性肾小球硬化。西医予泼尼松 60mg/日，并用降压药控制血压。

激素用后患者尿蛋白略减少，患者担心激素的副作用，寻求中医治疗，于 2013 年 4 月来我处初诊。当时仍服用泼尼松 60mg/日，24 小时尿蛋白定量 6.79g，血浆白蛋白 28.5g/L。症见：满月脸，全身痤疮，明显乏力，手颤抖，夜眠极差。舌红苔薄黄，脉细数无力。中医辨证：脾肾气阴两虚，兼挟内热，拟益气养阴清热法，予经验方参芪知芩地黄汤化裁。

处方：太子参、生黄芪、天麻、炒枣仁、芡实各 20g，生地、山药、茯苓、紫花地丁、知母、黄芩、青风藤、白芍各 15g，丹皮、泽泻、连翘各 12g，山茱萸、生甘草各 10g，桑螵蛸 5g。每日 1 剂，水煎服。并嘱患者逐渐撤减激素。

2013 年 10 月激素已完全停用，复查 24 小时尿蛋白定量降为 4.16g，患者已无不适症状，因无激素的困扰，家人亦感欣慰。2014 年 5 月复诊时，患者面部痤疮已完全消退，体重明显减轻，24 小时尿蛋白定量续降至 2.67g，血浆白蛋白正常，血肌酐一直正常。同年 12 月 24 小时尿蛋白定量 1.53g，2016 年 5 月 12 日复查 24 小时尿蛋白定量 0.63g，病情稳定。

**点评：**本例为局灶增生性肾小球肾炎患者，当地使用激素治疗尿蛋白略降，出现全身痤疮等副作用，故求治于我处。予经验方参芪知芩地黄汤益气养阴、兼清内热。达到了尿蛋白明显减少，激素撤停，病情稳定的明显效果。

**验案 11**

山西某男，23 岁。2012 年 5 月患者出现双下肢水肿，当地医院查 24 小时尿蛋白定量 4.916g，血浆白蛋白 34g/L，血脂及肾功能正常，西医建议肾穿刺，患者拒绝，予泼尼松 60mg/日，治疗 4 个月无效。

同年 8 月 13 日患者为求中医诊治至我处初诊。当时口服泼尼松 55mg/日，外院查 24 小时尿蛋白定量 3.56g，血浆白蛋白 33.9g/L。症见：双下肢轻度水肿，尿量可，乏力腰酸，面部痤疮，纳眠可，舌红，苔黄，脉细数。中医辨证：气阴两虚，兼挟湿热。拟益气养阴，清热利湿法。予参芪知芩地黄汤加减。

处方：知母、泽泻、太子参、连翘各 12g，生地、山药、天麻、红景天各 15g，山萸肉、丹皮各 10g，茯苓、芡实、金银花、杜仲、冬瓜皮、生黄芪、苦地丁、青风藤、川牛膝、怀牛膝各 20g，丹参、炒薏苡仁各 30g，紫河车、桑螵蛸各 6g。每日 1 剂，水煎服。并嘱患者逐步撤减激素。

此后患者坚持在我处门诊中医治疗，一直予上方加减化裁。同年 8 月 27 日复查 24 小时尿蛋白定量 1.845g。

2013 年 2 月 18 日查 24 小时尿蛋白定量 0.917g。同年 3 月 4 日复查 24 小时尿蛋白定量 0.632g。2013 年 9 月 27 日复查 24 小时尿蛋白定量 0.525g。

2014 年 2 月 26 日查 24 小时尿蛋白定量 0.464g。同年 10 月 29 日激素减至 2.5mg/日，复查 24 小时尿蛋白定量 0.161g。患者水肿消退，面部无痤疮，诸症缓解。2015 年 3 月 12 日激素已撤停，随访至今指标阴性。

**点评：** 本例肾病综合征患者在当地使用激素无效。初诊时中医辨证为气阴两虚，兼挟湿热。选用经验方参芪知芩地黄汤加味化裁，最终达到了激素顺利撤停，尿蛋白转阴的满意疗效。对于一个 20 岁左右的青年患者，能坚持服中药 3 年余实属不易。通过长期的临床实践深深体会到，之所以能取得中医药治疗的良好效果，应该感谢患者对中医的坚定信念和对我的长期配合。

**验案 12**

重庆某女，28 岁。2012 年 8 月患者体检发现尿蛋白，当地医院查 24 小时尿蛋白定量 4.13g，血浆白蛋白 35.2g/L，血压及肾功能均正常，诊为原发性肾病综合征，肾穿刺结果为轻度系膜增生性肾小球肾炎。西医予激素、环磷酰胺、雷公藤多苷片治疗 3 个多月无效。

2013 年 3 月患者为求治中医至我处首诊。当时服泼尼松 35mg/日，外院查 24 小时尿蛋白定量 4.13g，肾功能正常。症见：双手肿胀，面部浮肿，神疲乏力，腰背酸痛，气短，周身痤疮，五心烦热，口干，恶心，夜眠差，大便秘结，四日一行，小便量可。舌红，苔薄黄，脉弦细数。中医辨证：气阴两虚，兼有内热。拟益气养阴、兼清内热为法，予经验方参芪知芩地黄汤加味。

处方：生黄芪、太子参、金银花、火麻仁、金樱子、芡实、白芍各 20g，知母、黄芩、生地、山药、泽泻各 15g，山萸肉、丹皮、麦冬、砂仁、酸枣仁各 10g，生石膏 30g，竹茹、鸡内金各 12g，制大黄 15g。每日 1 剂，水煎服。

并配合经验食疗方黄芪鲤鱼汤加减：生黄芪、赤小豆、冬瓜皮、生薏米、芡实各 30g，砂仁、当归、金银花、杭菊花各 10g，茯苓 20g。上述药物用纱布包好，选活鲤鱼或活鲫鱼 250g，加葱姜少许同煎，不入盐，文火炖 30 分钟后，弃去药包，吃鱼喝汤，每周 1 次。并嘱患者逐渐撤减激素。

患者坚持门诊中医药治疗，处方均以上 2 方加减化裁，同年 8 月 30 日复查 24 小时尿蛋白定量 2.39g，2014 年 1 月 20 日查 24 小时尿蛋白定量 1.98g，2014 年 7 月 25 日复查 24 小时尿蛋白定量 0.78g。

2015 年 2 月 6 日激素已减至 5mg/日，24 小时尿蛋白定量已降为 0.77g，7 月 5 日激素已停用，24 小时尿蛋白定量 0.39g。已无明显不适。随访至今，病情稳定。

**点评**：本例患者为轻度系膜增生性肾小球肾炎，西医使用激素、环磷酰胺、雷公藤多苷片无效。鉴于患者有气阴两虚、兼挟内热的表现，以益气养阴、兼清内热法治疗。坚持治疗 2 年，激素顺利撤停，尿蛋白明显减少。

方中所选用的芡实味甘涩，性平，入脾、肾经，具有固肾涩精的作用。金樱子味酸，性平，入肾经，亦具有收涩固精的作用。宋朝《洪氏集验方》中的水陆二仙丹，即为上两药同用。笔者常用本方涩精固肾，合入其他方剂中治疗蛋白尿，二药用量均为 10～30g。


**验案 13**

河北某女，48 岁。患者 2012 年 1 月体检发现尿蛋白，未予重视。2 月 17 日因感冒出现颜面浮肿，至当地医院住院治疗，查 24 小时尿蛋白定量 3.92g，血浆白蛋白 11.9g/L，总胆固醇 10.03mmol/L，血压及肾功能正常，诊断为肾病综合征，予抗感染等对症治疗。2 月 27 日予甲基醋酸泼尼松龙片 40mg，每日 1 次静脉滴注，尿蛋白未减少，当地医院建议患者肾穿刺，患者拒绝。3 月 27 日开始应用环磷酰胺 0.2g，隔日 1 次静脉滴注，后因肝功能异常，共用 2.8g 后停止使用。5月10日患者复查24小时蛋白定量3.38g，血浆白蛋白28.8g/L，肾功能及血压正常，肝功异常。出院后口服甲泼尼龙40mg/日。

6月15日患者寄希望于中医治疗而求诊于我处，当时查24小时蛋白定量6.12g，血浆白蛋白25.2g/L，总胆固醇16.23mmol/L，甘油三酯7.57mmol/L，肾功能及血压正常。症见：满月脸，乏力明显，头晕，纳眠可，时有便秘，闭经数月，小便可，舌红苔黄腻，脉弦数。中医辨证：气阴两虚偏于阴虚，兼挟瘀热。拟益气养阴，清热活血法，予知柏地黄汤加减。

处方：知母、生地、山药、夏枯草、黄柏、当归尾、苏梗、杭菊花各12g，山萸肉、丹皮、砂仁、泽泻各10g，茯苓、天麻、金银花、益母草、金樱子、芡实、生黄芪、川牛膝、怀牛膝各20g，丹参、麻子仁各30g，紫河车5g。每日1剂，水煎服。

并配用经验食疗方黄芪鲤鱼汤：生黄芪、赤小豆、薏苡仁、冬瓜皮各30g，芡实、茯苓各20g，金银花、当归、黄精、砂仁各10g，上述药物用纱布包好，选活鲤鱼或活鲫鱼250g，加葱姜少许同煎，不入盐，文火炖30分钟后，弃去药包，吃鱼喝汤，每周2次。并嘱逐渐撤减激素。

服中药2个月后，患者复诊查24小时尿蛋白定量1.5g，血浆白蛋白29.3g/L，总胆固醇10.39mmol/L，甘油三酯4.6mmol/L。继予上方加减，2013年3月激素已撤完，2013年8月复诊，24小时蛋白定量0.14g/L，血浆白蛋白39g/L，2014年3月28日24小时尿蛋白定量0.19g，患者已恢复正常工作。随访至今，尿蛋白阴性，血浆白蛋白正常。

**点评：** 本例肾病综合征患者先后经甲强龙、环磷酰胺冲击治疗，均无效。中医辨证为气阴两虚，兼挟瘀热，以知柏地黄汤滋阴清热。方中加当归尾、丹参、牛膝、益母草等药活血化瘀、通畅月经。并加用了益气及涩精等药物。紫河车味甘、咸，性温，入肾经。为血肉有情之品，能大补气血及益肾填精。笔者对于肾病综合征激素依赖型的患者，在撤减激素的过程中常喜用本品2～5g加入复方中。

**验案14**

辽宁某男，15岁。患者2011年无诱因出现双下肢水肿，于当地医院检查发现尿蛋白（+++），24小时尿蛋白定量5.2g，血浆白蛋白28g/L，血压升高，肾穿刺结果为膜性肾病，肾功能正常。当地西医予激素加环磷酰胺治疗，疗效不佳，后逐渐撤停激素。

2013年11月8日为求中医药治疗至我处首诊。当时外院查24小时尿蛋白定量 3.6g，血浆白蛋白 28.5g/L，服用降压药控制血压。症见：近日来因感冒，微热、咳嗽、咽干痛，双下肢轻度水肿，乏力腰酸，后背满布痤疮，纳眠可，二便调。舌红苔薄黄，脉浮数。中医辨证：气阴两虚，兼挟水湿、热毒，新感风热。急则治其标，先拟疏散风热、清肺止咳法。予桑菊饮加味。

处方：桑叶、连翘、黄芩各12g，杭菊花、桔梗、杏仁、薄荷各10g，芦根15g，生甘草6g，生石膏30g。每日1剂，水煎服，连服4日。

药后感冒痊愈，之后改拟益气养阴，解毒利湿法。予经验方参芪知苓地黄汤加减。处方：太子参、山药、菟丝子、紫花地丁各15g，生黄芪、茯苓、芡实、板蓝根、川断、丹参各20g，知母、山萸肉、丹皮、黄芩、连翘各10g，生地、金银花各12g，冬瓜皮30g，桑螵蛸6g。每日1剂，水煎服。

并配合经验食疗方黄芪鲤鱼汤：生黄芪、赤小豆、生薏苡仁各30g，砂仁6g，当归、银花、黄精各10g，茯苓20g。上述药物用纱布包好，选活鲤鱼或活鲫鱼250g，加葱姜少许同煎，不入盐，文火炖30分钟后，弃去药包，吃鱼喝汤，每周2次。

几年来患者一直来我处坚持中医药治疗，2016年7月16日复查尿蛋白（+），24小时尿蛋白定量0.6g，血浆白蛋白32g/L。

**点评：**本例膜性肾病表现为肾病综合征，经用西药后效果不理想，而且出现了明显的副作用。就诊时因新感风热，故初诊时急则治其标，以疏散风热为首务。之后转为益气养阴，兼以清热解毒，取得了明显的效果。

**2. 脾胃不和证**

**验案 15**

内蒙古某男，43岁。患者2014年4月体检发现尿蛋白，24小时尿蛋白定量最多5g，当地医院建议肾穿，使用激素治疗，患者均拒绝。

2015年9月16日为求中医药治疗至我处首诊。当时外院查24小时尿蛋白定量4.8g，血浆白蛋白35g/L，尿红细胞阴性，血尿酸451μmol/L，血压及肾功能正常。症见：乏力腰酸，纳食不馨，胃中嘈杂，眠差梦多，二便调。舌淡边有齿痕，苔薄白，脉沉濡。中医辨证：脾胃虚弱，升清无权。拟健脾和胃，兼以涩精法。予香砂六君子汤加味。

处方：木香、砂仁、炒白术、炙甘草各10g，陈皮、桑螵蛸各6g，姜半夏5g，太子参、茯苓、青风藤各15g，天麻、酸枣仁、苏梗、鸡内金各12g，巴戟天、芡实各20g。每日1剂，水煎服。

同年10月8日二诊，24小时尿蛋白定量2.698g，血尿酸降至241μmol/L

（未用降尿酸西药），纳食转佳，胃部已无不适，但觉腰酸、乏力、梦多，偶有咽痛。笔者于上方基础上加川断30g、桑寄生15g强壮腰膝，银花12g解毒利咽。

其后一直以上方加减化裁治疗，11月18日复查24小时尿蛋白定量1.02g，12月7日复查24小时尿蛋白定量0.603g。

2016年3月14日24小时尿蛋白定量0.452g，同年4月19日24小时尿蛋白定量0.266g。

**点评：**本病例临床表现为大量蛋白尿，患者拒绝使用激素。鉴于脾胃症状较为突出，脾虚不能升清，则精微物质下泄，而见蛋白尿。选用香砂六君子汤益气和胃、健脾升清，取得了控制蛋白尿的良好效果，说明单纯中医药对治疗蛋白尿有一定的优势。

### 3. 血瘀证
**验案16**

山东某男，40岁。该患者于2013年9月发现颜面及双下肢水肿，查24小时尿蛋白定量为17.5g，血浆白蛋白18.2g/L。当地肾穿刺结果为Ⅱ期膜性肾病，予泼尼松60mg/日，他克莫司2.5mg每日2次口服。用药4周后患者24小时尿蛋白定量降至10g，水肿消退，之后将泼尼松减至50mg/日。患者24小时尿蛋白始终维持在10g左右。而且在治疗过程中发现血糖升高。

2013年10月患者为求治中医来我处首诊。症见：乏力，口干渴，尿中泡沫多，纳食尚可，小便量1800ml，夜眠可。舌黯，苔薄黄，脉沉细无力。当时西药仍服用泼尼松50mg/日及他克莫司2.5mg每日2次，24小时尿蛋白定量10.6g，血浆白蛋白23.6g/L，肾功能正常。中医辨证：气阴两虚，兼夹内热与瘀血。拟益气活血清热法，方拟参芪当归芍药散加味。

处方：太子参、泽兰、青风藤、巴戟天各15g，当归尾12g，生黄芪、赤芍、白芍、茯苓、川牛膝、怀牛膝、金银花、芡实、丹参、菟丝子各20g，生白术、麦冬各10g，川芎3g，黄连6g，生石膏30g。每日1剂，水煎服。

并配用自制食疗方黄芪鲤鱼汤：生黄芪、赤小豆、薏苡仁、冬瓜皮各30g，芡实、茯苓各20g，金银花、当归、砂仁各10g，上述药物用纱布包好，选活鲤鱼或活鲫鱼250g，加葱姜少许同煎，不入盐，文火炖30分钟后，弃去药包，吃鱼喝汤，每周2次。嘱患者停用他克莫司，并逐渐撤减激素。

治疗1个月后，患者24小时尿蛋白定量降至7.03g，血浆白蛋白升至30.1g/L。后继续服用该方。治疗2个月，患者24小时尿蛋白定量降至2.42g，血浆白蛋白升至31.7g/L。

2014 年 5 月 4 日泼尼松已减至 8.75mg/日，复查 24 小时尿蛋白定量 0.4g。患者已无明显不适，2015 年 6 月 8 日激素已停用，24 小时尿蛋白定量 0.21g。

**点评：** 该病例为膜性肾病患者，24 小时尿蛋白定量为 17.5g，血浆白蛋白 18.2g/L，但患者不水肿，使用激素及他克莫司治疗无效。鉴于患者有乏力、口干、舌黯的表现，中医辨证为气阴两虚、兼挟内热与瘀血。予经验方参芪当归芍药散化裁治疗，并逐渐撤减及至撤停激素。坚持中医药治疗 1 年半，取得了尿蛋白阴转的显著疗效。

### 验案 17

内蒙古某男，40 岁。2013 年 3 月患者发现双下肢水肿，当地医院查 24 小时尿蛋白定量 4.7g，血浆白蛋白 25g/L，肾功能正常，肾穿刺结果为 II 期膜性肾病。曾使用激素、环磷酰胺治疗，尿蛋白降至 2.49g/日，之后未能转阴。

2014 年 8 月患者为寻求中医药治疗至我处首诊。当时患者服用来氟米特及雷公藤多苷片。外院查 24 小时尿蛋白定量 2.47g，血浆白蛋白正常，肾功能正常。症见：双下肢轻度水肿，小便量可，乏力，怕热，汗出，双膝关节痛，劳则加重，双手关节晨僵，舌黯红，苔薄黄，脉沉涩。中医辨证：气虚血瘀，兼挟湿热。拟益气活血，清热利湿为法。予参芪当归芍药散加味。

处方：太子参、金银花、蒲公英、秦艽、赤芍、白芍、川牛膝、怀牛膝各 15g，生黄芪、冬瓜皮、丹参各 30g，当归、泽泻、淡竹叶、黄芩各 12g，炒白术、葛根各 10g，茯苓、青风藤、路路通各 20g，川芎、桑螵蛸各 6g。每日 1 剂，水煎服。并嘱患者停用雷公藤多苷片及来氟米特。

患者坚持中医药治疗，水肿消退，诸症减轻，同年 10 月复查 24 小时尿蛋白 1g。

**点评：** 本例为膜性肾病患者，虽然在当地使用激素等西药有一定的效果，但尿蛋白未能转阴。根据气虚血瘀、兼挟湿热的证候，治疗仍以参芪当归芍药散化裁。方中加用的秦艽、川牛膝、怀牛膝等祛风胜湿的药物，是为其双手关节僵硬、双膝关节痛的症状而设。秦艽是风药中之润剂，祛风湿而不伤阴。牛膝味苦酸性平，入肝肾经，其功效为活血化瘀、引血下行、补益肝肾、强健腰膝。川牛膝长于活血化瘀，怀牛膝长于补肝肾、强腰膝。笔者常二者同用，取补通兼顾之义。患者药后水肿等症状消退，尿蛋白减轻。

### 验案 18

河北某男，59 岁。患者 2013 年 5 月无明显诱因出现下肢水肿，在外院检查发现血尿及蛋白尿，24 小时尿蛋白量最多 6g，肾穿刺结果为Ⅱ期膜性肾病，西医予泼尼松 60mg/日治疗，疗效不佳，尿蛋白未明显减少。血压及肾功能正常。

同年 11 月为求中医药治疗至我处首诊。当时口服泼尼松 20mg/日，外院查尿红细胞 36.37 个/高倍视野，尿蛋白（+++），24 小时尿蛋白定量 4g。血浆白蛋白 27g/L。血压及肾功能正常。症见：双下肢轻度水肿，乏力腰痛，颜面部潮红，颈部痤疮，目赤流泪，咽干，纳食可，二便调，舌黯苔薄白，脉沉涩。中医辨证：气阴两虚，湿热瘀毒互阻。拟益气养阴，清热解毒，活血利水为法。予经验方参芪当归芍药散加减。

处方：当归尾、紫花地丁各 15g，白芍、茯苓、芡实、青风藤、黄精、菟丝子、板蓝根、金樱子、川牛膝、怀牛膝各 20g，白术、黄芩各 10g，金银花、淡竹叶、丹参各 12g，生黄芪、冬瓜皮各 30g，桑螵蛸、防风各 5g。每日 1 剂，水煎服。并嘱患者逐渐撤停激素。

患者坚持中医药治疗，笔者一直予上方加减化裁治疗。6 个月后患者激素顺利撤停。2016 年 6 月 2 日患者复查 24 小时尿蛋白定量 0.8g，尿红细胞 4.1个/高倍视野，血浆白蛋白 32g/L。已无明显不适。

点评：本例为Ⅱ期膜性肾病患者，在院外使用激素后，尿蛋白未明显下降，而来我处求治于中医并想撤停激素。鉴于其中医证候为气阴两虚，湿热瘀毒互阻，予参芪当归芍药散加减，取得了激素顺利撤停，尿蛋白量明显减少的良好效果。

### 4. 湿热内蕴证
#### 验案 19

北京某男，59 岁。2012 年体检发现尿蛋白（++++），24 小时尿蛋白定量9g，未做肾穿刺，外院诊断为肾病综合征。

为寻求中医治疗 2013 年 4 月 5 日我处初诊，当时 24 小时尿蛋白定量8.44g，血浆白蛋白 22g/L，血尿酸 530μmol/L，无血尿，肾功能正常。既往高血压 30 年，一直服降压药控制血压。症见：双下肢关节疼痛较甚，伴轻度浮肿。怕热、口苦。乏力腰酸，舌淡红，苔黄腻，脉沉滑数。中医辨证：湿热痹阻，兼以气虚。治法拟清热祛风湿通络，兼以益气。一直以四妙勇安汤加减。

处方：金银花、白芍、秦艽、川牛膝、怀牛膝、川断、金樱子、芡实、青风藤各 20g，玄参 12g，当归、黄连各 10g，生黄芪、生薏仁、丹参各 30g，生石膏 40g，威灵仙、巴戟天各 15g，补骨脂 12g。每日 1 剂，水煎服。一直坚持单纯中药治疗。

　　经上方调治后，诸症明显减轻，相关化验逐渐改善。2013 年 10 月 8 日，24 小时尿蛋白定量为 5.4g，血浆白蛋白为 33g/L。

　　2014 年 2 月 24 日，24 小时尿蛋白定量为 2.59g，血浆白蛋白为 41.6g/L。2014 年 3 月 12 日，24 小时尿蛋白定量 2.3g。同年 5 月 26 日 24 小时尿蛋白定量 1.41g，7 月 23 日复查 24 小时尿蛋白定量 0.73g，8 月 18 日 24 小时尿蛋白定量 0.49g，9 月 10 日尿蛋白转阴，血浆白蛋白 48.1g/L。无不适症状，随访至今病情稳定。

　　**点评：**本例患者为肾病综合征兼有高尿酸血症。临床表现以下肢关节痛、怕热、口苦等湿热症状为主，兼有乏力等气虚症状，治疗拟清热祛风湿通络，兼以益气法，选四妙勇安汤加味。加威灵仙、薏苡仁、秦艽等祛风胜湿止痛的药物，是为其双下肢关节痛甚而设。

　　四妙勇安汤出自《验方新编》，由金银花、玄参、当归、生甘草四味药组成。具有清热解毒、活血止痛之功。笔者对于高尿酸血症引起的痛风，常选用该方。当归选用当归尾，玄参用 30g，金银花用 20g，并常加威灵仙以加强祛风湿止痛的效果。

　　本案例根据临床表现以上方治疗取得显著的降低蛋白尿的显著疗效。由此说明，中医治疗蛋白尿并不是一法一方一药，应在中医理论指导下，准确地辨证论治。

### （三）撤减激素阶段验案

　　以下选取了原发性肾病综合征撤减激素 6 例验案，6 例均为气阴两虚证。另外选取了肾小球肾炎撤减激素 1 例验案，该例为胃虚气滞证。

### 1. 气阴两虚证
**验案 1**

　　山东某男，28 岁。患者 2011 年无诱因出现双下肢水肿，检查发现尿蛋白（+++），查 24 小时尿蛋白定量 3.28g，血浆白蛋白 34.6g/L，血总胆固醇 6.51mmol/L，血压升高，肾功能正常。当地医院肾穿刺结果为膜性肾病Ⅰ～Ⅱ期，西医予激素及免疫抑制剂治疗，尿蛋白转阴，水肿消退，但在撤减激素过程中尿蛋白反复发作，始终未能撤停激素。

　　2014 年 7 月 23 日为寻求中医药治疗至我处初诊，当时口服泼尼松 10mg/日，同时口服他克莫司及吗替麦考酚酯。查尿蛋白（－），肾功能及血压正常。症见：

轻度畏寒，偶有咽干，纳眠可，舌淡边有齿痕，苔薄白，脉沉细。中医辨证：气阴两虚。拟益气养阴为法，予参芪地黄汤加味。

处方：党参、生地、山药、泽泻各 15g，生黄芪、茯苓、菟丝子、青风藤、芡实、金银花、丹参、金樱子各 20g，山萸肉、丹皮各 10g。每日 1 剂，水煎服。并嘱患者停用吗替麦考酚酯和他克莫司，逐渐撤停激素。

患者坚持中医药治疗，笔者治疗始终予上方加减化裁，尿蛋白始终未复发。2015 年 1 月激素完全停用。2015 年 5 月 19 日复查尿蛋白阴性，肾功能正常。随访至今，尿检正常。

**点评：**本例患者为膜性肾病，呈现为激素依赖性肾病综合征。初诊时仅有轻度畏寒及口干症状，证属气阴两虚，予气阴双补法酌加摄精之品，以预防蛋白尿的复发。同时撤减激素且停用免疫抑制剂，患者最终停用了激素，且病情稳定未复发。

**验案 2**

天津某男，12 岁。患者 2011 年 5 月感冒后出现双眼睑及下肢水肿，于当地医院检查 24 小时尿蛋白定量 6g，血浆白蛋白 27.5mmol/L，诊断为肾病综合征，患者家属拒绝肾穿，西医予泼尼松 60mg/日治疗，水肿消退，尿蛋白转阴，泼尼松减至 20mg/日时，因感冒再次出现尿蛋白（+++），患者家属将泼尼松加至 30mg/日，使用激素期间患者出现严重骨质疏松症，平时只能卧床。

2013 年 4 月 20 日患者为求中医药治疗以撤停激素来我处就诊。当时仍服泼尼松 60mg/日，尿蛋白阴性，血浆白蛋白、血压及肾功能均正常。症见：乏力腰酸痛，不能站立，痤疮，平素易感冒，纳眠可，二便调。舌淡苔薄黄，脉沉弱。中医辨证：气阴两虚，兼挟热毒。拟益气滋肾，清热解毒法。予经验方参芪知苓地黄汤加味。

处方：太子参、知母、黄芩、山药、怀牛膝、川断各 12g，生黄芪、茯苓、紫花地丁、芡实、金银花各 20g，丹皮、山萸肉、连翘、补骨脂、丹参各 10g，泽泻、青风藤、淫羊藿、板蓝根各 15g，桑螵蛸 5g，紫河车 3g。每日 1 剂，水煎服。并嘱患者逐渐撤减激素。

治疗期间，患者曾感冒 3 次，主要症状为发热，微恶风寒，咽痛，咳嗽有痰，时有微喘，舌淡苔薄黄，脉浮数。证属风热袭肺，肺失宣肃。拟疏风清热，化痰降气法。予桑菊饮加味。

处方：桑叶、杭菊花、芦根、杏仁、竹叶、枇杷叶、苏子、枳壳各 12g，桔梗、连翘、牛蒡子、太子参、青黛（包煎）、薄荷各 10g，金银花、瓜蒌皮、板蓝根各 20g，黄芩、浙贝母各 15g，生石膏、鱼腥草各 30g。每日 1 剂，水煎服。药后效如桴鼓。

患者几年来一直坚持中医药治疗，并逐渐撤减激素，2015 年 10 月 24 日复诊时泼尼松已减为 2.5mg/日，笔者一直予参芪知芩地黄汤加减化裁，治疗期间未再出现尿蛋白，而且乏力、腰酸痛等症状逐渐消失。患者 2013 年夏天已能行走上学。几年来体质增强，极少感冒。2015 年 10 月 24 日复诊时 24 小时尿蛋白定量为 0.02g。嘱患者激素续减至 1.25mg/日，2016 年 4 月初激素撤停，病情稳定。

**点评**：本例患者为肾病综合征，因使用激素出现严重的骨质疏松，而至我处求治中医并要求撤停激素的。初诊时患者乏力、痤疮，辨证为气阴两虚，兼挟热毒。予经验方参芪知芩地黄汤加味治疗。患者平素易感冒，且屡因感冒致病情复发，故每次感冒时急则治标，予桑菊饮加味疏散风热。经过以上调治，患者激素得以顺利撤停，感冒次数减少，蛋白尿仍为阴性。

### 验案 3

北京某男，29 岁。患者 2013 年 11 月无明显诱因出现双下肢水肿，检查发现尿蛋白，24 小时尿蛋白最多 6g，血浆白蛋白 18g/L，至北京某西医院行肾穿刺结果为不典型膜性肾病。西医予激素及环孢素 A 治疗，尿蛋白可转阴，水肿消退。

患者因害怕激素等西药的副作用而转求中医药治疗，要求撤停激素等西药，遂于 2014 年 9 月初至我处首诊。当时口服泼尼松 20mg/日、环孢素 150mg/日，查尿蛋白阴性，血浆白蛋白、血肌酐及血压正常。症见：乏力头晕，手足心热，心悸自汗，口干，皮肤痤疮，纳眠可，二便调。舌淡苔薄黄，脉细数而弱。中医辨证：心肾气阴两虚，偏于阴虚，兼挟热毒。拟益气养阴，清热解毒法。予生脉饮合经验方参芪知芩地黄汤化裁。

处方：太子参、麦冬、半边莲、川牛膝、淡竹叶各 12g，生黄芪、金银花、茯苓、丹参各 20g，知母、黄芩、生地、山药、泽泻、浮小麦、紫花地丁、板蓝根、怀牛膝、天麻、白芍各 15g，五味子、山萸肉、丹皮、连翘各 10g，生石膏 30g。每日 1 剂，水煎服。并嘱患者逐渐撤减激素，停用环孢素 A。

患者坚持复诊，按笔者要求撤减激素，笔者一直予上方加减化裁治疗。至 2015 年 8 月激素完全撤停，已无不适，随访至今，病情一直未反复。

**点评**：本例为不典型膜性肾病患者，使用激素加免疫抑制剂后有效，但患者因不愿长期使用激素，而求治我处要求撤停激素，使用中医药治疗。

根据患者临床表现,辨证为心肾气阴两虚,偏于阴虚,兼挟热毒。选用参芪知芩地黄汤合生脉饮化裁。坚持治疗近 1 年,患者顺利地撤完激素,尿蛋白一直阴性,病情未反复。

**验案 4**

美国某女,14 岁。患者 2014 年底无明显诱因出现双下肢高度水肿,于美国波士顿当地医院诊断为肾病综合征,服用激素后尿蛋白能转阴,但停用激素后尿蛋白则反复,且副作用较大。2015 年 5 月患者曾在波士顿医院肾穿,确诊为微小病变型肾病,一直服用激素治疗并加用了免疫抑制剂。

2015 年 9 月 2 日为求中医药治疗回国来我处初诊,症见:满月脸,面红,背部痤疮,毛发增生,乏力,下肢轻度肿胀,咽痛怕热,平素易感冒,纳眠可,二便调。舌红苔薄黄,脉细数。中医辨证:气阴两虚偏阴虚,兼夹内热。以益气养阴、清热解毒利湿为法。方选经验方参芪知芩地黄汤加味治疗。

处方:太子参、生黄芪、知母、金银花、北沙参、苦地丁各 12g,黄芩、生地、山药、山萸肉、丹皮、麦冬、野菊花各 10g,茯苓、板蓝根、芡实各 20g,冬瓜皮、鱼腥草各 30g。每日 1 剂,水煎服。

患者一直坚持中医药治疗,我均以上方加减治疗,并撤减激素及免疫抑制剂,患者上述症状逐渐减轻,而且尿蛋白一直阴性,2016 年 3 月患者已停用激素。随访至今未复发。

**点评**:该患者为"微小病变型肾病",虽然对激素治疗有效,但呈现依赖性,且激素用后库欣综合征明显。针对本案例的特点,中医治疗的目的一方面是顺利地撤减及至撤停激素,另一方面就是要消除激素给患者带来的副作用。该患者的副作用主要表现为库欣综合征,同时有气阴两虚的症状,参芪知芩地黄汤是笔者常用于撤减激素的经验方,知母、黄芩是针对激素用后出现的内热证,之所以选黄芩而不选黄柏,是因为内热主要表现于上焦,而无下焦的湿热证。六味地黄汤具有滋阴清热的作用,太子参与生黄芪是针对患者有气虚的症状,笔者对于激素所引起的皮肤痤疮,常用银花、野菊花、紫花地丁等清热解毒药而取效。

通过上述治疗,该患者顺利地撤停了激素,而且副作用也得到控制,本验案充分地证明了中医药在肾脏病治疗中的优势。

**验案 5**

河北某男,13 岁。患者 2015 年 1 月感冒后出现肉眼血尿,至当地医院检查发现蛋白尿，24 小时尿蛋白定量 4g，西医建议肾穿刺，患者拒绝，经在当地使用激素治疗后，尿蛋白及血尿均转阴，肾功能正常。

2015 年 3 月 11 日患者为求撤停激素，来我处求治于中医药治疗。当时口服泼尼松 60mg/隔日、10mg/隔日。外院查 24 小时尿蛋白定量 0.16g，尿红细胞 2～5 个/高倍视野，肾功能及血压均正常。症见：乏力，心烦口干，咽痛易感冒，纳食不馨，眠可，大便调，时有尿痛，舌淡苔薄黄，脉沉细弱。中医辨证：气阴两虚，偏于阴虚，热毒内蕴。拟益气养阴，清热解毒法。予参芪地黄汤加味。

处方：太子参、金银花、炒栀子、淡竹叶、野菊花、鸡内金各 12g，生黄芪、茯苓、芡实各 20g，生地、泽泻、黄芩、板蓝根、车前草、蒲公英各 15g，山萸肉、丹皮、牛蒡子、连翘、灵芝各 10g，小蓟 30g，桑螵蛸 6g，防风 3g。每日 1 剂，水煎服。并嘱患者逐渐撤减激素。

患者坚持在我处运用中医药治疗，笔者一直予上方加减化裁。至 2016 年 7 月 6 日复诊时激素完全撤停，治疗期间尿检一直阴性，未再复发。

**点评：**本例肾小球肾炎在当地运用激素后尿检阴性，患者来我处求治于中医药的目的是撤停激素。根据就诊时的中医证候为气阴两虚，偏于阴虚，热毒内蕴，在参芪地黄汤益气养阴的基础上加用了金银花、野菊花、蒲公英、栀子、竹叶、黄芩、连翘以清热解毒。患者运用中医药治疗 1 年余，激素顺利撤停，尿检一直阴性未反复。

对于大量蛋白尿，激素对一部分患者确有明显缓解的优点，但易呈现依赖性。因而对于在门诊中要求中医药治疗的撤停激素的患者，我仍然运用中医辨证论治的方法予以调治，并不是均用知柏地黄汤。该患者气阴两虚偏于阴虚，兼挟热毒，热毒的表现上为咽喉肿痛，下为时有尿痛，故用上述清热利咽及清热利湿之品而奏效。

**验案 6**

辽宁某男，6 岁。患者 2011 年 10 月感冒后出现双下肢水肿，在当地医院查尿蛋白（++），未做 24 小时尿蛋白定量，西医即予激素治疗，1 周后尿蛋白转阴，水肿消退。2012 年 10 月因感染手足口病，又出现尿蛋白（++），再次使用激素治疗，尿蛋白又转阴。

为求撤减及至撤停激素于 2015 年 3 月 2 日至我处首诊。当时口服泼尼松 7.5mg/日，外院查 24 小时尿蛋白定量 0.004g，肾功能及血压正常。症见：乏力口干，咽痛咳嗽，平素易感冒，纳食不馨，眠安，二便调，舌红苔薄黄，脉浮细数。中医辨证：气阴两虚，兼挟肺热。拟益气养阴，兼清肺热法。予经验方参芪知芩地黄汤加减。

处方：太子参、生黄芪、知母、生地、山萸肉、丹皮、牛蒡子、连翘、山药、泽泻、淡竹叶各10g，茯苓、金银花、黄芩、菟丝子各12g，鸡内金、生甘草各6g，板蓝根15g，芡实20g，生石膏、鱼腥草各30g，桑螵蛸5g。每日1剂，水煎服。并嘱患者逐渐撤减激素。

患者坚持中医药治疗，笔者一直予上方加减化裁。同年9月中旬激素已完全撤停，治疗期间尿检一直阴性，无不适，未感冒。

2016年8月15日患者复诊时尿检阴性。患者对疗效甚感满意，继续服用中药巩固疗效。

**点评：** 该患儿的蛋白尿对激素呈现依赖，来我处就诊的目的为了撤停激素。根据其中医辨证为气阴两虚、兼挟肺热，选用笔者经验方参芪知芩地黄汤化裁治疗，撤减及撤停激素后，尿蛋白一直阴性，且体质增进，不再感冒，疗效满意。

### 2. 胃虚气滞证
**验案7**

北京某女，30岁。患者2014年12月体检发现血尿及蛋白尿。遂至某西医院查24小时尿蛋白定量最多1.8g，血压及肾功能正常。西医建议患者肾穿刺，患者拒绝，外院予泼尼松50mg/日治疗，尿蛋白可转阴。但出现了一些副作用。

患者欲撤停激素，遂求治于中医药，于2015年7月13日至我处首诊。当时口服泼尼松15mg/隔日，10mg/隔日。外院查：尿蛋白（−），尿红细胞：4～6个/高倍视野，肾功能及血压正常。症见：面部及胸背部少量痤疮，神疲乏力，纳差腹胀，右腹部不适，头麻，已停经2个月。眠可，大便偏干，日1次，尿量可。舌淡黯，苔薄黄，脉沉弱。中医辨证：胃虚气滞，夹瘀夹热。拟理气和胃，活血清热法。予香砂六君子汤加味。

处方：木香、砂仁、炒白术、紫花地丁、桃仁各10g，生黄芪、芡实、茯苓各20g，太子参、当归尾各15g，丹参、益母草、火麻仁各30g，红花、陈皮、生甘草各6g，知母、鸡内金、金银花各12g，法半夏5g。每日1剂，水煎服。并嘱患者逐渐撤减激素。

患者坚持中医药治疗，笔者一直予上方加减化裁治疗。2016年2月29日患者复诊时，激素已完全停用，尿检阴性，月经恢复正常，无明显不适。

点评：本例患者为肾小球肾炎，临床表现为中等量蛋白尿，虽然外院用激素治疗有效，尿蛋白可阴转，但出现了库欣综合征、胃部不适及停经等副作用。根据中医辨证，胃虚气滞，夹瘀夹热。拟理气和胃，活血清热法，予香砂六君子汤加减治疗，取得了顺利撤停激素，尿检未反复，副作用消除的良好效果。

激素虽然对部分蛋白尿患者有效，然而会出现诸多副作用，对撤减激素及治疗其副作用，中医治疗应根据患者的临床证候采用不同的治疗方法，并不是千篇一律地选用知柏地黄汤。

# 第四篇

# 过敏性紫癜性肾炎验案

## 一、概 述

过敏性紫癜性肾炎简称紫癜性肾炎，属于继发性肾脏疾病范畴，其发病以儿童及青少年居多，男性多于女性，好发于寒冷季节。过敏性紫癜是一种变态反应性小血管炎，主要侵袭皮肤、胃肠道、关节和肾脏，紫癜性肾炎即为肾损害的表现。关于过敏原一般认为与感染、食物、药物相关。其他诱发因素还有寒冷刺激、花粉吸入、预防接种及精神因素等。紫癜性肾炎属于免疫复合物性肾炎。肾脏受损的部位主要是肾小球的系膜区，以 IgA 为主的免疫复合物沉积在系膜区，引起系膜细胞及基质增生。从紫癜性肾炎与 IgA 肾病的肾脏组织病理与免疫病理来看很相似，难以区分。但紫癜性肾炎肾脏组织病理改变大多数是非进行性，且临床有皮肤紫癜、关节痛、腹痛等肾外症状。IgA 肾病肾脏组织病理改变部分呈缓慢进行性，属于原发性肾小球疾病。

紫癜性肾炎的临床表现主要分为肾外表现与肾脏受累表现两个方面。肾外表现以皮肤紫癜、关节疼痛、腹痛为其特点。肾受累表现以单纯血尿及血尿伴蛋白尿居多，少数患者可表现为肾病综合征。皮肤紫癜为出血性斑点，稍高于皮肤，出现的部位多在四肢远端、臀部及下腹部，呈对称性分布，一般1～2周后渐退，常可分批出现。

从紫癜性肾炎的主要临床表现来看，中医可从"斑疹""肌衄""葡萄疫""尿血"等门中求之。所谓肌衄，正如《张氏医通》所说："血从毛孔出者为肌衄。"所谓葡萄疫，正如《外科正宗》所云："葡萄疫，其患多见于小儿，感受四时不正之气，郁积于皮肤不散，结成大小青紫斑点，色若葡萄，发在遍身头面。"

中医学认为出血证是由于各种原因而导致血液不循脉道运行。鉴于本病的出血部位以肌衄和尿血为主，因而其病位主要在肺、胃、肾与膀胱。当紫癜性肾炎初发病时，其病机多为实热证，由于风热壅肺，阳明胃热壅盛，热迫血妄行，发于皮毛肌肉则为肌衄。热扰血络则迫血下行，以致尿血。紫癜性肾炎病程迁延缠绵，久病多虚，此时的中医病机多责之脾肾虚损，脾虚则统血无权，肾虚则藏精失职，精血是同源异名之物。也有因肝肾阴虚，虚热内生，伤及血络而致迁延不愈者。根据病机的演变将本病分为急性期和慢性迁延期。

现代医学对紫癜性肾炎无特异性治疗方法。强调避免接触过敏原，但相当多的患者经多种检查过敏原仍难以确定，因而实施有一定的困难。再者激素对控制皮疹、腹痛和关节炎有一定的效果，然而对肾损害并无益处。

有鉴于此，笔者认为紫癜性肾炎的治疗可以"能中不西"。我治疗本病主要抓住截断诱发因素，改变患者过敏体质，注意儿童患者稚阴之体的特点，辨识肾受累表现的侧重面，分清急性期与迁延期的治疗重心，并结合患者个体的证候动态变化，坚持长期治疗等几个环节，从而达到控制紫癜复发，减轻或消除血尿及蛋白尿的较好疗效。以下共选取紫癜性肾炎验案 19 例。

# 二、验　案

**慢性迁延期验案**

以下选取了紫癜性肾炎慢性迁延期 19 例验案，其中气阴两虚证 17 例，肺脾肾气虚证 1 例，气虚血瘀证 1 例。

## 1. 气阴两虚证
**验案 1**

河南某男，24 岁。患者 2008 年 7 月感冒后出现双下肢皮肤紫癜，之后反复发作，查尿发现血尿及少量蛋白尿，在当地医院诊断为紫癜性肾炎。治疗效果不佳。2 周前不明原因再次出现双下肢及臀部散在紫癜。

同年 12 月 3 日患者为求中医药治疗至我处首诊。当时尿红细胞 35～50 个/高倍视野，24 小时尿蛋白定量 1.6g，血压及肾功能正常。症见：面色萎黄，双下肢及臀部散在紫癜，乏力盗汗，咽干口燥，大便干结，纳眠可，舌淡红，苔薄黄，脉细数无力。中医辨证：气阴两虚，兼挟内热。以益气养阴、兼清内热为法。予经验方紫癜肾 1 号方加减。

处方：太子参、生黄芪、白芍、金银花各 15g，芡实、旱莲草、乌梅、银柴胡、地龙、五味子各 10g，生石膏、生地各 20g，丹参 6g，三七粉（冲入）3g，制大黄 5g，浮小麦、小蓟各 30g。每日 1 剂，水煎服。

药后患者皮肤紫癜消退，乏力、口咽干燥、盗汗均减轻，大便通畅。2009

年 4 月 15 日复诊，患者连续服用上方 3 月余，唯感轻度乏力外，余无不适，尿检已转阴。随访至今，未再复发。

**点评：**本例患者在紫癜的同时伴有明显的镜下血尿及中等量的蛋白尿，其中医证候为气阴两虚，兼挟内热。予紫癜肾I号方益气养阴，凉血化瘀，涩精止血。方中加用的生石膏意在清胃化斑，中医理论认为"斑发于阳明"，笔者在治疗紫癜反复发作的患者常用生石膏 30～50g，取得了清胃化斑的显著效果。

**验案 2**

内蒙古某男，29 岁。患者 2003 年 3 月吃海鲜后出现皮肤紫癜，1 个月后检查发现血尿及蛋白尿，在当地医院诊断为紫癜性肾炎，当地西医予激素及雷公藤多苷片治疗，尿蛋白下降。近 2 个月病情反复，查 24 小时尿蛋白定量最多 7g。

2009 年 11 月 25 日患者为撤减激素，使用中医药治疗至我处首诊。当时服泼尼松 55mg/日，雷公藤多苷片 20mg3 次/日。查 24 小时尿蛋白定量 3.8g，尿红细胞 30～35 个/高倍视野，血浆白蛋白 26.5g/L，血压及肾功能正常。症见：无紫癜。颜面及双下肢轻度水肿，小便量可。乏力口干，心悸自汗，纳食可，偶有便溏，舌质淡红，苔薄黄，脉细弱。中医辨证：心肾气阴两虚，偏于阴虚，兼挟内热。拟心肾气阴双补，兼清内热法，予生脉饮合经验方紫癜肾 1 号方化裁。

处方：生黄芪、生石膏、金银花、小蓟、冬瓜皮各 30g，太子参、麦冬、五味子、生地、丹皮、紫草、茯苓、泽泻、仙鹤草、炒白术、浮小麦各 15g，山萸肉、炒栀子各 12g，白芍、芡实、金樱子各 20g，丹参、紫河车各 6g。每日 1 剂，水煎服。同时嘱患者停用雷公藤多苷片，并逐渐撤减激素。

2010 年 1 月 19 日复诊，患者服上方 2 个月，已无不适，纳食佳，二便调，舌质淡红，苔薄黄，脉细弱。尿红细胞 3～6 个/高倍视野，24 小时尿蛋白定量 0.6g，血浆白蛋白：38.9g/L，继续前方治疗。

患者坚持复诊，至 2011 年 1 月激素完全撤停，尿检转阴，未反复。

**点评：**本例紫癜性肾炎表现为肾病综合征伴血尿。在当地经用激素等西药治疗后疗效不佳，来我处初诊时仍服用泼尼松 55mg/日，雷公藤多苷片 20mg 3 次/日。予生脉饮合经验方紫癜肾 1 号方化裁，心肾气阴双补，兼清内热，患者坚持治疗 14 月余，激素完全撤停，尿检转阴。

对于紫癜性肾炎的皮肤紫癜及大量蛋白尿，我不用激素等西药，而是单纯应用中医药治疗，目的是为了减少患者的副作用而又达到治疗的效果。而且在几十年的临床工作中，我也从未使用过雷公藤多苷片，尤其值得注意的是，紫癜性肾炎青少年多发，而雷公藤多苷片有生殖抑制的严重副作用。

### 验案 3

湖北某男，58 岁。患者 2006 年 5 月 20 日因食虾后出现四肢皮肤大量紫癜，继而出现踝关节疼痛，踝部水肿，胃胀。5 月 29 日到当地医院诊治，检查发现蛋白尿、血尿，肾穿刺结果为过敏性紫癜性肾炎。

同年 6 月 5 日为求中医药治疗而至我处首诊，查尿红细胞 15～25 个/高倍视野，24 小时尿蛋白定量 1.6g，血压及肾功能正常。症见：四肢皮肤大量紫癜，片状，黯红色，踝关节疼痛，乏力口干，大便干，舌黯苔白，脉沉细。中医辨证：气阴两虚，偏于阴虚内热。拟益气养阴，清热凉血止血法。予经验方紫癜肾 1 号方加减。

处方：太子参、生黄芪、生地、白芍、芡实、旱莲草、紫草、乌梅、当归、地龙、炒栀子、丹参、金银花、秦艽、金樱子各 10g，银柴胡、五味子、丹皮、制大黄各 6g，小蓟 15g，生石膏 30g。每日 1 剂，水煎服。

同年 6 月 19 日二诊：尿红细胞 8 个/高倍视野，24 小时尿蛋白定量 0.9g。四肢紫癜减轻，关节痛减轻，仍有眠差。上方去丹参、银柴胡，加酸枣仁 10g，生地加至 20g，紫草加至 20g，丹皮加至 12g。笔者一直守方加减，至 2006 年 11 月紫癜完全消退，尿检阴性。

**点评：** 本例紫癜性肾炎初诊时表现为四肢皮肤大量紫癜伴尿检异常，治疗在经验方紫癜肾 1 号方益气养阴的基础上，加用生石膏清胃化斑，制大黄通腑泻热。紫癜肾 1 号方中选用的紫草甘寒，入心、肝经，有凉血解毒透疹的作用，对于紫癜性肾炎的皮肤紫癜，我常用本品，用量 12～20g。过敏煎出自《临床验方选编》，原方由柴胡、防风、乌梅、五味子、生甘草组成，主治荨麻疹、哮喘等过敏性疾病。笔者以银柴胡易柴胡，并加用地龙组成治疗过敏性紫癜的方剂，因为柴胡有劫肝阴的副作用，不利于紫癜的内热证，故选用了甘而微寒，长于退热，兼能凉血的银柴胡。现代药理学研究地龙具有抗过敏的作用。过敏煎在紫癜肾 1 号方的作用，意在改善患者的过敏体质。对于控制皮肤紫癜也有良好的效果。

通过大量的临床实践，笔者观察到紫癜性肾炎与 IgA 肾病虽然正虚皆以气阴两虚为主，但紫癜性肾炎偏于阴虚，兼挟内热，因而治疗应重视清热凉血，故而生石膏、炒栀子、丹皮、黄芩炭、紫草是我常选用的药物。

**验案 4**

安徽某男，44 岁。2004 年 10 月出现皮肤紫癜，2005 年 3 月加重，无腹痛及关节痛，查尿发现血尿及蛋白尿，服中药治疗后尿检转阴。2007 年 1 月因劳累后再次出现皮肤紫癜。

同年 2 月 28 日为求中医药治疗来我处初诊。当时查尿红细胞 223.6 个/高倍视野，24 小时尿蛋白定量 2.5g，血压及肾功能正常。症见：双下肢散在皮肤紫癜，色红，压之不褪色，乏力怕冷，时感咽痛，易感冒，纳食不馨，眠可，浓茶色小便，舌红苔薄黄，脉细弱。中医辨证：气阴两虚。拟益气养阴法，予经验方紫癜肾 1 号方加减。

处方：太子参、银柴胡、紫苏梗、金银花、乌梅各 20g，生黄芪、仙鹤草各 15g，生地黄、白芍、旱莲草、大青叶各 12g，紫草、炒栀子、地龙各 10g，当归、五味子各 6g，小蓟 30g，丹参 3g，紫河车 5g。每日 1 剂，水煎服。

2004 年 3 月 14 日复诊下肢皮肤紫癜基本消退，纳食可，尿急。尿红细胞 35 个/高倍视野，24 小时尿蛋白定量 1.96g，继以上方去紫苏梗、当归加芡实 20g、竹叶 10g、车前草 15g，每日 1 剂，水煎服。2007 年 10 月复查尿红细胞 4 个/高倍视野，24 小时尿蛋白定量 0.25g，已无不适。随访至今，紫癜未复发，尿检阴性。

**点评**：本例紫癜性肾炎表现为肉眼血尿伴蛋白尿，治疗以紫癜肾 1 号方益气养阴，清热凉血止血，取得了完全缓解的效果，随访至今未复发。上方中金银花、大青叶是针对患者易感冒之症，选用苏梗是针对纳食不馨而设。

**验案 5**

内蒙古某男，12 岁。2012 年 7 月因感冒发热，遂发现下肢紫癜，并伴有肉眼血尿、腹痛、呕吐、乏力，因病而休学。当地医院诊断为紫癜性肾炎，治疗无效。

为求中医药治疗于 2012 年 7 月 26 日来我处就诊，查尿红细胞 397 个/高倍视野，尿蛋白（-），肾功能、血压均正常。症见：双下肢紫癜满布，乏力纳差，咽干咳嗽，汗出，尿红，眠尚可。舌淡红，苔薄黄，脉沉细数。中医辨证：气阴两虚，偏于阴虚内热，以致迫血妄行。拟益气养阴清热法，予经验方紫癜肾 1 号方加减。

处方：太子参、生黄芪、生地黄、芡实、紫草、白芍、银柴胡、竹叶、黄芩、牡丹皮各 12g，炒栀子、五味子、乌梅、地龙、仙鹤草、炒酸枣仁、鸡内金各 10g，生石膏、小蓟各 30g，紫河车、三七粉（冲入）各 3g，金银花 20g，蒲公英 15g，防风 6g。每日 1 剂，水煎服。

患者长期门诊复诊，笔者予上方加减调治，一直未用激素。经单纯中药治疗后，尿血逐渐减轻，自觉上述症状明显好转，紫癜消失，一直未感冒，秋天复学。于 2013 年 2 月 6 日复查尿红细胞：8.4 个/高倍视野。2013 年 10 月尿检转阴，长期随访均未复发。

**点评：**本例紫癜性肾炎初诊时双下肢紫癜满布伴大量血尿，西医常用激素治疗紫癜，但部分患者未能控制紫癜。我治疗紫癜单纯运用中药，主要抓住以下几个环节：①清胃化斑：因中医理论认为斑发于阳明，故常用生石膏。②清肺化斑：因"肺主皮毛"，通过黄芩清肺也有利于控制紫癜。如果患者有血尿的症状，则选用黄芩炭。③凉血化斑：紫癜属于血分有热，常选用丹皮、生地、紫草、炒栀子等凉血止血化斑的药物。

**验案 6**

山西某男，15 岁。2011 年夏出现紫癜、关节痛、腹痛，于北京某儿童医院就诊，检查发现血尿、蛋白尿，诊断为过敏性紫癜性肾炎。住院予甲泼尼龙治疗，出院时尿蛋白阴性。出院后 1 个月因呕血、黑便再次入院治疗，血尿、蛋白尿一直未消失，当地医院遂予雷公藤治疗 5 周，化验指标较前加重。

2012 年 8 月为求中医药治疗求诊于我处，查尿红细胞 161.8 个/高倍视野，尿蛋白（++++），血压及肾功能正常。症见：双下肢散在皮肤紫癜，关节痛，头晕，乏力口干，纳眠尚可，舌淡红苔薄黄，脉沉细。中医辨证：气阴两虚，兼有内热，迫血妄行。拟益气养阴清热法，予经验方紫癜肾 1 号方加减。

处方：太子参、仙鹤草、乌梅、生地黄各 15g，生黄芪、芡实、金银花、生石膏、银柴胡、金樱子、天麻各 20g，炒栀子、五味子、白芍、地龙各 10g，当归、防风各 6g，紫草 12g，小蓟 30g，每日 1 剂，水煎服。

之后患者多次复诊，笔者一直以此方加减化裁，尿检指标逐渐改善，同年 10 月 24 日尿红细胞 26 个/高倍视野，尿蛋白（+）；11 月 14 日尿红细胞 24.82 个/高倍视野，尿蛋白（+）；2013 年 1 月 9 日尿红细胞 27.8 个/高倍视野，尿蛋白转阴。同年 8 月复查尿红细胞亦转阴，已无不适。长期随访，尿检阴性。

**点评：**本例紫癜性肾炎患者曾先后使用激素及雷公藤多苷片均无效，且病情加重。初诊时根据辨证的结果，运用经验方紫癜肾 1 号方益气养阴、清热凉血化斑而取效。方中的栀子味苦性寒，入心、肝、肺、胃经，通行三焦，长于清利湿热，导热从小便而出。炒炭具有凉血止血的作用，我治疗皮肤紫癜及血尿常用本品，用量为6~10g。

**验案7**

山西某男，36岁。患者2007年不明原因出现双下肢皮肤大量针尖样出血点，1个月后检查发现血尿、蛋白尿。当地医院查尿红细胞6~7个/高倍视野，24小时尿蛋白定量1g，肾穿刺结果为过敏性紫癜性肾炎。西医予甲泼尼龙片48mg/日口服，紫癜可减少，但蛋白尿未减少。患者肾功能正常。

2010年3月为求中医药诊治来我科住院。当时口服甲泼尼龙片16mg/日，查尿红细胞6~7个/高倍视野，24小时尿蛋白定量0.67g，血压及肾功能正常。症见：双下肢皮肤少量针尖样出血点，乏力腰酸痛，咽干痛，眼干涩，舌红苔薄黄，脉沉细。中医辨证为气阴两虚，兼有内热。拟益气养阴，清热凉血，止血涩精为法。予经验方紫癜肾1号方加减。

处方：生黄芪、生地、仙鹤草各15g，丹皮、牛蒡子、巴戟天、金银花、杭菊花各10g，竹叶、山萸肉、黄芩炭、补骨脂、灵芝各12g，白芍、芡实、菟丝子、板蓝根各20g，小蓟30g，五味子6g，紫河车2g。每日1剂，水煎服。并嘱患者逐渐撤停激素。1个月后患者出院。

出院后患者坚持中医药治疗，笔者一直予本方化裁。2013年5月患者激素完全停用，蛋白尿转阴，尿红细胞2~3个/高倍视野，已无不适。患者更加坚信中医疗效，坚持服用中药巩固，一直未复发。2015年4月2日患者复查尿中红细胞2个/高倍视野，24小时尿蛋白定量0.15g。2015年4月已恢复工作，随访至今病情稳定。

**点评**：本例紫癜性肾炎的患者，在当地医院使用激素，虽紫癜消退，而尿检未好转，患者欲撤停激素而求治于我处。根据中医辨证结果仍以经验方紫癜肾1号方化裁调治，并逐渐撤减激素。患者坚持中医药治疗2年，激素完全撤停，随访至今未复发。

我在临床上遇到在院外使用激素有效或无效而来我处就诊的患者，均遵循"撤减及至撤停激素，运用中药"的程序，运用中医药辨证论治，帮助患者撤停激素。对于激素依赖的患者，撤减激素的速度较慢。对于激素无效的患者，撤减激素可以快一些。

**验案8**

河北某女，14岁。患者2013年4月29日出现双下肢大量针尖样出血点，当地医院检查发现尿蛋白。西医予激素治疗，尿蛋白转阴，但因用药期间患者出现股骨头坏死而停用激素。激素停用半年后患者病情反复，尿蛋白增多。

同年 11 月 6 日为求中医药治疗，患者来我处首诊。当地医院查 24 小时尿蛋白定量 4.12g，血压、血浆白蛋白及肾功能正常。症见：已无紫癜，乏力较甚，心悸自汗，腰骶关节痛，走路需拄拐。咽痛易感冒，口腔溃疡，纳差，眠可，二便调。月经量少，舌淡黯，苔薄黄，脉沉弱。中医辨证：脾肾气阴两虚，兼挟瘀热。拟益气养阴、清热活血为法，予经验方紫癜肾 1 号方化裁。

处方：苏梗、牛蒡子、桑螵蛸、乌梅、骨碎补、山萸肉、红花各 10g，生石膏 40g，麦冬、鸡内金、紫草、当归尾各 12g，砂仁 5g，芡实、茯苓、板蓝根、金银花、生黄芪、金樱子、青风藤各 20g，五味子、地龙各 5g，防风 6g，紫河车 3g，太子参、巴戟天、仙灵脾各 15g。每日 1 剂，水煎服。

此后患者定期复诊，笔者一直守方加减化裁，2014 年 3 月 29 日复查 24 小时尿蛋白定量 2.19g。2015 年 4 月 8 日复查尿蛋白 0.99g。患者诸症减轻，走路已不用拐杖，感冒次数减少。2016 年 8 月 2 日 24 小时尿蛋白定量 0.86g。目前仍在门诊继续中医药调治。

**点评：**本例紫癜性肾炎患者就诊曾在当地使用激素治疗，虽然尿蛋白转阴，而出现了股骨头坏死的副作用，但停用激素后病情又反复。初诊时以心肾气阴双补，清热活血法治疗后，患者症状明显减轻，尿蛋白明显下降。方中的当归尾、红花是为活血通经，是为月经量少而设。方中的骨碎补、巴戟天、紫河车有补肾壮骨的作用。患者长期坚持中医药治疗，不仅尿检指标改善，而且生活质量大大提高，感冒减少，早已脱离拐杖，行走正常。


**验案 9**

河北某男，45 岁。患者 2014 年 5 月不明原因出现双下肢皮肤紫癜，当地医院检查尿红细胞 44.694 个/高倍视野，24 小时尿蛋白定量 1.79g，肾功能正常。西医诊断为过敏性紫癜性肾炎，予泼尼松 20mg/日及环孢素 A4 片/日 2 次口服，紫癜消退，蛋白尿、血尿减少。既往高血压、脂肪肝、肾结石病史。

患者不愿长期服用激素，寻求中医药治疗于 2014 年 6 月 23 日来我处初诊，当时口服泼尼松 15mg/日，当地医院查 24 小时尿蛋白定量 0.812g，尿红细胞 10～13 个/高倍视野，总胆固醇 6.23mmol/L，甘油三酯 2.01mmol/L，血压及肾功能正常。症见：乏力自汗，怕热明显，无紫癜，自觉颜面部肿胀感，纳可，眠差，大便正常，夜尿 2 次。舌红苔薄黄，脉细数无力。中医辨证：气阴两虚，偏于阴虚，湿热内蕴。拟益气养阴，清化湿热。予经验方紫癜肾 1 号方加减。

处方：太子参、生地、酸枣仁、浮小麦、紫花地丁各 15g，生黄芪、芡实、金银花、白芍、银柴胡、夜交藤、金樱子各 20g，冬瓜皮、小蓟各 30g，炒栀子、黄芩、竹叶各 12g，乌梅、地龙、紫草各 10g，当归 6g。每日 1 剂，水煎服。并嘱患者逐渐撤停激素。

患者坚持复诊，2014 年 10 月 10 日已停用激素，复查 24 小时尿蛋白定量 0.58g，尿红细胞 7～10 个/高倍视野，甘油三酯 1.98mmol/L，总胆固醇正常。同年 11 月 24 日复查 24 小时尿蛋白定量 0.4g，尿红细胞 6～8 个/高倍视野，甘油三酯 1.93mmol/L。

2015 年 5 月 4 日复查尿红细胞 5～7 个/高倍视野，24 小时尿蛋白定量 0.3g，血脂正常。患者已无明显不适，2015 年 10 月 12 日查 24 小时尿蛋白定量 0.084g，尿红细胞阴性。随访至今，尿检正常。

**点评：** 本例紫癜性肾炎镜下血尿伴中等量蛋白尿，使用激素及免疫抑制剂尿检未转阴，但患者恐惧激素的副作用，至我处要求撤停激素。就诊时中医辨证为气阴两虚，兼挟湿热，予经验方紫癜肾 1 号方化裁益气养阴、清热利湿。守方治疗 1 年余，激素顺利撤停，尿检转阴，取得了良好疗效。

**验案 10**

河北某男，23 岁。患者 2007 年不明原因出现下肢皮肤针尖样出血点、腹痛，于当地医院检查发现血尿、蛋白尿（不详），诊断为过敏性紫癜性肾炎，西医予激素治疗，皮肤紫癜消退，而血尿、蛋白尿反复发作，患者因畏惧激素的副作用，而自行停用激素，之后 24 小时尿蛋白定量升至 6.1g，肾功能正常。

2015 年 6 月 24 日为求中医药治疗至我处首诊。当时外院查 24 小时尿蛋白定量 6.1g，尿红细胞 70.52 个/高倍视野。血压、血浆白蛋白及血脂正常。症见：乏力腰酸，怕热自汗，偶有咽痛，已无紫癜，纳眠可，二便调，舌红苔薄白，脉沉细无力。中医辨证：气阴两虚，兼挟内热。拟益气养阴，兼清内热法。予经验方紫癜肾 1 号方加味。

处方：太子参、生地、仙鹤草、紫草、浮小麦各 15g，生黄芪、芡实、白芍、银柴胡、续断各 20g，旱莲草、金银花、乌梅、地龙各 10g，当归、灵芝各 12g，生石膏、小蓟各 30g，五味子 6g，三七粉 3g（冲入）。每日 1 剂，水煎服。

患者服药后 1 月余，上述诸症明显减轻，同年 8 月 10 日复查尿红细胞 70.11 个/高倍视野，尿蛋白（++）。9 月 12 日复查尿红细胞 22.644 个/高倍视野，24 小时尿蛋白定量 0.5g，尿蛋白明显下降。

**点评：**本例紫癜性肾炎因对激素副作用的恐惧而自行停用激素后，24小时尿蛋白定量增至 6.1g。初诊时患者乏力腰酸、怕热自汗、咽痛，辨证为气阴两虚，兼挟内热，予经验方紫癜肾 1 号方治疗。药后 1 月余，尿蛋白明显减少至 0.5g，血尿亦好转，同时诸症亦明显减轻。本例特点取效的时间较快。

### 验案 11

山西某男，15 岁。患者 1996 年 9 月感冒 1 个月后出现双腿及双踝部出血点，未重视，此后皮肤紫癜反复发作，尿检轻度异常，当地医院诊断为过敏性紫癜性肾炎。1999 年 11 月无明显诱因出现双下肢及臀部散在紫癜。

遂于同年 12 月 7 日为求中医药治疗至我处首诊。症见：双下肢及臀部散在紫癜，乏力伴双下肢沉重，口咽干燥，大便干结，盗汗，舌红，苔薄黄，脉沉细弱。查尿红细胞 15～20 个/高倍视野，24 小时尿蛋白定量 1.6g，血压及肾功能正常。中医辨证：气阴两虚。治以益气养阴。予紫癜肾 1 号方加减。

处方：太子参、小蓟、银花、芦根各 15g，生黄芪、生地、白芍、芡实、旱莲草、银柴胡、乌梅、地龙、五味子各 10g，丹参 6g，三七粉 1.5g，制大黄 5g。每日 1 剂，水煎服。

用药 1 个月后复诊，患者紫癜已退，乏力、口咽干燥、盗汗减轻，大便通畅，上方减芦根，余药未变，再进 30 剂。

2000 年 2 月 3 日复诊，患者除感轻度乏力外，余症消失，化验 24 小时尿蛋白定量 0.15g，尿红细胞正常。经随访至今，未有紫癜出现，尿化验检查在正常范围内。

**点评：**本例紫癜性肾炎患者初诊时临床表现为比较典型的气阴两虚，兼挟内热证，予经验方紫癜肾 1 号方益气养阴、兼清内热，治疗仅 2 个月后，紫癜消退，尿检转阴，症状也得到明显改善，疗效满意。

方中加用的制大黄是为大便干燥而设。对于慢性肾脏病，笔者在临床问诊中十分注意患者的大便情况，如大便秘结者，喜用大黄，根据证情的轻重选用制大黄或生大黄，通过通腑泻热可以釜底抽薪，有利于清肺止咳利咽，预防感冒，凉血止血，排泄浊毒等。

### 验案 12

河北某男，24 岁。该患者 2009 年秋无明显诱因出现皮肤紫癜，双下肢外侧满布。因一直反复发作，遂于 2010 年 10 月在当地用泼尼松 40mg/日，然激素用后 3 周紫癜丝毫未减。

同年 11 月中旬,患者为寻求中医药治疗而来我处就诊。初诊时突出症状为皮肤紫癜较重,稍乏力,心烦头晕,咽干痛,平素易感冒,手心热,二便调,舌红,苔薄黄而干,脉细数无力。尿红细胞 6～8 个/高倍视野,血压及肾功能均正常,肝功异常。中医辨证:气阴两虚,兼有内热。拟益气养阴,清热化斑法。予紫癜肾 1 号方化裁。

处方:太子参、生黄芪、五味子、莲子心各 10g,白芍、生地、金银花、乌梅、紫花地丁、天麻各 15g,牛蒡子、炒栀子、半边莲各 12g,紫草、丹皮、银柴胡、板蓝根、黄芩各 20g,小蓟 30g,地龙 6g,生石膏 60g。每日 1 剂,水煎服。并逐渐嘱患者撤减激素。

患者坚持复诊,笔者一直以上方加减调治,2011 年 7 月 25 日停用激素。患者紫癜完全消退。其他症状亦明显减轻,尿检完全转阴。患者继续坚持治疗,中药减为隔日 1 剂。至 2012 年 7 月复诊,紫癜一直未复发,并参加正常工作。

**点评:**本例患者初诊时皮肤紫癜较重,用激素不能控制。同时伴有心烦、咽干痛、手心热、舌红苔黄而干等内热炽盛的表现。在经验方紫癜肾 1 号方基础上加莲子心、生石膏、丹皮、黄芩、半边莲、紫花地丁等大量的清热解毒之品,以清热凉血化斑。药后半年,患者皮肤紫癜完全消退,尿检正常,激素已撤停,效果甚佳。

该例的特点是用激素不能控制的皮肤紫癜,用中药后得以控制。我认为对于紫癜性肾炎,"能中不西"的思路是完全可行的。

### 验案 13

山东某女,15 岁。2013 年 2 月因腹痛,皮疹,在当地医院住院治疗,查尿红细胞 16.7 个/高倍视野,24 小时尿蛋白定量 5.52g,2 月 19 日肾穿刺结果为紫癜性肾炎(弥漫增生性改变伴毛细血管壁节段性硬化及坏死),予泼尼松龙静脉滴注治疗,效果不佳。

2013 年 3 月 12 日患者为求中医药治疗至我处初诊,当时口服泼尼松 50mg/日,查尿红细胞 37 个/高倍视野,24 小时尿蛋白定量 4.7g,肾功能及血压均正常。症见:双下肢皮肤散在紫癜,面部痤疮较甚,乏力口干,心慌气短,纳眠可,月经量偏少,二便尚可。舌红,苔薄黄,脉细数弱。中医辨证:气阴两虚偏于阴虚,兼挟内热。拟益气养阴,兼清内热为法,予经验方参芪知芩地黄汤合生脉饮加味。

处方:知母、生地黄、山药、黄芩、紫花地丁各 15g,丹皮、生黄芪、泽泻、连翘、麦冬各 12g，茯苓、金银花、太子参、白芍、紫草、芡实、金樱子各 20g，乌梅、五味子、山萸肉各 10g，小蓟、生石膏各 30g。每日 1 剂，水煎服。并嘱患者逐渐撤减激素。

药后 2 个月，2013 年 5 月 10 日患者面部痤疮大部分消退，紫癜未再出，心慌气短明显好转。查尿红细胞 1～3 个/高倍视野，24 小时尿蛋白定量 2.63g。同年 7 月 8 日复查 24 小时尿蛋白定量 1.3g，10 月 11 日复查 24 小时尿蛋白定量 0.5g。

2014 年 6 月 5 日激素已完全撤停。复查 24 小时尿蛋白定量 0.24g。之后多次复查尿检均为阴性，病情未再反复。

**点评**：本例紫癜性肾炎表现为大量蛋白尿伴血尿，当地使用激素无效。初诊时患者仍有皮肤紫癜，24 小时尿蛋白定量 4.7g，尿红细胞 37 个/高倍视野，且皮肤痤疮较重。中医辨证为心肾气阴两虚偏于阴虚，兼挟内热，选用经验方参芪知芩地黄汤合生脉饮加味而取效。患者坚持中医药治疗 1 年 3 个月，尿检阴性，激素撤停，疗效显著。

**验案 14**

陕西某男，17 岁。患者 2013 年 5 月无明显诱因出现双下肢及双踝散在皮疹，查尿蛋白（+），尿红细胞 30～50 个/高倍视野，24 小时尿蛋白定量 0.339g，口服中成药后皮疹消失。2014 年 3 月感冒后出现肉眼血尿，但无皮疹，2 年来持续镜下血尿，24 小时尿蛋白定量维持在 1g 左右。2016 年 2 月 12 日因眼结膜发炎后再次出现肉眼血尿。血压及肾功能均正常，平素屡发咽痛及过敏性鼻炎。

2016 年 2 月 15 日患者为求中医药治疗而来我处首诊，症见：皮肤无紫癜，乏力咽干痛，纳眠尚可，时有尿急尿痛，大便偏溏。舌淡红，苔薄黄，脉细数无力。中医辨证：气阴两虚，兼挟内热。以益气养阴，解毒利咽，凉血止血为法。予经验方紫癜肾 1 号方加减化裁。

处方：太子参、银花、杭菊花、野菊花、黄芩炭、炒栀子、白芍、泽泻各 12g，炙黄芪、板蓝根、炒白术、茯苓各 20g，生地、蒲公英、生地榆、淫羊藿各 15g，芡实、小蓟各 30g，当归 10g，乌梅、防风各 6g。每日 1 剂，水煎服。

患者服上方 2 月余，2016 年 4 月 25 日复诊，尿红细胞 6～9 个/高倍视野，尿蛋白（-），乏力，口干咽痛等症状明显减轻。目前仍在继续治疗当中。

**点评**：本例患者因结膜炎诱发肉眼血尿而来我处就诊，突出的临床表现为肉眼血尿伴乏力咽痛，尿痛，中医证候为气阴两虚，兼挟内热。以益气养阴，解毒利咽，凉血止血为法而取良效。

**验案 15**

河北某女，13 岁。患者 2013 年 3 月无明显诱因出现双下肢出血点，3 天后发现血尿、蛋白尿，未肾穿，未用激素，肾功能正常。2014 年 12 月 10 日查尿红细胞满视野，24 小时尿蛋白定量 0.61g。

2015 年 1 月为求中医药治疗来我处初诊，当时查体：血压 90/60mmHg，双侧扁桃体 I 度肿大，症见：皮肤无紫癜，乏力咽痛，怕热，平素易感冒，纳可眠差，大便二日一行，偏干，小便调。舌淡红苔薄白，脉沉细弱。中医辨证：气阴两虚，兼挟内热。以益气养阴，兼清内热为法。予经验方紫癜肾 1 号方加减。

处方：黄芪、生地、紫草、板蓝根、黄芩各 15g，银柴胡、仙鹤草、鱼腥草各 20g，五味子、牛蒡子、炒枣仁、佩兰各 10g，小蓟、生石膏各 30g，银花、芡实、炒栀子、淡竹叶各 12g，地龙 6g，三七粉（冲入）3g。每日 1 剂，水煎服。

患者坚持在我门诊治疗，一直以上方加减化裁，血尿逐渐减少，纳眠便均调，已不易感冒。2016 年 1 月 25 日查尿红细胞 3～5 个/HP。

**点评**：患者以过敏性紫癜性肾炎就诊，初诊时虽无皮肤紫癜，但血尿突出，结合临床表现，中医证候为气阴两虚，兼挟内热。拟益气养阴，兼清内热法治疗，选经验方紫癜肾 1 号方加减化裁，而取得了控制血尿的显著效果。

**验案 16**

内蒙古某女，20 岁。2013 年 3 月感冒后出现腹痛、下肢皮肤紫癜，在当地检查发现血尿、蛋白尿，西医予激素及雷公藤多苷片治疗，皮肤紫癜消退，腹痛缓解，而血尿、蛋白尿未转阴。患者曾辗转于多家医院治疗，血尿及蛋白尿反复发作，缠绵难愈。

2016 年 2 月为求中医药治疗至我处首诊。当时外院查尿红细胞满视野，24 小时尿蛋白定量 0.64g，血压及肾功能正常。症见：无紫癜，乏力头晕，咽干痛，纳差胁胀，痛经，舌黯红苔薄白，脉沉涩弱。中医辨证：气阴两虚，瘀血内阻。拟益气养阴，活血化瘀法。予经验方紫癜肾 1 号方加减。

处方 1：党参、苏梗、生地、牛蒡子、鸡内金、板蓝根、银柴胡 10g，生黄芪、芡实各20g，金银花、天麻、当归尾12g，砂仁、五味子各6g，乌梅、地龙、防风、郁金各5g，紫草、仙鹤草各15g，小蓟30g，三七粉（冲服，经期停用）3g。处方1经期以外服用，每日1剂，水煎服。

处方2：上方去三七粉、加益母草30g、红花10g。处方2经期服用，每日1剂，水煎服。

患者一直坚持中医药治疗，笔者均以上方加减化裁。同年7月1日复查尿红细胞4.4个/高倍视野，24小时尿蛋白定量0.25g。患者诸症减轻，目前仍在随诊中。

**点评：** 本例紫癜性肾炎在院外使用激素紫癜得以控制，但血尿突出，运用激素无效。初诊时的中医证候为气阴两虚，瘀血内阻。用经验方紫癜肾1号方治疗取得了控制血尿的显著效果。

对于慢性肾脏病的女性患者，其临床表现既有血尿又有月经量少、痛经等血瘀的表现者，在平时和经期处方略有不同，平时加用三七粉以止血尿，经期则不用该药，在方中加用当归尾、红花、益母草等药以活血化瘀通经。2方交替使用，并行不悖。

**验案17**

山西某男，14岁。患者2013年12月不明原因出现双下肢紫癜并伴腹痛，于当地医院检查发现血尿、蛋白尿，西医予激素治疗后皮肤紫癜消退，尿检转阴。停用激素后皮肤紫癜及血尿反复发作，缠绵难愈。

2015年1月5日为求中医药治疗至我处初诊。当时查尿红细胞13个/高倍视野，尿蛋白阴性，肾功能及血压正常。症见：四肢皮肤散在紫癜伴下肢肿胀感，乏力，咽干痛，纳眠可，二便调，舌红苔薄黄腻，脉细数无力。中医辨证：气阴两虚，兼挟湿热。拟益气养阴，清热利湿法。予经验方紫癜肾1号方加减。

处方：太子参、白芍、板蓝根、灵芝各12g，生黄芪、生地黄、黄芩、金银花、银柴胡、丹皮各20g，冬瓜皮、薏苡仁、紫草、小蓟各30g，地龙、五味子、牛蒡子、防风各6g，乌梅10g，生石膏40g。每日1剂，水煎服。

患者坚持在我门诊中医药治疗，笔者一直予上方加减化裁。2016年6月22日复查尿红细胞1.4个/高倍视野，皮肤紫癜消退，无其他不适。患者目前仍定期复诊，巩固疗效。

**点评：** 本例患者为紫癜性肾炎，虽然使用激素有效，但停用激素后皮肤紫癜及血尿等症状反复，遂转而求治于中医药。笔者根据其症状及舌脉，采用益气养阴，清热利湿法治疗，患者皮肤紫癜消退，尿检阴性，目前病情稳定，未再复发。

### 2. 肺脾肾气虚证
**验案 18**

内蒙古某男，37 岁。患者 2012 年 12 月被虫蜇后出现双下肢皮肤针尖样出血点，在当地医院诊断为过敏性紫癜。2013 年 9 月复查发现尿蛋白及血尿，血压及肾功能正常，肾穿刺结果为过敏性紫癜性肾炎（IIIa），伴较多小球硬化（6/35），并伴有新月体形成（2/35）。西医建议其使用激素及免疫抑制剂，患者拒绝。

为求中医药治疗于 2013 年 12 月 2 日至我处首诊。当时外院查 24 小时尿蛋白定量 0.78g，尿红细胞：38.4 个/高倍视野。症见：乏力怕热，咽干咽痛，纳食可，夜眠安，二便调。舌红苔薄白，脉细数无力。中医辨证：气阴两虚，兼有内热。以益气养阴为法，予经验方紫癜肾 1 号方加减。

处方：太子参、牛蒡子各 12g，生地、金银花、白芍、仙鹤草、黄芩炭各 15g，芡实、生黄芪各 20g，旱莲草、炒栀子、乌梅、五味子、地龙各 10g，小蓟、银柴胡、生石膏各 30g，防风 6g。每日 1 剂，水煎服。

之后半年，患者血尿、蛋白尿曾几次反复，仍坚持中医药治疗。2014 年 5 月复诊时诉平素经常大便溏泄，乏力畏寒，咽痛，小便不适，舌淡边有齿痕，苔薄白，脉沉弱。查 24 小时尿蛋白定量 0.6g，尿红细胞 56.13 个/高倍视野。中医辨证：脾气虚弱、统摄无权。改拟健脾益气、摄精止血为法，予参苓白术散合过敏煎加减。

处方：太子参、山药、仙鹤草各 15g，茯苓、炒白术、薏苡仁、金银花、芡实、板蓝根、炙黄芪、银柴胡、金樱子各 20g，炙甘草、乌梅、五味子、地龙、砂仁、苏梗、竹叶、扁豆、丹皮各 10g，大蓟、小蓟各 30g，陈皮、防风、三七粉（冲服）各 6g，竹茹、莲子肉各 12g。每日 1 剂，水煎服。

2014 年 7 月患者复诊已无明显不适，复查 24 小时尿蛋白定量 0.274g，尿红细胞 5.8 个/高倍视野。2015 年患者病情平稳，24 小时尿蛋白定量控制在 0.2～0.3g 之间，尿红细胞控制在 3～7 个/高倍视野之间。长期随访，病情稳定。

**点评**：本例紫癜性肾炎表现为镜下血尿伴少量蛋白尿，初诊时中医辨证为气阴两虚，阴虚为主，以经验方紫癜肾 1 号方加味治疗，效果不显。后根据患者平素大便溏泄，改拟益气健脾法治疗，方用参苓白术散合玉屏风散加减，取得了完全缓解的显著效果。

**3. 气虚血瘀证**

**验案 19**

内蒙古某女，28 岁。患者 2004 年初发现皮肤紫癜和尿检异常，当地用激素治疗有效而自行停用激素。2009 年因劳累后病情反复，出现蛋白尿。

2009 年 3 月 1 日患者为求中医药治疗至我处初诊。当时 24 小时尿蛋白定量 0.58g，尿红细胞 25 个/高倍视野。血压及肾功能正常。症见：皮肤无紫癜，纳差恶心，乏力痰多，有痛经史，舌质淡苔薄黄腻，脉细数无力。中医辨证：湿热中阻。拟清化湿热法，予黄连温胆汤化裁。

处方：黄连 6g，竹茹、枳壳、鸡内金、佩兰各 12g，陈皮、法夏、苏梗各 10g，茯苓、生黄芪、瓜蒌皮各 15g，小蓟 30g，芡实 20g。每日 1 剂，水煎服。

同年 4 月 1 日复诊，患者诉药后恶心纳差症状已消失，适值经期，痛经较重，同时伴有乏力头晕，大便干，数日一行，并稍有尿频。中医辨证：气阴两虚，兼有瘀热。遂改拟益气养阴，清热化瘀法，予血府逐瘀汤加减。

处方：桃仁、竹叶各 12g，生地黄、当归尾、路路通、黄芩、草决明各 15g，天麻、制大黄、银柴胡、芡实、生黄芪、赤芍、白芍、川牛膝、怀牛膝各 20g，益母草、麻子仁、小蓟各 30g，红花 10g。每日 1 剂，水煎服。

同年 9 月 23 日复诊：患者自觉手麻，便秘，仍大便数日一行，舌质偏红苔薄黄，尿蛋白转阴，尿红细胞 3～5 个/高倍视野。仍守方加减化裁。

处方：桃仁、竹叶各 12g，生地黄、当归尾、草决明、黄芩各 15g，益母草、麻子仁、小蓟各 30g，生黄芪、赤芍、白芍、天麻、制大黄、银柴胡、芡实、川牛膝、怀牛膝各 20g，红花 10g。每日 1 剂，水煎服。

服药 1 个月后，患者复查尿蛋白及尿红细胞均转阴。随访至今病情稳定。

**点评**：本例紫癜性肾炎表现为少量蛋白尿伴镜下血尿，初诊时中医辨证为气虚兼湿热内蕴，予黄连温胆汤加减清化湿热，湿热之症消失。鉴于患者有痛经史，且复诊时出现了明显的痛经，故改拟血府逐瘀汤加益气之品益气活血，坚持中医药治疗半年，获得了尿检转阴，且上述诸症亦缓解的良好效果。本例患者虽然尿检轻度异常，但临床症状复杂而多变，"法随证立"，在治疗的过程中，运用了清化湿热及活血化瘀法而取效，也说明了中医治疗的动态性，这也是中医的优势之一。

# 第五篇

# 慢性肾小球肾炎验案

## 一、概　述

　　慢性肾小球肾炎是慢性肾炎的简称。一般多见于青年男性，起病缓慢，病情迁延，是由多种原因、多种病理类型组成的原发于肾小球的一组疾病。其肾小球的病变呈两肾一致性。临床表现多种多样，且轻重程度不等，持续性尿常规检查异常，大多数患者有程度不同的高血压，随着病情发展，会出现肾功能损害。本病预后较差，治疗有一定难度。

　　大多数慢性肾炎的病因并不清楚，其中仅极少数部分是由急性肾炎迁延不愈转化而成；大部分并非由急性肾炎迁延而来，而是一开始就患的是慢性肾炎。本病的大部分仍系免疫复合物性肾炎。其循环免疫复合物或原位免疫复合物沉积于肾小球的不同部位而引起组织损伤，因而形成了不同的病理类型。

　　中医古代文献中对慢性肾炎的认识，散在于"虚损""水气""眩晕""尿血"等病症中。鉴于慢性肾小球肾炎病程缠绵，"久病多虚"，故其中医证候多为虚证或虚实夹杂证。虚证的成因，由素体脾肾虚弱，劳倦情志所伤，外邪久羁伤正等多种。兼挟邪实的种类有水湿、湿热、瘀血、肝风等。其中瘀血的病机属于气血虚滞所致，中医学称为"久病入络"，这与现代医学认为继发性凝血障碍是肾小球病变发展与恶化的重要因素极为吻合。结合慢性肾小球肾炎的临床特点，若以虚损的症状为主，伴有尿常规检查异常者，其病位重点在脾肾，因脾不升清统血失职，肾失封藏，故致血尿或蛋白尿。若以水肿的症状为主者，多系阴水的范畴，因脾气虚、脾阳虚而运化水湿失职，或肾气、肾阳虚衰主水无权。若以眩晕之症为主者，多伴有中等程度以上的高血压，其病机以肝肾阴虚，木少滋荣，肝阳上亢者居多。

　　虽然对慢性肾小球肾炎的治疗，在西医和中医方面均有一定的难度，然而抓紧早期进行中医治疗，并能坚持一段较长时间的中医治疗，对于减轻患者的症状，稳定病情，保护肾功能是有所裨益的。合理选用降压药及配合坚持中医治疗是慢性肾小球肾炎的最佳选择。

由于慢性肾炎的临床表现多种多样，而且同一个患者在病程中临床表现也有变化，因而从中医角度，应主要抓住其属于"虚损""水肿""眩晕"病症中的何种，而进行辨证治疗，方能突出重点，取得较好的疗效。慢性肾小球肾炎的中医证候多为虚证或虚实夹杂证，其病位的重心是肝、脾、肾，治疗以扶正补虚或补泻兼施居多。以下选取了慢性肾小球肾炎 26 例验案。

# 二、验　案

在以下慢性肾小球肾炎 26 例验案中，其中气阴两虚证 21 例，气虚血瘀证 4 例，阳虚证 1 例。

## 1. 气阴两虚证
### 验案 1

河北某男，29 岁。患者 2014 年 12 月因腰痛至当地医院检查发现血尿、蛋白尿，24 小时尿蛋白定量 2.86g，血压及肾功能正常。当地西医建议肾穿刺，使用激素，患者均拒绝。

2015 年 3 月 23 日为求中医药治疗至我处首诊。当时外院查 24 小时尿蛋白定量 2.86g，尿红细胞 16.4 个/高倍视野，血压及肾功能正常。症见：乏力腰酸痛，劳累后足踝部轻度水肿，尿量可，偶有尿频，咽痒，口干口苦，眠差，纳可，大便调。舌淡边有齿痕苔薄黄，脉沉弱。中医辨证：气阴两虚，湿热内停。以益气养阴，清热利湿为法，予参芪地黄汤加味。

处方：太子参、生地、山药、蒲公英、酸枣仁、制首乌、仙鹤草各 15g，生黄芪、茯苓、芡实各 20g，山萸肉、牡丹皮各 10g，泽泻、天麻、金银花各 12g，冬瓜皮、小蓟各 30g。每日 1 剂，水煎服。

患者坚持中医药治疗，一直予上方加减治疗。2015 年 4 月 9 日患者复查 24 小时尿蛋白定量 0.608g，尿红细胞 3 个/高倍视野。偶有足跟痛，余无不适。

**点评**：本例患者乏力、腰酸、口干，为气阴两虚的表现，兼有口苦、尿频、轻度水肿、舌苔薄黄，说明兼有湿热内停，故以参芪地黄汤益气养阴，加蒲公英清热利湿治疗尿频，冬瓜皮利水消肿，芡实健脾涩精治疗蛋白尿，仙鹤草、小蓟止尿血，天麻、酸枣仁平肝养心安神。标本兼顾，取得了良效。

**验案 2**

河北某女，29 岁。患者 2008 年 6 月妊娠 8 个月后出现双下肢水肿，伴有蛋白尿、高血压。同年 8 月份分娩后尿蛋白一度转阴。11 月复查再次出现尿蛋白。

2008 年 11 月 12 日为求中医药治疗至我处初诊。查 24 小时尿蛋白定量 2.1g，肾功能正常，血压高，服用缬沙坦控制。症见：乏力伴全身酸痛，鼻干，口腔溃疡，便秘，二三日一行，有痔疮史，眠差，纳食可，小便可，舌淡红，苔黄，脉细数。中医辨证：气阴两虚，兼有内热，精微不固。治法：益气养阴，清热固精。予参芪地黄汤加味。

处方：太子参、生黄芪、生地、山药、青风藤、地榆各 15g，山萸肉、丹皮各 10g，茯苓、芡实、金樱子、菟丝子、川断、炒枣仁、麻子仁、制大黄（单包）各 20g，泽泻、天麻各 12g，金银花、生石膏各 30g。每日 1 剂，水煎服。

同年 12 月 10 日复查 24 小时尿蛋白定量 1.75g，口腔溃疡消失，腰酸，于上方中去生石膏，加怀牛膝 15g。

2009 年 2 月 25 日复诊：查 24 小时尿蛋白定量 0.624g。患者诉再次出现口腔溃疡，兼牙龈肿痛、大便干，腰酸，舌红，苔黄，脉滑。此胃火炽盛之征，予上方加生石膏 30g 先煎，黄芩 15g，加生黄芪至 20g、麻子仁至 30g。

继以上方调理半年余，2009 年 9 月 9 日复查 24 小时尿蛋白 0.4g。诉易上火，手足心热，大便仍两日一行，舌尖红，苔薄黄，脉细数。予上方去地榆，加栀子 10g，制大黄改为生大黄 20g。

2009 年 11 月 25 日复查尿蛋白（−）。随访至今病情未复发。

**点评：**本例患者证属气阴两虚偏于阴虚，兼挟内热。突出的内热症状是大便干结、口腔溃疡和牙龈肿痛。在气阴双补的基础上，本例加生石膏清胃热、麻子仁、制大黄重在通腑泄热。

**验案 3**

北京某女，58 岁。患者 30 年前行输卵管结扎术后感染上膀胱炎，经抗感染治疗后好转，其后反复出现肉眼血尿，伴尿频、尿急和腹痛，经抗感染治疗后症状可缓解，未予重视。2008 年春之后，患者自觉乏力，腰背酸痛，夜尿增多，2009 年 5 月发现血尿、蛋白尿及高血压，外院诊断为慢性肾小球肾炎。西医建议其肾穿刺，使用激素，患者拒绝。既往糖尿病史 5 年，血糖控制尚可。

患者为求中医药治疗曾于 2009 年 9 月 25 日在我科住院，同年 10 月 13 日请笔者会诊。当时尿红细胞 66.08 个/高倍视野，24 小时蛋白定量 0.67g。血肌酐 61.4μmol/L。症见：乏力腰酸，低热口干，下肢轻度水肿，尿量可，夜尿频每晚 3～4 次，大便调。时有心慌，纳可眠差，舌淡红，苔薄黄少津，脉沉弱。西医诊断：①慢性肾小球肾炎；②2 型糖尿病；③高血压 1 级。中医辨证：气阴两虚，兼有内热。以益气养阴兼清内热为法。予参芪地黄汤合竹叶石膏汤加减。

处方：太子参、生黄芪、生地、茯苓、白芍各 20g，山萸肉、竹叶、五味子、黄芩炭各 10g，山药、丹皮、泽泻、天麻、仙鹤草、丹参各 15g，麦冬 12g，生石膏、炒枣仁、金银花、小蓟各 30g。每日 1 剂，水煎服。

同年 11 月 2 日复诊：坚持以上方加减治疗 3 周，查 24 小时尿蛋白定量 0.4g，尿红细胞 30.4 个/高倍视野，症状明显减轻。

2009 年 11 月 12 日复诊：查尿蛋白（-），红细胞 16.8 个/高倍视野，无明显不适。经治疗患者病情改善出院，随访 1 年余，尿检转阴。

**点评**：本例辨证为气阴两虚偏于阴虚，兼有内热，方用参芪地黄汤和竹叶石膏汤加减。用竹叶石膏汤清退内热。该方出自于《伤寒论·辨阴阳易差后劳复病脉证并治》"伤寒解后，虚羸少气，气逆欲吐"。汪昂《医方集解》释"此手太阴、足阳明药也。竹叶、石膏辛寒以散余热；人参、甘草、麦冬、粳米之甘平以益肺安胃，补虚生津；半夏之辛温以豁痰止呕，故去热而不损其真，导逆而能益其气也。"气阴双补的基础上兼清内热，实为清补法的临床运用。

**验案 4**

吉林某女，29 岁。2008 年体检发现尿红细胞 80 个/高倍视野，当地医院诊为隐匿性肾炎。

2012 年 3 月 21 日患者求诊我处，查尿红细胞 62.9 个/高倍视野，肾功能及血压均正常。症见：神疲乏力，腰膝酸软，情绪焦虑，纳可，眠不实，尿热，小腹不适，大便时干时稀，月经量少。舌红苔薄黄，边有齿痕，脉细数。中医辨证：气阴两虚，兼下焦湿热。拟益气养阴，兼清湿热法。予参芪地黄汤加减。

处方：太子参、生地黄、山药、仙鹤草、蒲公英、车前草各 15g，生黄芪、小蓟各 30g，山萸肉、牡丹皮各 10g，泽泻、鹿角胶（烊入）各 12g，茯苓、金银花、川续断、芡实各 20g，三七粉（冲入）6g，紫河车 5g。每日 1 剂，水煎服。

1 个月后，患者情绪转佳，上述症状均明显好转。查尿红细胞 57.6 个/高倍视野。仍守方治疗，嘱患者查尿红细胞位相及双肾静脉彩超。2012 年 7 月患者复诊肾静脉彩超提示：左肾静脉胡桃夹。尿红细胞位相提示：20%正常红细胞，80%畸形红细胞。尿红细胞数117.5个/高倍视野，未诉明显不适。

此后患者坚持复诊。2013年6月患者复查尿红细胞数23个/高倍视野，双肾静脉彩色多普勒转为正常。2014年8月复查尿红细胞15个/高倍视野。2015年10月复查尿红细胞6个/高倍视野。

**点评：**本例患者同时患有隐匿性肾炎和胡桃夹现象，突出的临床表现是血尿，由于兼有尿热之下焦湿热症。故予参芪地黄汤加车前草、蒲公英兼以清利湿热，标本兼顾，使血尿得以控制。

**验案 5**

北京某女，70岁。患者2009年8月体检发现蛋白尿（+++）。于外院查24小时尿蛋白定量 2.059g，血压及肾功能正常。西医建议其肾穿刺并使用激素，患者拒绝。

2011年3月30日为求中医药治疗至我处首诊。当时查24小时尿蛋白定量2.21g。症见：乏力腰酸，手足心热，时有咽痛，大便偏干。舌淡，苔薄黄而稍干，脉细弱。中医辨证：气阴两虚，兼挟内热。拟益气养阴，兼清内热法。予参芪地黄汤加味。

处方：太子参、生地、山药、板蓝根、青风藤各15g，生黄芪、火麻仁各30g，茯苓、芡实、金樱子、金银花各20g，泽泻、丹皮、巴戟天、川断、竹叶各12g，牛蒡子、山萸肉各10g。每日1剂，水煎服。

患者坚持复诊，笔者一直予上方加减化裁。同年2011年5月26日复查24小时尿蛋白定量1.438g。2012年12月患者尿蛋白转阴，已无不适。随访至今，尿检正常。

**点评：**患者中医证候为气阴两虚，兼见手足心热、咽痛、大便干等内热证，故以参芪地黄汤加竹叶清热，加牛蒡子、板蓝根、金银花利咽解毒，加火麻仁润肠通便。再加涩精治疗蛋白尿的药物标本兼顾而取良效。

**验案 6**

河北某女，36岁。患者2014年10月体检发现镜下血尿，于当地医院静脉滴注抗生素后尿红细胞转阴。同年12月劳累后出现肉眼血尿，检查亦发现蛋白尿，尿蛋白定量不详。当地医院建议其肾穿刺、使用激素，患者拒绝。

2015年2月11日患者为求中医药治疗至我处首诊，查24小时尿蛋白定量1.6g，尿红细胞20~25个/高倍视野，肾功能正常。症见：乏力心悸，手心汗出，咽痛易感冒，口苦，纳眠可，大便调，舌淡红苔薄黄，脉沉弱。中医辨证：心肾气阴两虚，兼挟内热。拟气阴双补，兼清内热法。予生脉饮合经验方益气滋肾汤加减。

处方：太子参、续断、芡实各20g，生地、金银花、蒲公英、板蓝根、仙鹤草各15g，生黄芪、生石膏、浮小麦、小蓟各30g，白芍、灵芝各12g，五味子、麦冬各10g，黄连、桑螵蛸各6g，当归5g。每日1剂，水煎服。

患者坚持复诊，笔者一直予上方化裁。同年3月20日复查尿红细胞转阴。2015年4月29日复查24小时尿蛋白定量0.764g，病情稳定。

**点评**：本例患者血尿兼蛋白尿，兼有乏力、心悸、汗出等心气虚之症，故心肾气阴双补，合入生脉饮。生脉饮药虽三味，但补益心之气阴两虚效果较好，笔者喜用该方，辨证要点为心悸、易出汗，方中的参根据气虚证情的轻重，可选用太子参、党参、西洋参、人参。因患者有咽痛口苦等内热证，因而方中加金银花、板蓝根清热解毒利咽，黄连苦寒清热。小蓟为凉血止尿血之品，桑螵蛸、芡实涩精以治蛋白尿。

### 验案7

北京某女，28岁。2013年10月10日患者感冒后出现肉眼血尿，血压升高，最高达160/90mmHg，使用降压药治疗。10月16日在北京某三甲西医院查尿蛋白（+），尿红细胞690.6个/高倍视野。

2014年1月25日为求中医药治疗至我处首诊。患者仍有肉眼血尿，查尿红细胞最高为1146.4个/高倍视野，尿蛋白（++）。肾功能正常。症见：肥胖，前2年体重增长近50斤，全身乏力明显，腰酸，咽痛咳嗽，夜眠较差，舌质红，苔黄腻，脉沉弱。中医辨证：气阴两虚，兼有湿热。拟益气养阴，清化湿热法。给予经验方益气滋肾汤加减。

处方：太子参、小蓟、板蓝根各30g，生黄芪、金银花、白芍各20g，牛蒡子、黄芩炭、灵芝、佩兰各12g，当归、旱莲草、炒栀子各10g，仙鹤草、生地、巴戟天各15g，三七粉(冲入)3g。每日1剂，水煎服。

同年2月8日复诊，尿红细胞降至86.9个/高倍视野，已无肉眼血尿。自诉咽痛、心慌、时有腰痛。舌质红，苔黄，脉数而无力。遂于上方加麦冬、五味子各10g，苦参、连翘各12g，川断20g。每日1剂，水煎服。

同年3月8日三诊，病情反复，尿红细胞447.1个/高倍视野。但仍有乏力，大便次数较多，且不成形。舌淡红，苔黄，脉沉弱。于上方基础上将生黄芪加量至30g以益气；加用大蓟30g，白茅根20g以止血；因大便次数多，牛蒡子减至 6g，去炒栀子及旱莲草。

2014 年 6 月 16 日四诊，尿红细胞 40 个/高倍视野。本次患者就诊时十分喜悦，诉除尿红细胞明显减少外，体重明显减轻，自觉体力明显增强，其母亦感欣慰。

**点评：**本例患者以大量血尿为主要临床表现，根据其症状，中医辨证为气阴两虚，兼有内热。且其形态肥胖，为痰湿内蕴的体质。故其治疗以益气养阴、清热化湿并行，取得卓效。笔者对于血尿较重的患者，喜用三七粉 3～6g 冲入煎好的药中炒栀子能入血分，凉血止血，也是笔者常用止尿血的药物。

**验案 8**

北京某男，30 岁。患者 2012 年因发作急性胃肠炎于北京某医院检查发现尿中红细胞满视野，尿红细胞位相示：90%变形红细胞。肾功能正常。西医建议其行肾穿刺，患者拒绝。

2014 年 1 月 5 日为寻求中医药治疗至我处初诊。当时外院查尿红细胞 272 个/高倍视野，尿蛋白（-）。症见：就诊前 3 日曾感冒，已缓解，目前仍有咽痛、咳嗽，尿颜色深，乏力口干，纳眠可，二便调。舌红苔薄黄，脉浮数。中医辨证：气阴两虚，兼挟肺热。拟益气养阴，兼清肺热为法。予经验方益气滋肾汤加减。

处方：太子参、白术、丹皮、淡竹叶、牛蒡子各 12g，生黄芪、生地、板蓝根、灵芝、仙鹤草、蒲公英、黄芩炭各 15g，旱莲草、炒栀子、连翘各 10g，金银花、芡实各 20g，小蓟、生石膏、鱼腥草各 30g，三七粉（冲入）3g。每日 1 剂，水煎服。

患者第二次就诊时咽痛、咳嗽症状明显减轻，原方去鱼腥草，生黄芪减至 15g，丹皮加至 12g。

此后患者坚持单纯中医药治疗，笔者均以上方加减进退。2015 年 2 月 10 日复查尿红细胞 21.42 个/高倍视野，同年 3 月 12 日复查尿红细胞 15.2 个/高倍视野，同年 4 月 22 日复查尿红细胞 4.8 个/高倍视野。此后患者多次复查尿红细胞均在 4～8 个/高倍视野之间。同年 10 月尿检阴性。随访至今，病情稳定。

**点评：**本例患者为单纯血尿，就诊前 3 日曾外感风热，就诊时仍有咽痛、咳嗽等症，说明表邪未尽，治疗在益气养阴的基础上加金银花、连翘、牛蒡子、鱼腥草、生石膏、黄芩炭等清肺利咽之药。疏散风热，清肺利咽解毒是中医治疗外感风热的长项，金银花、连翘疏散风热，牛蒡子利咽，鱼腥草、生石膏清解肺热，黄芩能清肺，炒炭后又能凉血止血。

**验案 9**

北京某女，42 岁。2004 年 12 月发现尿检异常，在北京中日友好医院肾穿刺结果为毛细血管内增生性肾炎。

2010 年 6 月 9 日为求中医药治疗至我处首诊。查 24 小时尿蛋白定量：1.26g，尿红细胞 41 个/高倍视野，血压及肾功能正常。症见：乏力头晕，腰酸痛，咽部不适，易上火，易感冒，舌质红，苔薄白，脉沉数无力。中医辨证：气阴两虚，兼挟内热。拟益气养阴，兼清内热法。予经验方益气滋肾汤加减。

处方：太子参、生黄芪、生地黄、天麻、巴戟天各 15g，白术、旱莲草各 12g，当归、防风、栀子各 10g，白芍、芡实、杜仲各 20g，金银花、小蓟各 30g，丹参 6g。每日 1 剂，水煎服。

同年 6 月 23 日复诊，患者头晕等症状缓解，仍咽部不适，乏力腰酸，又增胁胀之症。查尿蛋白（++），红细胞 22 个/高倍视野，遂于前方加连翘 12g 利咽，郁金 12g 活血，续断 20g 壮腰膝，去天麻。

同年 8 月 6 日复诊，已无明显不适。查 24 小时尿蛋白定量 0.4g，尿红细胞 7 个/高倍视野。随访半年，尿检转阴，病情稳定。

**点评：**该病例为血尿伴蛋白尿，血压正常而有明显头晕症状，中医辨证属肝阳上亢之证，方中用天麻平肝止头晕，天麻有"定风草"之别称，为平肝潜阳止头晕的专药。方中丹参仅用 6g，取止血而不留瘀之义，丹参为和血之品，较为缓和，笔者在止尿血的方中常喜用丹参，剂量为 3～10g。

**验案 10**

河南某男，17 岁。患者 2005 年 5 月无明显诱因出现肉眼血尿，于当地医院肾穿刺结果为轻度系膜增生性肾炎。后多次出现肉眼血尿，于当地医院治疗效果不佳。

2007 年 4 月 16 日为求中医药治疗至我处初诊。查 24 小时尿蛋白定量 0.65g，尿红细胞 207.4 个/高倍视野，血压及肾功能正常。扁桃体Ⅱ度肿大。症见：乏力，劳累后腰部酸痛，时有咽痛及关节痛，纳差，眠可，二便调，舌红，苔黄腻，脉沉细。中医辨证：气阴两虚兼内热。拟益气养阴，清热利咽法。予益气滋肾汤加减。

处方：太子参、丹皮、生地、旱莲草、当归、丹参、白芍、芡实、炒栀子、秦艽、连翘、玄参、牛蒡子各 10g，仙鹤草、大蓟、小蓟各 15g，佛手、紫河车各 6g，金银花 20g。每日 1 剂，水煎服。

同年 9 月 19 日复诊：诸症改善，唯纳、眠差。尿红细胞 56.8 个/高倍视野。

于前方基础上加鸡内金 10g 健胃，天麻、炒枣仁各 20g 安眠。

上方加减治疗 5 月余，2008 年 2 月 20 日复查尿红细胞 5.6 个/高倍视野。随访至今，尿检阴性。

**点评：**该患者属反复发作的肉眼血尿且程度较重，对于血尿是否需要治疗？学术界是有争议的，部分西医认为血尿不必治。笔者认为肾小球性血尿是部分肾脏疾病的重要表现，而且患者有治疗的强烈需求，因而长期以来，笔者致力于单纯用中医药控制血尿的临床研究，实践证明有较好的疗效。从本例患者初诊时的脉症及舌象来看，中医证候属于气阴两虚兼挟湿热，治以益气养阴，清热利湿，解毒利咽为法，用笔者的经验方益气滋肾汤加减，获得了控制反复发作的肉眼血尿的明显效果。

### 验案 11

吉林某男，22 岁。因外感后出现肉眼血尿 3 天，于 2005 年 11 月 16 日来我处就诊。查尿红细胞 280.9 个/高倍视野，白细胞 68.3 个/高倍视野，尿蛋白（+++）。症见：乏力低热，头痛咽痛，易汗出，面部痤疮，纳眠尚可，二便调，舌淡红，苔薄白，脉沉细弱。既往反复发作扁桃体炎，查扁桃体Ⅱ度肿大。中医辨证：气阴两虚，兼挟热毒。拟益气养阴，清热解毒法。予益气滋肾汤合生脉饮加减。

处方：太子参、生黄芪、旱莲草、麦冬、连翘各 12g，生地黄、白芍、知母、黄芩、仙鹤草、紫花地丁各 15g，丹参、芡实、金银花各 20g，炒栀子、五味子各 10g，小蓟 30g，当归 6g。每日 1 剂，水煎服。

服药 1 周后复查尿检转阴，上述诸症好转。守上方加减治疗 1 年，期间多次复查尿检阴性，无不适，面部痤疮亦完全消退。

**点评：**本例患者血尿较重，兼挟热毒也较盛，如低热、面部痤疮、咽痛（扁桃腺Ⅱ度肿大）。治以气阴双补、清热解毒、凉血止血并行为法，方中紫花地丁为笔者治疗痤疮的常用药物，用量 15～30g。

### 验案 12

山西某女，20 岁。2008 年 6 月发现肉眼血尿及蛋白尿，当地医院诊为肾炎，未肾穿刺，曾于当地服雷公藤多苷片效不显。

2010 年 3 月为求中医药治疗来我处初诊。查尿红细胞 229 个/高倍视野，24 小时尿蛋白定量为 0.336g。主症：乏力腰痛，眠差，口腔溃疡，咽痛，情绪抑郁，胁痛，舌稍红，苔薄白，脉细数。中医辨证：气阴两虚，兼挟内热。拟益气养阴，兼清内热为法。经验方益气滋肾汤化裁。

处方：太子参、生黄芪、芡实、金银花、炒酸枣仁各 20g，生石膏、小蓟各 30g，牡丹皮、鹿角胶（烊入）、炒栀子各 10g，生地、知母、白芍、天麻各 15g，郁金、麦冬各 12g，当归、牛蒡子各 6g。每日 1 剂，水煎服。

患者坚持复诊，笔者基本以上方化裁调治，药后上述诸症逐渐减轻及至消失。2012 年 10 月 29 日尿红细胞 19.6 个/高倍视野，尿蛋白阴性。2013 年复查尿红细胞 6 个/高倍视野。随访至今，尿检转阴，病情稳定。

**点评：**本例患者血尿突出，证属气阴两虚，热毒壅盛，治疗以益气滋肾汤益气养阴，凉血止血。加牛蒡子清利咽喉。鉴于患者口腔溃疡，方中含有玉女煎的大部分药物（生地、麦冬、生石膏、知母），意在清胃滋肾。玉女煎出自于《景岳全书》，笔者运用本方治疗口腔溃疡的患者，屡试屡验，值得推荐。


**验案 13**

内蒙古某女，41 岁。患者 2013 年 12 月无明显诱因出现眼睑及下肢水肿，检查发现蛋白尿、血尿，24 小时尿蛋白定量不详。西医建议其行肾穿刺及使用激素，患者均拒绝。既往有过敏性结肠炎病史。

为求中医药治疗于 2014 年 3 月 10 日至我处首诊。当时外院查 24 小时尿蛋白定量 2.6g，尿红细胞 60 个/高倍视野，血浆白蛋白 31.5g/L，肾功能及血压正常。症见：乏力腰酸，低热，体温 37.6 度，双眼睑及颜面水肿，尿量尚可，尿频尿急。平素易感冒及腹泻，舌淡红苔薄白，脉浮细数无力。中医辨证：气阴两虚，肺卫风热，下焦湿热。拟益气养阴，疏风清肺，清利湿热，止血涩精法。予参芪地黄汤加味。

处方：太子参、生地、车前草、山药、蒲公英各 15g，丹皮、泽泻、山萸肉各 10g，茯苓、青风藤、芡实、炒白术、板蓝根、鱼腥草、川断各 20g，当归、巴戟天、金银花各 12g，生黄芪、小蓟、生石膏各 30g，桑螵蛸、防风各 6g，三七粉 3g（冲入）。每日 1 剂，水煎服。

药后低热消退，但腹泻加重，考虑患者有过敏性结肠炎，遂于上方去生石膏，加银柴胡 10g，莲子肉 12g，薏苡仁 30g，乌梅 10g，炒白术增为 30g。

患者坚持每月复诊 1 次，笔者一直予上方加减化裁。同年 11 月 18 日复查 24 小时尿蛋白定量 1.196g，尿红细胞转阴。2015 年 5 月 13 日复查 24 小时尿蛋白定量 0.651g，血浆白蛋白 42.8g/L。2015 年 10 月 14 日复查 24 小时尿蛋白定量 0.51g。患者已无不适。

点评：本例患者临床表现为血尿、蛋白尿、水肿，初起治疗着眼于气阴双补、兼清内热，药后虽然低热已退，然而腹泻症状加重，遂鉴于既往有过敏性结肠炎，易于腹泻的病史，遂改拟参苓白术散健脾止泻，并加用民间验方过敏煎的部分药物（如乌梅），守方治疗后取得了控制蛋白尿及血尿的显著效果。

**验案 14**

江西某男，41 岁。患者 2013 年 3 月发现颜面及双下肢水肿，查尿蛋白（+++），24 小时尿蛋白定量为 3.123g，无血尿，血压及肾功能正常。肾穿刺结果为局灶节段性肾小球硬化。曾在当地使用激素及环孢素 A 治疗 1 个月，虽然尿蛋白减少，但因药后出现类固醇性糖尿病、真菌性食管炎、双下肢肌容量减少及胃炎等副作用而自行停用西药。

患者为求中医治疗，于 2013 年 11 月 23 日至我处就诊。当时 24 小时尿蛋白定量 3.04g，血肌酐 77.5μmol/L，血浆白蛋白正常。当时症见：面色萎黄虚浮，头发稀少干枯，乏力腰酸明显，纳食及夜眠尚可，二便调。舌淡红，苔薄白，脉沉细弱。中医辨证：脾肾气阴两虚重症。以益气养阴，滋肾填精为法，予参芪地黄汤化裁。

处方：生黄芪、茯苓、金银花、芡实、丹参各 20g，生地、山药、巴戟天各 15g，泽泻 12g，太子参、山萸肉、丹皮 10g，防风 6g，紫河车 5g。每日 1剂，水煎服。

此后一直守方加减化裁。至 2014 年 9 月 17 日复诊，面色已转红润，头发较前润泽且增多，乏力及腰酸均已消失。24 小时尿蛋白定量降为 0.67g，肾功能正常。2015 年 9 月复查尿蛋白转阴。

点评：本例病理为局灶节段性肾小球硬化，西医予激素加环孢素 A 治疗虽然有效，但出现了严重的副作用，患者不堪忍受，自行停药。初诊时患者整体状况较差，辨证为脾肾气阴两虚重症。以参芪地黄汤加味治疗。患者坚持中医药治疗近 2 年，达到了尿蛋白转阴的完全缓解的效果。且患者面色较前红润，自诉无不适症状，生活质量得到明显提高。

**验案 15**

河北某女，40 岁。2015 年 10 月无明显诱因患者出现双下肢轻度水肿，检查发现尿蛋白（++），24 小时尿蛋白定量为 1.3g，未进行肾穿刺，且未用激素及免疫抑制剂，肾功能正常。高血压 2 年余，服用降压西药控制血压。

2015 年 11 月 18 日为求中医药治疗来我处初诊。症见：乏力腰酸，眼睑及双下肢轻度浮肿，近日咳嗽有痰微喘，口渴微苦，喜冷饮，纳眠可，大便不成形，小便量尚可，时有尿频急感觉。舌淡红苔薄黄脉浮数而无力。中医辨证：气阴两虚，兼夹风热。以益气滋肾，兼以疏风散热清肺降肺为法。予参芪地黄汤加减化裁治疗。

处方：太子参、生地、泽泻、金银花、萆薢、首乌、桑白皮各 15g，生黄芪、炒白术、茯苓、芡实、金樱子各 20g，生石膏、鱼腥草、冬瓜皮、丹参各 30g，苏子 12g，山萸肉、牡丹皮、巴戟天、黄连、苦杏仁、紫苏各 10g。每日 1 剂，水煎服。

患者一直在我门诊坚持中医药治疗，均以上方加减化裁，2016 年 3 月 23 日复查 24 小时尿蛋白 0.665g，自觉无不适症状。

**点评**：该患者临床表现为中度蛋白尿。初诊时中医证候为气阴两虚，兼夹风热。一般情况下当患者有外感表证时，应急则治其标，先治表证，鉴于该案例无恶寒发热表气不疏之症，仅有咳嗽有痰微喘，故治法拟正邪兼顾。

方中选用的桑白皮性甘、寒，归肺经，取其泻肺平喘，利水消肿之功，笔者治疗水肿，对于身半以上的水肿者，常用五皮饮加减，方中的桑白皮具有泻肺利水消肿之功，用量 15～20g。此例患者水肿兼有咳喘之症，桑白皮泻肺利水消肿恰合病机，亦即"提壶揭盖"之意。黄芩苦、寒，归肺、胆经，对于肺热的咳喘症我常用黄芩 15～20g 清解肺热。鱼腥草性辛、微寒，归肺经，以清热解毒见长，现代药理研究提示鱼腥草具有抗感染抗病毒的功效。笔者对于外感风热及肺热壅盛的咳喘之症，喜用本品 20～30g，收效甚捷。

### 验案 16

北京某男，34 岁。患者 2016 年 3 月 18 日体检发现尿检异常，尿红细胞 166.3 个/HPF，尿蛋白（++），24 小时尿蛋白定量 0.62g，血肌酐 104μmol/L。血压正常，不愿肾穿刺。

同年 3 月 23 日为求中医药治疗而来门诊首诊，症见：乏力腰酸软，咽干痛，平素易感冒，大便偏干，纳可，眠不实。舌边尖红苔薄白，脉细弱。中医辨证：气阴两虚，偏于阴虚，血不归经。治以益气养阴，凉血止血。方以参芪地黄汤加减。

处方：生地、山药各 20g，太子参、生黄芪、仙鹤草、茯苓、丹皮、金银花各 15g，炒栀子、牛蒡子、山萸肉、巴戟天、芡实、炒枣仁各 12g，小蓟 30g，三七粉（冲入）3g。每日 1 剂，水煎服。

患者坚持门诊复诊，笔者均以上方加减化裁，2016 年 4 月 27 日查尿红细胞 105.7/HPF，尿蛋白（+），同年 5 月 4 日尿红细胞 64.08/HPF，尿蛋白（+-），同年 6 月 1 日尿红细胞 18.83/HPF，尿蛋白（-）。患者乏力、腰酸等症亦明显减轻。

**点评**：该患者就诊时以明显镜下血尿为主要临床表现，中医辨证属气阴两虚，偏于阴虚，血不归经。治以益气养阴，凉血止血。清代医家唐容川在《血证论》中所述的"见血休止血"，就是指的对于出血证要注重治病求本。本例患者的镜下血尿，是由于气阴两虚，血不归经所致，故治疗选用参芪地黄汤加减，拟在益气养阴，扶正固本的基础上，加用凉血止血药，效果显著。

**验案 17**

北京某女，32 岁。患者 2014 年 7 月体检发现血尿、蛋白尿，24 小时尿蛋白定量最多 3.084g。在当地医院肾穿刺结果为不典型膜性肾病。西医建议使用激素及免疫抑制剂治疗，患者拒绝。

为求中医药治疗遂于 2015 年 5 月 18 日至我处初诊。当时外院查 24 小时尿蛋白定量 3.084g，尿红细胞 18.7 个/高倍视野。血浆白蛋白、血肌酐及血压均正常。症见：乏力腰酸，口干，尿频尿急，纳眠可，二便调。舌淡苔薄白，脉沉弱。中医辨证：气阴两虚，下焦湿热。拟益气养阴，清热利湿法。予参芪地黄汤加味。

处方：太子参、生地、山药、蒲公英、车前草、续断、仙鹤草各 15g，生黄芪、茯苓、芡实各 20g，山萸肉、丹皮、泽泻、天冬、麦冬各 10g，小蓟 30g，青风藤、金银花各 12g，桑螵蛸 6g。每日 1 剂，水煎服。

患者坚持中医药治疗，笔者一直予上方加减化裁治疗。同年 6 月 29 日复查 24 小时尿蛋白定量 2.27g，10 月 26 日复查 24 小时尿蛋白定量 1.6g，尿红细胞转阴。同年 12 月 28 日复查 24 小时尿蛋白定量 1.316g。

2016 年 2 月 28 日复查 24 小时尿蛋白定量 1.157g，3 月 24 日复查 24 小时尿蛋白定量 1.283g，4 月 22 日复查 24 小时尿蛋白定量 1.248g，6 月 23 日复查 24 小时尿蛋白定量 0.57g。患者已无不适。目前仍在随诊中。

**点评**：本例肾小球肾炎肾穿刺结果为不典型膜性肾病。鉴于其乏力、口干、腰酸、尿频尿急等表现，中医辨证为气阴两虚，下焦湿热证。以参芪地黄汤加味益气养阴、清热利湿。患者坚持中医药治疗，尿蛋白逐渐减少，未用任何西药，24 小时尿蛋白定量由初诊时的 3.084g 减至 0.57g，血尿转阴，症状亦减轻，疗效颇佳。

**验案 18**

北京某男，15 岁。患者 2015 年 5 月因尿频至外院就诊，检查发现尿红细胞满视野，尿蛋白（+）。查肾脏血管彩超示：左肾静脉异常，考虑胡桃夹现象。查尿红细胞相位差结果示：畸形红细胞 100%。西医诊断：①肾炎血尿；②胡桃夹现象。患者曾服用多种中成药及西药，疗效不佳，经常出现肉眼血尿。

为求中医药治疗于 2016 年 4 月 11 日至我处首诊。当时查尿红细胞满视野，24 小时尿蛋白定量：0.62g。肾功能及血压正常。查体：扁桃体Ⅰ度肿大。症见：乏力腰酸，心悸汗出，咽干咽痛，牙痛纳差，眠可，二便调。舌淡苔薄黄，脉细数。中医辨证：心气阴两虚，热毒内蕴。拟补心之气阴，清热解毒法。予生脉饮合玉女煎加味。

处方：太子参、牛蒡子、焦山楂、焦神曲、鸡内金各 10g，麦冬、野菊花、怀牛膝各 12g，黄芩炭、蒲公英、生地、浮小麦、知母各 15g，生黄芪、紫花地丁各 20g，小蓟、生石膏各 30g，五味子 5g。每日 1 剂，水煎服。

药后 2 个月 2016 年 6 月 18 日复查尿红细胞 11.9 个/高倍视野，24 小时尿蛋白定量 0.15g。患者诸症减轻，

**点评**：本例血尿的特点为肾炎血尿及胡桃夹现象同时存在。根据其临床表现，辨证为心之气阴两虚，热毒内蕴。以生脉散补心之气阴，玉女煎滋阴清热，并合用清热解毒药。

玉女煎出自《景岳全书》，由生石膏、知母、熟地、麦冬、怀牛膝组成，具有滋肾清胃之功。笔者常用玉女煎治疗口舌生疮及口腔溃疡，屡试屡验，临床运用时以生地易熟地，天、麦冬同用。该例患者虽无口腔溃疡，但咽痛牙痛明显，故也选用本方，并加用了野菊花、蒲公英、紫花地丁等清热解毒药。

**验案 19**

河北某男，36 岁。患者 2015 年 12 月体检发现蛋白尿，24 小时尿蛋白定量最多 2.7g，西医建议其肾穿刺及使用激素治疗，患者拒绝。

2016 年 3 月 11 日为求中医药治疗至我处初诊。当时外院查 24 小时尿蛋白定量 2.3g，血压及肾功能正常。症见：乏力，头晕耳鸣，眠差，有痰，二便调，舌淡红苔薄白，脉细弱。中医辨证：气阴两虚偏于阴虚。拟益气养阴法。

予参芪地黄汤加味。

处方：太子参、泽泻、茯苓、银花、灵芝、杭菊花各 12g，炙黄芪、芡实、金樱子、菟丝子各 20g，生地、山药、夏枯草、黄芩、青风藤、瓜蒌皮各 15g，山萸肉、丹皮、柏子仁各 10g。每日 1 剂，水煎服。

服药 2 个月后同年 5 月 13 日复查 24 小时尿蛋白定量 1.12g。6 月 27 日复查 24 尿蛋白定量 0.92g。患者乏力、头晕、耳鸣等症状均减轻。目前仍在门诊随诊中。

**点评：** 本例患者为慢性肾炎，表现为单纯蛋白尿。鉴于其在气阴两虚证的基础上兼有头晕、耳鸣等肝肾阴虚表现，予参芪地黄汤益气养阴，加用夏枯草、黄芩、菊花等清肝平肝。

**验案 20**

北京某女，28 岁。患者既往尿检不详，2014 年妊娠期间体检发现尿蛋白，查 24 小时尿蛋白定量 3g。分娩后尿蛋白未减轻，24 小时尿蛋白定量最多 6g。西医建议肾穿刺，使用激素及免疫抑制剂治疗，患者拒绝。

2015 年 8 月 19 日患者为求中医药治疗至我处首诊。当时外院查 24 小时尿蛋白定量 4.6g，血总胆固醇 11.39mmol/L，血浆白蛋白 30.6g/L，血压及肾功能正常。症见：轻度乏力，口干，纳眠可，二便调。舌淡苔薄白，脉沉弱。中医辨证：气阴两虚。拟益气养阴法。予参芪地黄汤化裁。

处方：生黄芪、菟丝子、芡实各 20g，生地、山药各 15g，山萸肉、丹皮各 10g，泽泻、茯苓、青风藤各 12g。每日 1 剂，水煎服。

患者坚持中医药治疗，笔者一直予上方加减化裁。2016 年 6 月 15 日复查 24 小时尿蛋白定量 0.59g，血浆白蛋白及血脂正常，已无不适。患者目前仍在门诊随诊中。

**点评：** 该患者初诊时中医证候为气阴两虚，予参芪地黄汤化裁治疗。患者坚持中医药治疗 1 年余，尿蛋白明显减轻，疗效颇佳。

**验案 21**

内蒙古某女，43 岁。患者于 2016 年 4 月体检发现血尿、蛋白尿，在当地医院查 24 小时尿蛋白定量最多 1.82g，西医建议其肾穿刺及使用激素治疗，患者拒绝。

为求中医药治疗于 2016 年 6 月 16 日至我处首诊。当时外院查 24 小时尿蛋白定量 1.82g，尿红细胞 21.42 个/高倍视野，肾功能及血压正常。症见：乏力腰酸，咳嗽咽痛，时有尿痛，夜尿 2～3 次，纳眠可，大便调。舌淡苔薄黄，脉沉细。中医辨证：气阴两虚，湿热内蕴证。拟益气养阴，清热利湿法。予参芪地黄汤加减。

处方：太子参、黄芩炭各 10g，生黄芪、杜仲、金银花、竹叶、野菊花各 12g，小蓟 30g，仙鹤草、蒲公英、金樱子各 15g，芡实、川断各 20g，山萸肉 6g，桑螵蛸 5g。每日 1 剂，水煎服。

药后 1 月余复查，8 月 1 日 24 小时尿蛋白定量为 0.348g，尿红细胞 10.31 个/高倍视野，患者诸症减轻。

**点评**：本例肾炎患者的尿检特点为中等量蛋白尿伴血尿。鉴于中医辨证为气阴两虚，湿热内蕴，拟参芪地黄汤加减益气养阴，清热利湿，患者仅服用中药 1 个月，尿蛋白即明显减少，疗效显著。

**2. 气虚血瘀证**

**验案 22**

北京某男，58 岁。患者 2012 年 12 月发现尿中泡沫增多及双下肢轻度水肿，至附近医院检查发现血尿及蛋白尿，24 小时尿蛋白定量最多至 3.2g，肾功能正常。2013 年 7 月于某西医院行肾穿刺结果为 Ⅰ 期膜性肾病，西医建议其用激素及免疫抑制剂治疗，患者拒绝。既往有高血压及脑出血病史。

为求中医药治疗于 2014 年 8 月来我处首诊。当时外院查 24 小时尿蛋白定量 3.2g，尿红细胞 19.9 个/高倍视野，服用降压药控制血压，肾功能正常。症见：乏力腰酸，纳食可，夜眠可，二便尚调。舌质黯，苔薄白，脉沉涩无力。中医辨证：气虚血瘀，精血统摄无权。拟益气活血、摄精止血法。予当归芍药散加减。

处方：当归尾 12g，赤芍、青风藤、小蓟各 15g，川芎 6g，芡实、炒杜仲、金银花、生黄芪、菟丝子各 20g，丹参 30g，桑螵蛸 5g，川牛膝、怀牛膝、泽泻各 10g。每日 1 剂，水煎服。

服药三周后，复查 24 小时尿蛋白定量为 0.5g。患者坚持中医药治疗，笔者一直用上方加减。2015 年 3 月复查 24 小时尿蛋白定量降至 0.32g。随访至今，尿检转阴，病情稳定。

**点评**：本例患者肾穿刺为膜性肾病，没有水肿症状，仅为尿检异常。鉴于其乏力、舌黯、脉沉涩，并结合现代医学认为膜性肾病有高凝状态的认识，辨证为气虚血瘀证。治以经验方参芪当归芍药散加涩精止血之品，取得了尿检转阴，病情稳定的满意效果。

**验案 23**

山东某男，51 岁。患者 2012 年体检时发现血尿、蛋白尿，曾于当地医院查 24 小时尿蛋白定量最多 3g，西医建议其肾穿，使用激素，患者拒绝。

为求中医药治疗于 2013 年 10 月 28 日来我处首诊。当地医院查 24 小时尿蛋白定量 1～2g，尿红细胞 400～500 个/μL，血压及肾功能正常。症见：面色晦黯，乏力腰酸，夜眠差，时有尿频、尿急，纳食尚可，舌淡黯，苔薄黄，脉沉涩无力。中医辨证：气虚血瘀，下焦湿热。以益气活血，清热利湿为法。予当归芍药散加味。

处方：太子参、泽泻、蒲公英、车前草、仙鹤草各 15g，生黄芪、炒枣仁、芡实、赤芍、白芍、茯苓、川牛膝、怀牛膝各 20g，当归、白术、天麻各 12g，三七粉（冲入）3g，小蓟 30g。每日 1 剂，水煎服。

服药 1 个月后复诊，自诉乏力好转，而口干明显，遂于上方中加生石膏 30g，山药 15g，三七粉加至 6g。

患者坚持复诊，笔者一直予上方加减化裁。2014 年 2 月复诊查 24 小时尿蛋白定量 0.25g，尿红细胞 2～5 个/高倍视野。2015 年 3 月 30 日复查 24 小时尿蛋白定量 0.186g。随访至今，尿检阴性，病情稳定。

**点评**：鉴于患者在血尿、蛋白尿的同时，有面色晦黯，乏力，舌黯，脉沉涩无力等症，证属气虚血瘀，遂选经验方参芪当归芍药散加味治疗，尿频、尿急，苔薄黄，是下焦湿热的表现，故加车前草、蒲公英清利湿热。本方止血活血并行不悖，取得良效。

**验案 24**

内蒙古某男，71 岁。患者 2013 年 1 月因双下肢水肿，当地医院检查发现尿蛋白，24 小时尿蛋白定量 5g，血浆白蛋白 28.7g/L，血压及肾功能正常。西医建议肾穿刺，患者拒绝，使用激素治疗无效，1 年半后减停。

2014 年 9 月 12 日患者为求中医药治疗至我处首诊，查 24 小时尿蛋白定量 1.8g，血浆白蛋白 31.2g/L，总胆固醇 7.21mmol/L，甘油三酯 1.78mmol/L，血尿酸 462.5μmol/L，血压及肾功能正常。症见：乏力伴双下肢轻度水肿，尿量可。纳眠可，大便调。舌淡黯，苔薄白水滑，脉沉弱。中医辨证：气虚血瘀水停。拟益气活血利水法。予经验方加味当归芍药散化裁。

处方：太子参、金银花、芡实、金樱子、青风藤、川牛膝、怀牛膝各 20g，生黄芪、冬瓜皮、丹参、茯苓各 30g，当归、白术、灵芝、赤芍、白芍各 12g，泽兰叶、鸡血藤各 15g，川芎 6g。每日 1 剂，水煎服。

患者坚持复诊，笔者一直予本方加减化裁。2015 年 1 月 23 日复查 24 小时尿蛋白定量 0.723g，2015 年 3 月 9 日复查 24 小时尿蛋白定量 0.657g，血脂及血尿酸正常（未使用降脂及降尿酸西药），水肿消退，已无不适。同年 10 月 16 日查 24 小时尿蛋白定量 0.25g，

**点评：** 本患者为轻度水肿伴中度蛋白尿，临床症状不突出，鉴于舌黯、乏力，故以经验方参芪当归芍药散加味治疗益气活血利水，不仅水肿消退，蛋白尿转阴，而且未用降脂及降尿酸西药，血脂及血尿酸亦恢复正常，余症亦得以改善。

### 验案 25

北京某男，54 岁。患者 2015 年 2 月无诱因出现双下肢水肿，于某西医院查 24 小时尿蛋白定量 5.98g，肾穿刺结果为膜性肾病Ⅰ～Ⅱ期。西医予甲强龙 48mg+环磷酰胺 0.8g 静脉滴注冲击治疗 2 次，并加口服激素治疗。治疗 2 周后患者出现胃部不适，遂撤减激素，尿蛋白仍未转阴。

2015 年 6 月 24 日为求中医药治疗至我处首诊。当时口服甲泼尼龙 20mg/日，24 小时尿蛋白定量 1.744g，血浆白蛋白 36.9g/L，肾功能及血压正常。症见：双下肢中度可凹性水肿，小便量可，尿频急，面色晦滞，乏力腰酸，自汗口干，偶有咳嗽，纳食不馨，眠尚可，舌黯红苔白滑，脉沉细涩。中医辨证：气阴两虚，血瘀水停。拟益气养阴，活血利水法。予生脉饮合当归芍药散加减。

处方：麦冬、五味子、当归、陈皮、苏梗各 10g，赤芍、泽兰、车前草、黄芩各 15g，茯苓、蒲公英、巴戟天、芡实各 20g，丹参、生石膏各 30g，淡竹叶、黄精、川牛膝、怀牛膝各 12g，生黄芪 40g。每日 1 剂，水煎服。并嘱患者逐渐撤减激素。

笔者治疗一直以上方加减化裁。2015 年 8 月 22 日二诊，查 24 小时尿蛋白定量 1.65g，2015 年 9 月 23 日复查 24 小时尿蛋白定量 0.36g，激素减至 16mg/日。患者水肿已基本消退，余无不适。2016 年 1 月 8 日激素撤减至 8mg/日，复查 24 小时尿蛋白定量 0.33g。

**点评：** 本例患者为膜性肾病，激素用后尿蛋白有所减少，但未能转阴，因有胃的不适症状，患者不想继续用激素而求治于中医药。根据患者初诊时辨证为气阴两虚、血瘀水停，选用生脉饮合当归芍药散，方中选用陈皮、苏梗理气和胃，方中的生石膏清胃止渴止汗，《伤寒论》中的白虎汤中具有四大症状（大热、大汗、大渴、脉洪大），临床上辨证为因热而汗出者，我常选用生石膏清热止汗。

**3. 阳虚证**

**验案 26**

北京某女，21 岁。患者 2012 年 7 月体检发现血尿。于某西医院作尿红细胞位相示：畸形红细胞 100%。后行肾静脉彩超示：左肾静脉血流速度改变符合胡桃夹现象。西医诊断：①肾炎血尿；②胡桃夹现象。于外院治疗效果不佳。

2015 年 5 月 27 日为求中医药治疗至我处初诊。当时外院查尿红细胞 107.99 个/高倍视野，尿蛋白（−），血压及肾功能正常。症见：乏力畏寒，腰酸咽痛，四肢关节痛，纳眠可，二便调。月经量少。舌淡黯，苔薄白，脉沉涩。中医辨证：气虚血瘀，血不归经。以益气活血止血为法。

处方：党参、牛蒡子各 12g，益母草、续断、生黄芪各 20g，小蓟 30g，白茅根、秦艽各 15g。每日 1 剂，水煎服。

2015 年 6 月 1 日复诊，尿红细胞 87.69 个/高倍视野。症见：畏寒腰酸减轻，仍有乏力，服药期间曾来月经，出现痛经症状。在原方基础上以太子参易党参以防助火，加小蓟 30g、三七粉（冲入）3g、仙鹤草 15g 以止血尿，加金银花、连翘各 12g 以利咽，加白芍 20g、当归尾 15g 以活血缓急治疗痛经。

2015 年 6 月 15 日三诊，尿红细胞 30～35 个/高倍视野。症见：畏寒明显，腹中冷，喜热饮，四肢关节冷痛，眠差，舌淡黯边有齿痕，苔薄白。中医辨证为脾阳虚，血不归经。遂改以温中止血，兼以活血为法，予理中汤加减。

处方：党参、金银花各 12g，秦艽、当归尾、白茅根、仙鹤草各 15g，益母草、生黄芪、川断、白芍各 20g，炒白术、酸枣仁各 10g，小蓟 30g，牛蒡子 6g，干姜 3g。每日 1 剂，水煎服。

2015 年 7 月 1 日四诊，尿红细胞 25～30 个/高倍视野。症见：腰腹及四肢关节冷痛较甚，舌淡边有齿痕，苔薄白，脉沉迟。遂以附子理中汤加减。

处方：党参、金银花、补骨脂各 12g，秦艽、炒白术、白茅根、仙鹤草、当归各 15g，续断、生黄芪、白芍各 20g，三七粉（冲入）、干姜各 3g，肉桂、制附片、牛蒡子各 6g，小蓟 30g。每日 1 剂，水煎服。

之后笔者一直运用上方加减化裁，2015 年 9 月 16 日患者复查尿红细胞 10～12 个/高倍视野。上述诸症亦明显缓解。2016 年 4 月 25 日复查尿红细胞 10～13 个/高倍视野。

**点评**：*本例患者为单纯血尿，最初考虑为气虚血瘀阻络，血不归经，遂以益气活血止血为法，指标有所改善。鉴于其阳虚内寒较盛，改拟温中散寒止血法，选用理中汤及附子理中汤加止尿血药（小蓟、仙鹤草、三七粉），药后取得了显著疗效。本案为温中止血法的典型验案。说明中医的辨证准确及选药精当是取得疗效的关键。*

# 第六篇

# 糖尿病肾病验案

## 一、概　述

糖尿病性肾小球硬化症简称糖尿病肾病。该病是糖尿病全身性微血管合并症之一，它属于继发性肾脏病中代谢性疾病肾损害的范畴。糖尿病肾病是我国终末期肾衰的主要病因之一。

糖尿病肾病不是免疫复合物性肾炎，而是由于慢性糖代谢异常而引起的肾损害。其肾脏基本病理改变以肾小球硬化症为主要特征，表现在肾小球基底膜增厚和系膜基质的增生，具体可分为结节型肾小球硬化和弥漫型肾小球硬化两型。其中结节型肾小球硬化具有特异性，而弥漫型肾小球硬化的糖尿病肾病更易进展至尿毒症。

本病是以蛋白尿、水肿、高血压及慢性肾衰竭为主要临床表现，如果早期未能有效的控制，则导致肾小球进一步硬化，以致肾衰竭不可避免。而且糖尿病肾病患者如果血肌酐达到 451μmol/L（5mg/dl），其进展到尿毒症的时间较其他肾脏病为快。

关于糖尿病肾病的临床分期，Mogensen 根据 1 型糖尿病（IDDM）患者肾功能和结构病变的演进及临床表现，建议分为 5 期。这一分期对 2 型糖尿病（NIDDM）患者肾损害的进程是否完全适用仍在探讨之中，可供参考。

糖尿病可归属于中医"消渴病"的范畴，其病因主要责之恣食肥甘厚味，情志抑郁与过劳。根据糖尿病肾病的病程特点，其中医病名可从"消渴""虚劳""水气病""关格"等门中求之。其中医病机演变的过程是初为阴虚燥热，由于气血阴阳的互根关系，终至气阴两虚或阴阳两虚。肾藏精与主水的功能皆失职，因而出现大量蛋白尿和水肿。肾气衰惫，浊阴不能从下窍而出，遂滞留体内，壅塞三焦，以致关格。再者"久病入络"，瘀血阻滞是本病重要的病机环节之一。

糖尿病肾病的治疗有一定难度，应当采用中西医结合的方法进行治疗。西医治疗强调控制血糖，限制蛋白质的入量及降压治疗。近年来多主张用血管紧张素转换酶抑制剂（ACEI）和血管紧张素Ⅱ受体拮抗剂（ARB），主要通过降低肾小球内动脉压的机制，而达到减少蛋白尿和延缓慢性肾功能不全进程的目的。

笔者治疗糖尿病肾病主要从患者的不同中医证候入手，分早、中、晚三期，并权衡其正邪标本缓急的情况，正虚仍是以气阴两虚为主，病位以肝脾肾为重心，邪实常见瘀血、湿热浊毒滞留。之后选用相应的治法与方剂。糖尿病肾病经中医药干预后，不仅可在不同程度上减轻患者的症状，同时可以协同西药，具有降血糖、降低蛋白尿及改善肾功能的良好作用。中西医结合治疗并行不悖，相得益彰。但是值得提出的是，糖尿病肾病早期治疗和坚持治疗是十分重要的。以下选取了 5 例该病验案。

# 二、验　案

在以下糖尿病肾病 5 例验案中，其中气阴两虚、瘀血内阻证，气滞水停证，阳虚水停证，胸阳不振、血瘀水停证，气虚血瘀水停证各 1 例。

## 1. 气阴两虚，瘀血内阻证
### 验案 1

河北某男，56 岁。患者 2006 年无明显诱因间断出现双下肢水肿，尿检发现尿蛋白，近 2 个月来水肿加重。既往有 2 型糖尿病史 10 余年，使用胰岛素控制血糖，效果不理想。有高血压病史 5 年，目前服用氯沙坦钾片控制血压，胰岛素皮下注射控制血糖，查眼底提示糖尿病视网膜病变。

2008 年 3 月 5 日患者为求中医药治疗至我科住院，3 月 16 日邀余会诊。当时查尿蛋白（+++），24 小时尿蛋白定量 3.56g，肾功能正常。症见：面色少华，乏力腰酸，双下肢轻度水肿，尿量偏少，大便干，舌淡黯有瘀斑，少苔，有裂纹，脉沉细弱。西医诊断：糖尿病肾病。中医辨证：气阴两虚，血瘀水停。以益气养阴，活血利水涩精为法。处方：参芪地黄汤合当归芍药散加减。

处方：太子参、山药、泽泻、当归尾、益母草、金樱子、赤芍、白芍、川牛膝、怀牛膝各 15g，山萸肉、白术各 12g，生黄芪、茯苓、车前子（包煎）各 30g，丹参、芡实各 20g，川芎、制大黄各 6g，桃仁 10g。每日 1 剂，水煎服。并嘱患者低盐低糖清淡饮食。

经上方加减治疗 2 月余，患者病情明显缓解，二便调，水肿基本消失，复查 24 小时尿蛋白定量 1.3g。2008 年 12 月复查 24 小时尿蛋白定量 0.5g，已无不适，病情稳定。

**点评：**本例糖尿病肾病的临床特点为大量蛋白尿，属糖尿病肾病中期，鉴于患者有乏力腰酸，口渴欲饮，大便干，舌黯瘀斑的表现，辨证为气阴两虚，兼挟瘀血。选用参芪地黄汤合当归芍药散益气养阴、补肾涩精、活血利水。患者服药 2 个月后，诸症明显缓解，指标亦有所改善。

### 2. 气滞水停证
**验案 2**

山西某女，50 岁。患者既往 2 型糖尿病 10 年，2005 年 10 月出现周身水肿，胸水、腹水，检查发现尿蛋白（++++），血压升高，于北京某西医院肾穿刺结果为糖尿病肾病。

2008 年 8 月 25 日患者为求中医药治疗至我科住院。最初多次静滴白蛋白、低分子右旋糖苷、利尿、超滤及抗凝、降压、降糖对症治疗后效果不理想。2008 年 9 月 11 日邀余会诊，查 24 小时尿蛋白定量 10.92g。血红蛋白 88g/L。血肌酐 76μmol/L，血浆白蛋白 17.6g/L。血压 210/103mmHg。症见：双下肢重度水肿，胸水、腹水，尿少（每日 300ml）。乏力，纳差腹胀，舌质淡，苔白，脉沉细弱。西医诊断：糖尿病肾病Ⅳ期。中医辨证：脾肾气虚，气滞水停。拟行气利水，健脾益气法。予导水茯苓汤加减

处方：茯苓、冬瓜皮、车前子（包煎）各 30g，大腹皮 20g，麦冬、白术、苏梗、当归各 12g，桑白皮、槟榔、泽泻、生黄芪、猪苓各 15g，砂仁、广木香各 10g。浓煎，每日 1 剂，水煎服。并嘱患者低盐低糖清淡饮食。

配合经验食疗方黄芪鲤鱼汤：赤小豆、薏苡仁、冬瓜皮、生黄芪、车前子各 30g，芡实 20g，白术 12g，砂仁 10g。上药用纱布包，加葱姜，不入盐，与鲤鱼或鲫鱼 250g 一尾同煎半小时，弃去药包，吃鱼喝汤，每周 2 次。

服上方 7 剂后，患者尿量明显增加至 1500ml，体重减轻 6kg，仍腹胀、纳差，前方加厚朴、苍术、陈皮各 10g 以增健脾行气除满之功。4 周后水肿消失，体重减轻 18kg，24 小时尿蛋白定量降至 2.3g，血浆白蛋白升至 22.4g/L。同年 10 月 12 日病情好转出院。并拟参芪地黄汤加味善后调治。

**点评：**本例糖尿病肾病临床表现为重症肾病综合征。该患者在院外及入院初期曾用大量利尿西药、输白蛋白和血液滤过均无效。笔者会诊时根据患者在水停的同时有脘腹胀满之症，辨证为气滞水停，选用了《奇效良方》的导水茯苓汤加减，并配合经验食疗方黄芪鲤鱼汤治疗，未用任何利

尿西药，1周后患者水肿明显减轻，一月后基本消失，效果显著。尿量明显增加，体重减轻了18kg，24小时尿蛋白定量由10.92g降至2.3g。本验案充分说明即使是肾病型水肿，"能中不西"也是可行的。笔者认为中医几千年来治疗水肿的经验应当努力挖掘与推广应用。

### 3. 阳虚水停证
**验案3**

吉林某男，55岁，患者2000年无明显诱因出现口干、多饮、多食症状，诊断为2型糖尿病。2006年5月出现下肢水肿，腹胀。2007年以来，全身水肿加重，伴阴囊肿胀坠痛，2007年至2008年间因胸闷、憋气、水肿多次到西医院住院，检查发现尿蛋白（++++），诊断为糖尿病肾病，治疗效果不佳。既往有冠心病病史5年。

2008年10月15日患者为求中医药治疗至我科住院。10月27日邀余会诊。查24小时尿蛋白定量5.58g，血肌酐129μmol/L，超声心动报告：心脏射血分数28%，心脏增大，心胸比0.64。血压146/76mmHg。症见：颜面及双下肢高度水肿，阴囊肿大坠痛，每日尿量约为1000～1200ml，全身乏力，活动后气促，畏寒怕冷，四肢末端麻木发凉，视物模糊，大便干，纳可，舌质淡苔薄白，脉沉迟。

西医诊断：①糖尿病肾病；②冠心病。中医辨证：心脾肾阳虚、气虚，兼血瘀水停。以温阳益气，活血利水为法。予真武汤合苓桂术甘汤加减。

处方：制附片（先煎）、桂枝、广木香、川牛膝、怀牛膝各10g，生白术、赤芍、猪苓各15g，茯苓、大腹皮、车前子（包煎）、冬瓜皮各30g，当归尾12g，西洋参（另煎兑入）、制大黄6g。每日1剂，水煎服。

2008年11月10日复诊，患者诸症明显减轻，尿量约1500～2000ml，体重下降6kg，仍有双下肢轻度水肿。继续上方加丹参30g，制附片减至6g（先煎）。

上方加减治疗月余，患者病情好转，水肿基本消失，畏寒怕冷减轻，血肌酐96μmol/L，24小时尿蛋白定量2.6g。好转出院。

**点评：**该例糖尿病肾病重症水肿伴心衰，中医辨证为心脾肾阳虚、气虚、兼血瘀水停。治疗上选用真武汤合苓桂术甘汤温肾强心，益气活血利水。真武汤出自《伤寒论》，是治疗脾肾阳虚，水湿泛溢的基础方。苓桂术甘汤出自《金匮要略·痰饮咳嗽病脉证并治》曰："心下有痰饮，胸胁支满，目眩，苓桂术甘主之。"为"病痰饮者，当以温药合之"的基础方。药后患者水肿消退，体重减轻 6kg，尿蛋白定量由 5.58g 降至 2.6g，疗效显著。

### 4. 胸阳不振，血瘀水停证

**验案 4**

黑龙江某男，55 岁。患者 1995 年因多饮易饥于当地医院诊断为 2 型糖尿病，使用胰岛素治疗。2006 年 10 月因间断胸闷憋气及心前区疼痛诊断为冠心病。2009 年 5 月患者出现双下肢水肿，查尿蛋白（++），诊断为糖尿病肾病。

2010 年 5 月 27 日患者为求中医药治疗至我科住院。6 月 12 日邀余会诊。查 24 小时尿蛋白定量 2.09g，血浆白蛋白 38.4g/L，血肌酐 99μmol/L，尿素氮 8.1mmol/L，心电图提示：ST 段改变。症见：患者形体偏胖，双下肢轻度水肿，时有胸闷憋气，偶有心前区疼痛，气短，纳可，二便尚调，舌质淡黯，苔薄白，脉沉细弱。中医辨证：心气阴两虚、胸阳不振、血瘀水停。以益气养阴，通阳宣痹，活血利水为法，予生脉饮合瓜蒌薤白半夏汤合当归芍药散加减。

处方：生黄芪、党参、全瓜蒌、当归、赤芍、泽泻各 15g，麦冬、五味子、薤白、法半夏、川牛膝、怀牛膝各 10g，丹参、茯苓各 30g，砂仁、川芎各 6g，白术 12g。每日 1 剂，水煎服。并嘱患者低盐低糖清淡饮食。

服上方 1 周后，患者胸闷及水肿等症状减轻，继服上方 3 周后患者精神体力明显好转，胸闷憋气消失、水肿消退，复查 24 小时尿蛋白定量 0.8g，病情稳定出院。

**点评**：该患者为糖尿病肾病伴冠心病，中医病名为消渴、水气病和胸痹并存。笔者对于胸痹的治疗通常以瘀血为主者用血府逐瘀汤，以痰浊为主者用瓜蒌薤白半夏汤治疗。本例选用生脉饮主要针对心气阴两虚证，当归芍药散加减能活血利水。该例病情复杂，故上述四方合用，取得了转危为安的良好效果。

### 5. 气虚血瘀水停证

**验案 5**

北京某男，57 岁。患者有 2 型糖尿病病史 10 余年。2012 年 1 月出现双下肢中度可凹性水肿，之后全身重度水肿并伴有胸腹腔积液。在西医院诊断为糖尿病肾病、肾病综合征、心功能不全，2 次外院住院治疗，疗效均不佳。

2012 年 9 月 26 日为求中医药治疗于我处首诊。当时症见：颜面及周身重度水肿，每日尿量不足 1000ml，神疲乏力，目干涩，胃胀，眠可，大便偏干，舌黯胖边有齿痕，苔薄白，脉沉弱。当时血肌酐 210μmol/L，24 小时尿蛋白定量 5.8g，血浆白蛋白 31.6g/L，血红蛋白 106g/L，腹部 B 超提示中度腹水。中医辨证：气虚血瘀水停。拟益气活血利水法。予经验方参芪当归芍药散加味。

处方：太子参、天麻、白芍、泽泻、银花各 15g，生黄芪、火麻仁、川牛膝、怀牛膝各 20g，当归、白术、谷精草、杭菊花各 12g，赤芍、泽兰各 15g，川芎、猪苓各 6g，茯苓、大腹皮、冬瓜皮、车前子（包煎）、丹参、薏苡仁各 30g，广木香 10g。每日 1 剂，水煎服。并嘱患者清淡饮食。

并配合经验食疗方黄芪鲤鱼汤：生黄芪、茯苓各 20g，赤小豆、炒白术各 15g，冬瓜皮 30g，砂仁 10g。上述药物用纱布包好，选活鲤鱼或活鲫鱼 250g，加葱姜少许同煎，不入盐，文火炖 30 分钟后，弃去药包，吃鱼喝汤，每周 2 次。

药后 1 月余，2012 年 10 月 31 日复诊，水肿明显消退，尿量增至每日 2000ml，精神转佳。

2013 年 4 月 3 日复查腹部 B 超腹水消失，血肌酐 175μmol/L，24 小时尿蛋白定量 4.6g，血浆白蛋白 35.6g/L，血红蛋白 116g/L，取得了较好的效果。

**点评**：本例为糖尿病肾病 V 期的患者，其突出的临床表现是重度水肿。结合其神疲乏力、舌黯等表现，中医辨证为气虚血瘀水停。予经验方参芪当归芍药散加味化裁。药后患者尿量明显增加至每日 2000ml，水肿明显消退，同时血肌酐下降，尿蛋白减少，取得了较好的效果。

# 第七篇

# 乙型肝炎病毒相关性肾炎验案

## 一、概　述

　　乙型肝炎病毒相关性肾炎简称乙肝肾，它的诊断必须依靠肾穿刺结果，即在肾活体组织病理切片中必须找到 HBV 抗原。我国为乙型肝炎高发地区，因而乙型肝炎病毒相关性肾炎也并非少见。本病多见于儿童，且以男性居多。其病理类型以膜性肾病多见，其次为系膜毛细血管性肾炎和系膜增生性肾炎。其预后与病理类型存在着相关性。

　　顾名思义，"乙型肝炎病毒相关性肾炎"说明乙型肝炎病毒是其病因，但乙型肝炎病毒通过何种途径引起肾炎的呢？西医认为已知的发病机制有如下三个方面：①HBV 抗原与抗体复合物致病；②HBV 感染导致自身免疫致病；③HBV 直接感染肾脏。

　　中医文献并无"乙型肝炎病毒相关肾炎"的名称，但从本病的临床特点来看，可以归属于中医"肝水""尿血""虚损"等范畴。从病位的重心来看，主要是肝、脾、肾三脏的失调。其原发于肝而波及到脾肾。中医理论认为肝肾乙癸同源，为母子之脏，因而病理上相互影响。肝与脾在五行学说中为相克的关系，因而肝病及脾最为常见。儿童为稚阴之体，肝肾阴精未充，易于感受湿热毒邪。肝病及脾，湿热毒邪困阻脾土，则脾不制水而现水肿；脾不升清而现蛋白尿和血尿。肝肾同病则藏血与藏精的功能失职，以致出现血尿和蛋白尿；肝气郁结和肾不主水则现水湿潴留为患。本病迁延难愈，正邪搏结，其正虚的重心为阴虚与气阴两虚；其邪实的重心为湿热毒邪与瘀血内阻。

　　对于乙型肝炎病毒相关肾炎的治疗，目前尚无有效的特殊西药。就本病的肾脏病变来看，由于其病理类型有膜性肾病和系膜毛细血管性肾炎，故而激素多数无效，而且激素可以促进乙型肝炎病毒复制，导致病情加重。再者针对本病的肝脏病变，目前出现了一些有希望的抗乙型肝炎病毒的药物，如干扰素、阿糖腺苷和无环鸟苷。但是这些药物价格昂贵，而且副作用较大。

鉴于上述现状，用中医药治疗本病则具有简便有效的优势，而且无毒副作用。由于乙型肝炎病毒相关肾炎病程缠绵，且治疗有一定的难度，需要患者充满信心，坚持长期治疗十分关键。笔者运用中医药治疗本病的特色是在辨证论治的基础上加用有效的抗乙肝病毒的中药。以下选取了本病验案5例

# 二、验　案

以下5例乙型肝炎病毒相关性肾炎验案中，其中气阴两虚证3例，气虚血瘀证2例。

## 1. 气阴两虚证

**验案1**

北京某男，57岁。患者2004年6月份体检时发现尿蛋白（++），同年9月在外院查24小时尿蛋白定量为2.05g，乙肝五项示：乙肝e抗体（+），乙肝核心抗体（+），肾脏B超：左肾10.3cm×5.6cm×4.6cm，皮质厚度1.6cm；右肾10.1cm×5.4cm×4cm，皮质厚度1.4cm，肾功能正常。并于该院行肾穿刺结果为膜性乙肝病毒相关性肾炎。

2005年2月7日患者为求中医药治疗来我处初诊。当时查24小时尿蛋白定量为3.99g。症见：乏力气短，腰酸纳差，眠可，二便调，舌淡黯，苔薄黄，脉沉弱。中医辨证：气阴两虚，兼夹瘀血，拟益气养阴、活血化瘀法，予参芪归芍地黄汤加味。

处方：太子参、生黄芪、芡实、丹参各20g，当归尾、山萸肉、丹皮、紫河车、佛手各10g，白芍、山药、茯苓、泽泻各15g，生地、鸡血藤、半枝莲、金银花各12g，陈皮6g。每日1剂，水煎服。

同年3月5日二诊：查24小时尿蛋白定量为2.08g，患者诉乏力腰痛，夜尿2～3次，于上方生黄芪加量至30g，加桑螵蛸10g，杜仲20g。此后一直以上方加减调治，眠差加天麻、炒枣仁，咽痛加牛蒡子、黄芩、麦冬，纳差则加佛手、陈皮以行胃气。至2006年6月份复诊患者已无不适，查24小时尿蛋白定量为0.11g。患者深表感谢。

**点评：**乙肝病毒相关性肾炎，古代无此病名，据脉证此例患者属于中医"虚劳"范畴，其病机为肝、脾、肾三脏功能失调。肝肾同处下焦，乙癸同源，肝藏血，肾藏精，若肝肾精血不足，可至邪毒着肝侵肾，久则耗气伤阴，可见腰膝酸软，乏力，气短；此外肝体阴而用阳，主疏泄，肝血不足常

可致疏泄失司，肝木克脾土，久则气血生化乏源，脾不升清，统摄功能失职则可见精微下泄。正如《金匮要略》所述"见肝之病，知肝传脾，当先实脾"。故治疗以参芪地黄汤益气养阴，加当归、白芍养血柔肝以补肝体，丹参、鸡血藤补血活血，太子参、生黄芪、山药、芡实健脾益气，升清固涩，以半枝莲、金银花清解肝经热毒，以黄芪、陈皮、佛手健脾和胃。乙肝肾属疑难病，本例用中医药取效，提示中医药治疗本病有一定的潜力。

### 验案 2

辽宁某女，57 岁。患者 2005 年因全身水肿至当地医院查：尿蛋白（++++），24 小时蛋白定量 2.9g。血压最高达 190/120mmHg，肾功能正常，予对症治疗，水肿消退，血压控制稳定，未用激素。

同年 12 月患者来我处住院治疗，当时查 24 小时尿蛋白定量 3.2g，无血尿，肾功能及血压均正常，肾穿刺为乙型肝炎病毒相关性肾炎。症见：腰酸乏力，心悸耳鸣，全身轻度水肿，尿量偏少，纳可，舌淡，苔薄白水滑，脉沉细无力。中医辨证：心肾气阴两虚。拟益气养阴法，予参芪地黄汤合生脉饮加减。

处方：太子参、鸡血藤、夏枯草15g，白术、陈皮、五味子、灵芝10g，当归、川牛膝、怀牛膝、天麻、炒枣仁、菟丝子、金樱子、白芍、川断、芡实、生黄芪、金银花、杜仲、青风藤、何首乌、薏苡仁各20g，紫河车3g，半枝莲、沙苑子、麦冬各12g。每日 1 剂，水煎服。

1 个月后出院，此后患者定期复查，蛋白逐渐减少。2009 年复查尿检阴性。随访至今未复发，肾功及血压正常。

**点评**：本例乙肝相关性肾炎表现为肾病综合征。根据其腰酸乏力、心悸的表现，中医辨证为心肾气阴两虚，予参芪地黄汤合生脉饮加减治疗。患者坚持治疗长达 4 年，取得了尿检转阴、病情稳定未复发的良好疗效。

半枝莲味辛、苦，性寒，入肝、肺、肾经，具有清热解毒，止血消肿的作用。对于乙肝肾及肝功能异常者，我喜用半枝莲 12～20g 清肝解毒。

### 验案 3

河北某男，46 岁。患者 2013 年 1 月因全身重度水肿，尿量减少，查 24 小时尿蛋白定量 9.6g，血肌酐正常；当地肾穿刺结果为乙型肝炎相关性肾病，予口服甲泼尼龙 40mg/日，及环孢素 A75mg 每日 2 次，治疗后患者 24 小时尿蛋白降至 4g；但出现了肾静脉血栓及重症肺部感染，故停用环孢素 A，激素逐渐减量。

2013 年 8 月来我处初诊，症见：神疲乏力，下肢水肿较明显，尿量减少，口干咽痛，易感冒，大便偏干，舌偏红苔薄黄，脉沉细无力。当时患者口服甲泼尼龙 32mg/日，24 小时尿蛋白定量 4g，血压及血肌酐均正常。嘱患者逐渐将激素减停，中医辨证：气阴两虚，兼挟湿热。拟益气养阴，清热利湿法，予参芪知芩地黄汤化裁。

处方：太子参、泽泻、板蓝根、芡实、金樱子各 20g，生黄芪、茯苓、冬瓜皮各 30g，生地、山药、山萸肉、丹参、麦冬、金银花各 15g，丹皮、牛蒡子各 10g，知母、黄芩各 12g。每日 1 剂，水煎服。

并配用经验食疗方黄芪鲤鱼汤：生黄芪、赤小豆、薏苡仁、冬瓜皮各 30g，芡实、茯苓各 20g，金银花、当归、黄精、砂仁各 10g，上述药物用纱布包好，选活鲤鱼或活鲫鱼 250g，加葱姜少许同煎，不入盐，文火炖 30 分钟后，弃去药包，吃鱼喝汤，每周 2 次。

患者服药 1 个半月后水肿消退，乏力及口干明显好转。此后一直以上方加减化裁，患者一般情况均可，2014 年 04 月患者甲泼尼龙已减至 12mg/日，查 24 小时尿蛋白为 1g。2015 年 8 月激素撤停，24 小时尿蛋白定量 0.5g。

**点评：** 本例乙肝肾患者使用激素及环孢素 A 无效，且出现了严重的副作用，故来我处求治于中医。中医辨证为气阴两虚，兼挟湿热，予经验方参芪知芩地黄汤加味并配合经验食疗方黄芪鲤鱼汤而取得显著效果，并且撤停激素。

### 2. 气虚血瘀证
**验案 4**

内蒙古某男，23 岁。患者 2011 年 12 月 22 日因眼睑及双下肢水肿 1 周在当地住院治疗，查尿蛋白（＋＋＋），红细胞计数 6～8 个/高倍视野，24 小时尿蛋白定量为 14.4g，血浆白蛋白 19g/L，血脂偏高，血压及血肌酐正常。当地诊断为：原发性肾病综合征。次日给予甲基泼尼松龙 40mg，每日 1 次静脉滴注，后复查 24 小时蛋白定量 9.57g，血浆白蛋白 18.4g/L，于 2012 年 1 月 9 日给予环磷酰胺 0.2g 静脉推注并建议患者肾穿刺。

2012 年 1 月 29 日患者因感冒后再次出现水肿，遂至北京某大医院住院治疗，查 24 小时蛋白定量 8.16g，血浆白蛋白 22g/L，肝功能及血脂异常，血压及肌酐仍正常。1 月 31 日肾穿刺结果为乙型肝炎病毒相关性肾病。西医给予他克莫司 2.0mg、1.5mg 早晚口服，并口服泼尼松龙 40mg/日，患者出现心率加快及面部痤疮等副作用，之后患者出院，继续上述治疗并定期复查。

同年 6 月患者仍服用泼尼松龙 40mg/日，因再次出现水肿，复查 24 小时尿蛋白定量 6.91g，血浆白蛋白 16g/L，血脂偏高，血压及肌酐正常，经病友介绍求医于我处，当时症见：颜面及双下肢重度水肿，并伴腹水，面部痤疮，易感冒，纳食可，夜眠欠佳，小便量少，大便可，舌质黯苔黄腻，脉弦滑。中医辨证：血瘀水停。拟活血利水法，予经验方加味当归芍药散化裁。

处方：茯苓、何首乌、芡实、赤芍、白芍、川牛膝、怀牛膝、太子参、生黄芪、金银花、丹参、板蓝根各 20g，半边莲、当归尾、泽兰叶、紫花地丁、杜仲各 15g，白术、连翘各 12g，桑螵蛸、紫河车、阿胶（烊入）各 6g，冬瓜皮、车前子（包煎）各 30g，陈皮 10g。每日 1 剂，水煎服。

并配用经验食疗方黄芪鲤鱼汤：生黄芪、赤小豆、薏苡仁、冬瓜皮各 30g，芡实、茯苓各 20g，金银花、当归、黄精、砂仁各 10g，上述药物用纱布包好，选活鲤鱼或活鲫鱼 250g，加葱姜少许同煎，不入盐，文火炖 30 分钟后，弃去药包，吃鱼喝汤，每周 1 次。并嘱患者逐渐撤减激素。

2 个月后患者复诊，水肿基本消退，面部痤疮减少，诸症明显好转。查 24 小时尿蛋白定量 1.91g，血浆白蛋白 23g/L，血压及肌酐正常，嘱患者继服上方治疗。2012 年 11 月初患者激素已撤完。

2013 年 1 月患者复查 24 小时尿蛋白已转阴，血浆白蛋白 40g/L，继服上方调治。随访至今，各项指标均已正常，患者精神及身体情况已如常人，已恢复工作。2014 年 6 月 16 日复查尿蛋白阴性，血浆白蛋白 50.1g/L，总胆固醇 5.38mmol/L，甘油三酯 1.08mmol/L。随访至今，病情稳定。

**点评**：本例乙型肝炎病毒相关性肾炎，临床表现为重症肾病综合征，使用激素及免疫抑制剂后无效。中医辨证为血瘀水停，以经验方加味当归芍药散化裁，并配合经验食疗方黄芪鲤鱼汤治疗 1 年，取得了撤停激素及尿检阴性的显著效果，其中血浆白蛋白由初诊时的 16g/L 最终升至 50.1g/L。

乙肝病毒其中医病机为湿热、热毒蕴结于肝，笔者常在方中加半边莲、半枝莲等清热解毒药，并且选当归、白芍养血柔肝以保护肝功能。


**验案 5**

北京某男，44 岁。患者于 2002 年底突发脑出血，经抢救治疗病情稳定，治疗过程中发现尿蛋白（++++），24 小时尿蛋白定量 12g，血肌酐 140μmol/L。使用金水宝胶囊、洛汀新（盐酸贝那普利片）、拜新同（硝苯地平控释片）等药物治疗后尿蛋白曾降至 3g。2003 年 1 月初于北京某医院肾穿刺结果为膜增殖性乙型肝炎病毒相关性肾炎。既往有高血压病史 20 年，血压最高达

260/130mmHg，服用降压药控制血压。银屑病史 10 年。

2003 年 3 月为求中医药治疗入住我科，4 月 5 日邀笔者会诊。当时症见：乏力腰酸痛，双下肢水肿并见皮肤散在红色斑丘疹，面色晦黯，纳眠可，二便调，舌质淡黯，苔白腻，脉细弱。查 24 小时尿蛋白定量 7.8g，血浆白蛋白 19.8g/L，血肌酐 136μmol/L，尿素氮 7.6mmol/L。中医辨证：气虚血瘀，兼挟湿热毒邪。拟益气活血，清热解毒化湿法。予经验方加味当归芍药散化裁。

处方：当归尾、佩兰、杜仲各 12g，赤芍、白芍、茯苓、益母草、生黄芪、芡实、丹参各 20g，白术、川芎各 10g，泽泻、半枝莲、半边莲各 15g，金银花、太子参各 30g。每日 1 剂，水煎服。

并配合经验食疗方黄芪鲤鱼汤：生黄芪、赤小豆、薏苡仁、冬瓜皮各 30g，芡实、茯苓各 20g，生姜、砂仁各 10g，与鲤鱼 1 条（约 250g）同煎，不入盐，饮汤食鱼，每周 2 次。

笔者以上述基本方随证加减，治疗 49 天后患者诸症均明显减轻，水肿消退，复查血肌酐 123μmol/L，血浆白蛋白 28.6g/L，24 小时尿蛋白定量 0.2g，病情平稳。

**点评：**该病例病情复杂，中医辨证属气虚血瘀湿热。以经验方加味当归芍药散活血利水，金银花、半枝莲、半边莲清热解毒，太子参、生黄芪、芡实益气补虚涩精。全方益气活血利水，兼以解毒、涩精，取得了较好的疗效。

# 第八篇

# 尿路感染验案

## 一、概　述

尿路感染简称尿感，是指尿路内有大量微生物繁殖而引起的尿路炎症。临床上细菌性尿感最为常见，而最常见的致病菌为革兰氏阴性杆菌中的大肠埃希菌。

尿路感染是一种常见病，据统计在我国的发病率是0.91%，而在女性人群的发病率为2.05%。本病女性居多，男女性别发病之比为1:8。女性之中，由于月经、性生活、妊娠的因素，生育年龄的已婚妇女有症状的尿感最为多见。60岁以上的女性10%～12%可见无症状性细菌尿。男性之中，50岁以后7%的患者因前列腺肥大而易发尿路感染。一般情况下男性较少发生本病。再者，糖尿病患者也易发生尿路感染。本病一般预后良好，主要问题是容易反复发作。

尿路感染的西医治疗主要是应用抗生素以控制菌尿使其阴转，对于首次发作的急性尿路感染者确有一定的效果。然而本病的特点易反复发作，若长期应用抗生素则有一定的耐药性和一定的毒副作用，况且菌尿的阴转率也不理想。

中医学将尿路感染归属于"淋证"的范畴。淋证是中医病名，它是指小便频数短涩，滴沥刺痛，欲出未尽，小便拘急，或痛引腰腹的病证。中医学的"淋证"与现代医学所称的"淋病"概念截然不同，不应混为一谈。关于淋证的分类有"五淋""七淋""八淋"之说。通过临床实践体会，《诸病源候论》的"气、血、膏、石、劳、寒、热"七种淋证的分类，内容全面且较实用。

关于淋证的中医病机，其病位重心是在下焦的肾与膀胱；其病性以膀胱湿热蕴结居多。其膀胱湿热多因恣食肥甘厚味和酒酪所致，也有因于心火移热于小肠及膀胱。热迫血妄行而见血淋；湿热长期煎熬尿液结成砂石而为石淋；湿热下注，膀胱气化不行，脂液失于制约而下流可见膏淋。故热淋、血淋、膏淋、石淋多由膀胱湿热所致。此外，由于情志不遂肝气郁结或中期虚陷可知气淋。劳淋是淋证迁延，因劳而反复发作，此为虚中挟实证。而正虚多为肾虚，其中又有肾气虚、肾阴虚、肾阳虚、肾气阴两虚和肾阴阳两虚之异。虚实之中又有虚多实少、实多虚少、虚实并重之分。寒淋多责之脾肾阳虚气化失司。

中医药的治疗优势在于通过辨证论治可以明显改善或消除患者的症状，长期调治无毒副作用，而且能明显提高机体的免疫力，这对于菌尿的阴转具有积极的作用。以下选取了尿路感染验案 3 例。

# 二、验　案

在以下 3 例尿路感染验案中，其中心肝火旺，湿热下注证 1 例，心脾气虚，肝气郁结证 1 例，气阴两虚，湿热下注证 1 例。

## 1. 心肝火旺，湿热下注证
**验案 1**

河北某女，28 岁。患者 2009 年 11 月因尿频、尿急、尿痛在当地医院治疗无效。

同年 12 月 1 日为求中医药治疗至我处初诊。当时外院查尿白细胞 15～20 个/高倍视野。症见：尿频、尿急、尿痛，睡眠不安，大便秘结，2 日 1 次，情绪烦躁不宁，舌尖红，苔薄黄，脉弦而无力。中医辨证：心肝火旺，湿热下注。拟清心疏肝泄火，清热利湿为法。予经验方加味导赤散加减。

处方：竹叶、黄芩各 12g，生地黄、生黄芪、车前草、生甘草梢各 15g，天麻、制大黄、石韦、炒枣仁、川牛膝、怀牛膝各 20g，白芍 30g，柴胡 10g，通草 3g。每日 1 剂，水煎服。

2009 年 12 月 3 日复诊，患者诉服药 2 剂后尿路刺激症状明显减轻，睡眠转佳，大便调，继服上方 7 剂，临床症状消失，尿检正常。

**点评**：加味导赤散是笔者治疗尿路感染的经验方。在尿路感染的治疗上笔者的用药特点为：①强调通畅大便，前后分消，大黄为常用之品，不惟大便秘结，大便不爽者亦常用之。②注意调心，常以导赤散清心，天麻安神。③注重疏肝，常以柴胡、黄芩疏泄肝火。④重用白芍，以缓解小便疼痛及腹痛；川、怀牛膝并用补肾活血，以治腰痛。

## 2. 心脾气虚，肝气郁结证
**验案 2**

山西某女，47 岁。患者 2006 年因劳累外感后出现尿频、尿急、尿痛，当地医院诊断为尿路感染，予抗生素治疗后，症状缓解。但其后3年内反复发作多次，每因劳累诱发，致患者情绪低落。

2009年3月18日患者为求中医药治疗至我处首诊。当时外院查尿白细胞10～15个/高倍视野。症见：患者常尿意频频，20～30次/日，尿不尽感，小腹坠胀，腰酸困，劳累后更甚，乏力气短，胸闷心慌，情绪低落，常感焦虑，纳眠差，大便干，每日1次，舌淡，苔白，脉细弱。诊断为尿路感染，中医辨证：心脾气虚，肝气郁结。拟健脾养心，益气疏肝法。予补中益气汤合生脉饮、小柴胡汤加减。

处方：生黄芪、炒枣仁各20g，白术、五味子各10g，太子参、白芍、麦冬、川牛膝、怀牛膝各15g，柴胡、黄芩各6g，当归12g，麻子仁30g，升麻3g。每日1剂，水煎服。

患者服上方后，诸症均见减轻，遂又续服7剂。同年4月6日复诊，尿白细胞转阴。偶有尿频，腰酸痛，余无明显不适，于初诊方去白术，加川断15g继服以巩固疗效。患者坚持门诊复诊，长期随访，未再复发。

**点评：** 该案属中医劳淋范畴，正如《内经》所云："中气不足，则溲便为之变"，中气不足，失其升清统摄之职，则可见尿频、尿不尽，故以补中益气汤为主方，参入生脉散以补益心气，且方中有当归、白芍、炒枣仁、柴胡、黄芩相伍以柔肝疏肝安神。如此，不着眼于通淋而淋自治，此即"治病求本"之义。

### 3. 气阴两虚，湿热下注证
**验案3**

北京郊县某女，28岁。患者2012年6月性生活后出现尿频、尿急。之后每次性生活后即见尿频、尿急症状明显加重，并有小便不畅，外院诊断为尿路感染，先后予抗生素口服及静脉滴注，症状改善不明显，又至某三甲西医院就诊，诊断为尿道炎，合并支原体感染，予尿道射频治疗，症状缓解2周后再次复发。最多时白天小便10余次、夜间4～5次，每次尿量最多20ml，少则几滴，给患者带来了极大的痛苦。

2013年4月1日为求中医药治疗来我处初诊。当时查尿白细胞98.44个/高倍视野、细菌422.5个/高倍视野。症见：尿频、尿急、小便淋漓不畅，阴部瘙痒，已严重影响到生活且不能继续工作，焦虑烦躁，乏力腰酸，夜不能寐，纳眠可，舌淡苔黄腻，脉细数无力。中医辨证：气阴两虚，湿热下注。拟益气养阴，清热利湿法。予经验方加味导赤散加味。

处方：生地、黄芩、土茯苓、车前草、柴胡、天麻各15g，淡竹叶、太子参、佩兰、灵芝各12g，石韦、金银花、酸枣仁、续断、盐杜仲、蒲公英、川牛膝、怀牛膝各20g，白芍30g，通草3g。每日1剂，水煎服。

患者坚持门诊复诊，笔者一直予上方加减化裁。同年4月15日复查尿检转阴，诸症减轻，诉夜尿4～5次。2014年2月19日夜尿已减至1～2次，无不适。随访至今病情稳定。

**点评：**本例尿路感染合并有阴道炎，皆属湿热下注的表现。鉴于患者兼有乏力腰酸的症状，辨证为气阴两虚，湿热下注。予经验方加味导赤散加太子参等化裁益气养阴，清利湿热。

加味导赤散是笔者通治尿路感染和尿道综合征辨证属湿热内蕴证的经验方。方中以通草、车前草、石韦清利湿热；制大黄通腑泄热；生甘草清热而调和诸药，用"梢"，古有直达茎中止淋痛；生地黄滋阴清热；竹叶、黄芩清心、肝之热，白芍、生甘草可缓急止痛，川、怀牛膝同用有补肾、通利腰膝之效，柴胡作用有二：一是疏肝解郁；二是现代药理学研究认为柴胡有抗大肠埃希菌的作用。全方共奏清热、通淋之功，收效甚捷。

# 第九篇

# 尿道综合征验案

## 一、概　述

尿道综合征是指以尿频、尿急、尿痛或排尿不适、膀胱区疼痛，而尿常规检测正常，中段尿培养无细菌生长等为主的一组症候群，该病多发于女性。其诱因不一，且病情反复发作，影响患者的生活质量。尿道综合征与尿路感染的区别是临床表现均有尿道综合征，但尿道综合征尿检阴性，尿路感染则有菌尿。因为尿道综合征无菌尿，所以无特殊治疗的西药。

笔者认为尿道综合征仍属中医"淋证"病名的范畴。急性期多呈现热淋、气淋和血淋的表现，而病情迁延，反复发作者多为劳淋。

尿道综合征的中医病机，在传统的辨肾与膀胱虚实寒热的基础上，笔者较为重视心、肝二脏。因心与小肠相表里，心火下移于小肠，可见小便赤涩、灼痛，热甚还可灼伤脉络而见尿血，从而导致热淋和血淋的发生。足厥阴肝经"循股阴，入毛中，过阴器，抵少腹"，《灵枢·经脉》曰："是主肝所生病者……遗溺，闭癃"，故肝与前阴、溺之约利不无联系；且肝肾同处下焦，乙癸同源，为子母之脏，肝之疏泄条达与否会直接影响三焦水液运行及膀胱的气化功能。故肝气条畅与否有淋证有着密切的关系。而且本病多见于女性患者，部分患者常因情志不遂，肝气郁结而引发本病，即中医学"气淋"之病机之一。肝郁化火，热伤血络，即可见热淋、血淋证，这足以证明肝气条达的重要性。

基于以上中医病机的认识，笔者在治疗尿道综合征时十分重视心、肝两脏的调治及兼顾诸淋的特点，并通过长期的临床实践拟定了通治尿道综合征的经验方——加味导赤汤，取得了较好的疗效。以下选取了尿道综合征 4 例验案。

## 二、验　案

以下 4 例尿道综合征验案均为心肝火旺、湿热下注证。

心肝火旺，湿热下注证

**验案 1**

河北某女，24 岁。患者 1 个月前出现尿频、尿急，查尿常规及中段尿细菌培养均无异常，但患者症状明显，感冒及生气时加重。

2008 年 8 月 27 日为求中医药治疗至我处初诊。症见：尿频、尿急，偶有尿痛，夜尿 3～4 次，时感腰酸不适，大便干结 3～4 日 1 次，平素心烦急躁易怒，舌红，苔黄腻，脉弦细。诊断为尿道综合征，中医辨证：心肝火旺，湿热下注。拟清心疏肝泄火，清利湿热法。予加味导赤汤化裁。

处方：生地、黄芩、车前草、蒲公英、制大黄（后下）、川牛膝、怀牛膝各 15g，生甘草梢、柴胡各 10g，白芍、石韦各 20g，银花、麻子仁各 30g，通草 3g，淡竹叶 12g。每日 1 剂，水煎服。并嘱多饮水，忌食辛辣。

同年 9 月 8 日复诊，尿频、尿急减轻，夜尿 1～2 次，已无腰酸不适，大便通畅，心情较前舒畅。上方制大黄减为 10g。1 个月后患者已无不适。

**点评：** 本例为青年女性尿道综合征患者。笔者治疗尿道综合征重视心、肝二脏，认为心火下移于小肠，肝郁化火是导致尿路综合征的主要病机。故自拟经验方加味导赤散，方中用导赤散原方导心火从小便而出，加柴胡、黄芩疏肝清肝，白芍柔肝，合生甘草成芍药甘草汤缓急止痛，牛膝可引药力下行，直达病所，川、怀牛膝并用补肾活血并行，对腰痛效果较好。并加入大黄、麻子仁以通腑泻热。尿道综合征的患者大部分有大便干结的症状，故通畅大便也有利于清热通淋。

**验案 2**

北京某女，71 岁。患者 2 年前开始无明显诱因出现尿频、尿急且时有尿痛，每遇劳累或情绪波动时发病，曾经多次查尿常规及中段尿培养均显示无明显异常，曾用过抗生素及中成药治疗，症状改善均不明显，发作频率逐渐增加。近 1 个月伴见双下肢水肿，严重影响生活质量。

2013 年 2 月 20 日为求中医药治疗至我处初诊。症见：尿频、尿急，时有尿痛，双下肢轻一中度水肿，夜尿 2～3 次，大便干 4～5 日 1 次，时感腰酸，心烦易怒，舌红，苔薄黄腻，脉滑。诊断为尿道综合征，中医辨证：心肝火旺，湿热下注。拟清心疏肝泄火，清利湿热法。予经验方加味导赤汤加减。

处方：淡竹叶、郁金各 12g，制大黄（后下）、生地、黄芩、车前草各 15g，生甘草梢、柴胡各 10g，白芍、石韦、川牛膝、怀牛膝各 20g，冬瓜皮 30g，通草 3g。每日 1 剂，水煎服。

2013 年 2 月 27 日复诊：尿频、尿急及下肢水肿减轻，尿痛基本消失，夜尿 1～2 次，大便通畅每日 1～2 次，心情转佳，仍时感腰酸，纳呆，时有胃脘胀满。上方去生甘草梢，制大黄减至 5g，加紫苏梗 12g、砂仁 10g 以理气和胃，加巴戟天 20g 以补肾强腰膝，继服 7 剂。

同年 3 月 6 日复诊，患者尿频、尿急明显缓解，水肿消失，仍有胃胀及纳食不香，乏力神倦，劳累后腰酸，大便调，舌淡边有齿痕，苔薄白，脉细弱。治疗上方去冬瓜皮，加太子参 20g、白术 10g 以益气健脾，继服 14 剂。同时嘱患者适量饮水、避免憋尿，忌食辛辣。后随访患者，精神佳，心情好，纳食恢复，病情未再反复。

**点评：**本例为老年尿道综合征患者，辨证为心肝火旺，湿热下注。运用经验方加味导赤散而取效，方中选用黄芩意在清泄肝火，白芍酸甘微寒，有柔肝泄肝的作用，且芍药配甘草为芍药甘草汤，有缓急止痛的作用，能治疗尿痛及下腹部胀痛。

**验案 3**

北京某女，9 岁。患者 6 个月时，见小便时哭闹不止且排尿不畅，就诊于北京某儿童医院明确诊断为泌尿道感染，除外尿路畸形，考虑为使用纸尿裤而致尿道逆行感染，予抗生素治疗后好转。但因小孩不能主诉症状的好坏，且家长也没有足够重视，故导致当时没有彻底治愈，以至于几年来反复发作尿频、尿急、尿痛等症状，起初尿检提示有白细胞，抗生素治疗有效。近年来，发作时虽然症状明显，但多次尿常规及尿培养检查均为正常，且服用抗生素后症状也得不到改善，诊断为尿道综合征。1 周前因憋尿症状再次反复，病人及家长均感到很痛苦。

2013 年 2 月 6 日为求中医药治疗至我处初诊。症见：尿频、尿急、尿痛，脾气急，夜眠差，易感冒，大便干，二三日一行（依靠开塞露），舌淡红，苔薄淡黄微腻，脉滑。中医辨证：心肝火旺，湿热下注。拟清心疏肝泄火，清利湿热法。予经验方加味导赤散加减。

处方：生甘草梢、天麻、酸枣仁、黄芩、川牛膝、怀牛膝各 10g，柴胡、制大黄各 6g，石韦、白芍各 20g，生地黄、车前草、金银花、蒲公英各 15g，火麻仁 20g，淡竹叶 12g，通草 3g。每日 1 剂，水煎服。

2013 年 2 月 13 日复诊，尿频、尿急、尿痛明显缓解，自诉几年来小便从未如此通畅，心情亦随之转佳，夜眠转佳，可自行大便，1～2 日 1 次，略干，未见感冒，原方去蒲公英、金银花减至 10g，火麻仁增至 30g，继续服药 2 周后，患者尿道刺激征消失，睡眠好，大便通利，心情极佳，对治疗效果非常满意。

**点评：**本例为儿童尿道综合征，可归属中医"热淋""气淋"范畴。根据其临床表现，中医辨证为心肝火旺，湿热下注膀胱，运用清肝泄肝柔肝，清利湿热法，取得了良好的效果。临床上气淋的患者并不少见，其辨证要点为有胁痛口苦、心烦易怒、情绪不佳等肝气郁结及肝郁化火之症。因而治疗淋证我喜用心肝同治，清心清肝，清利湿热法，拟经验方加味导赤散而治疗热淋、气淋。八正散虽为清热通淋的常用方剂，但笔者考虑方中有木通伤肾及苦寒伤胃的弊病而不选用。

**验案 4**

新疆某女，60 岁。2011 年患者因子宫肌瘤行子宫及其附件切除术后，出现反复泌尿系感染，尿中白细胞、红细胞明显增多，并伴有尿痛。患者曾在多处医院就诊，虽尿检转阴，但尿频、尿急及尿道刺痛症状较明显，生活质量严重下降，深感痛苦。既往有高血压及糖尿病病史，服用降压药及降糖药，尚可控制。

2013 年 11 月 25 日为求中医药治疗至我处首诊。当时尿检阴性，症见：表情痛苦，尿频、尿急及尿道刺痛明显，若排尿不及时，则尿痛难忍，夜尿 8～9 次。急躁易怒，纳差，眠差头痛，大便稍干，时有腰部不适，舌质红，苔黄，脉弦滑。诊断为尿道综合征。中医辨证：心肝火旺，下焦湿热。拟清心肝之火，清利湿热法。予经验方加味导赤散加味。

处方：生地、淡竹叶、黄芩、蒲公英各 15g，石韦、白芍、火麻仁、炒枣仁、川牛膝、怀牛膝各 20g，砂仁、苏梗、柴胡、益智仁 10g，黄连、桑螵蛸、蔓荆子 6g。每日 1 剂，水煎服。

服药 7 剂后复诊，诉服药后自觉全身稍感轻松，尿道热痛较前好转，但仍有尿频、尿急症状，若解小便不及时，仍尿道刺痛，并诉口干、乏力明显，舌质红，苔黄，脉滑数稍弱。改拟清热利湿，兼以补气扶正。于上方基础上加用猪苓、太子参各 10g，黄柏 12g，萆薢 15g。

2014 年 1 月 3 日复诊，患者及家属面带笑容，患者自觉全身明显轻松，可与家人长时间出游，生活质量大大提高。尿频好转，虽仍有尿急，但较初次就诊时憋尿时间延长，尿道热痛感减轻，夜尿减至 5 次，纳眠均可大便调。继续守方加减治疗。同年 6 月 7 日复诊时患者夜尿减至 2～3 次，余无不适。随访至今，病情稳定。

**点评**：本例为老年尿道综合征患者，其症状较重，痛苦不堪。笔者根据中医辨证运用经验方加味导赤散治疗，2个月后症状明显减轻，心情转佳。尿道综合征虽然尿检正常，但患者尿频尿急尿痛的症状使患者生活质量明显下降，西医无治疗药物，通过长期的临床实践，笔者认为中医药治疗本病有较大的优势，且疗效确切。

# 第十篇

# 其他验案

"其他验案"指的是非慢性肾脏病验案，故合并为一章共 10 例。内容包括特发性水肿验案 3 例、更年期综合征验案 1 例、腰痛验案 1 例、阳痿验案 2 例、干燥综合征验案 1 例、肾结石验案 1 例、口腔溃疡验案等 1 例。

## 一、特发性水肿验案

### （一）概述

特发性水肿是一种水盐代谢紊乱的综合征，好发于中青年妇女，主要表现为下肢及眼睑或其他部位的轻度肿胀，其病因复杂，多与内分泌紊乱和毛细血管的通透性有关。

本病仍属于中医"水气病"的范畴。其中医病机多为素体脾肾虚弱，加之肝气不舒，气滞血瘀，终成脾虚血瘀水停之证。脾居中焦，主运化水湿。若脾虚失于健运，则导致水湿内停，溢于皮肤而为水肿。故《素问·至真要大论》曰："诸湿肿满，皆属于脾。"即是强调了脾在水液代谢中的重要作用。其辨证要点为在水肿的同时有脾虚的症状。

"水能病血"，说明水肿以后可以导致血瘀，"血能病水"，说明血瘀之后也可导致水肿，二者常相因为病。正如《金匮要略·水气病篇》"经水前断，后病水，名曰血分""血不利则为水，名曰血分"所说；唐容川《血证论·阴阳水火气血论》也曰："瘀血化水亦发水肿，是血病而兼水也。"皆提示了血瘀水停的中医病机。

临床上特发性水肿多见于中年女性患者，起病隐匿时轻时重，每当月经期间，情绪变化及劳累时常加重，患者常面色晦黯，心情郁闷不舒，急躁易怒，自觉有肿胀感。常伴有痛经，月经量少，色黯，有血块。舌黯红，可见瘀点或瘀斑。

以下选取了特发性水肿验案 3 例。

（二）验案

验案 1

天津某女，45 岁。患者 2008 年 3 月份出现双下肢水肿，其后水肿反复发作时轻时重，经当地医院多次检查血压、血生化、血常规、尿常规，均未发现异常。

2009 年 4 月 23 日为求中医药治疗至我处初诊。症见：双下肢轻度可凹性水肿，腿胀沉重，每因情绪变化加重，胸胁满闷，急躁易怒，面色晦黯，纳差，手心热，痛经月经量少，色黯有血块，舌红边有瘀斑，苔薄黄，脉弦细数。西医诊断：特发性水肿。中医辨证：肝郁血瘀水停证。拟疏肝解郁、活血利水法。予经验方加味当归芍药散化裁。

处方：当归尾、泽泻、生地、益母草、赤芍、白芍各 15g，柴胡、黄芩、薄荷、桃仁、红花、炒栀子各 10g，川芎 6g，白术 12g，茯苓 30g。每日 1 剂，水煎服。

同年 4 月 30 日复诊，患者水肿明显减轻，心情较前舒畅，诸症减轻。继服上方。

同年 5 月 14 日复诊，正值月经来潮，痛经未发作，月经量较前增多，水肿消退，余无不适。嘱再进 10 剂以资巩固。

**点评：**特发性水肿临床并不少见，虽然尿检正常，但患者自觉症状多，很痛苦。笔者认为该病以血瘀水停多见，常见病机为肝郁脾虚。故用经验方加味当归芍药散化裁以治之，该患者方中加入了柴胡、黄芩、薄荷，栀子以疏肝清肝解郁，加生黄芪、鸡内金健运中焦脾胃。并加桃仁、红花以加强活血化瘀之功。


验案 2

北京某女，32 岁。患者 2006 年 2 月份出现双下肢水肿，当时未予注意，其后水肿反复发作时轻时重，经某医院多次检查血生化、血常规、尿常规、心电图等，均未发现异常，曾服用利尿剂无效，因此患者常感心情烦闷。

2007 年 4 月 23 日为求中医药治疗至我处初诊。当时症见：双下肢轻度可凹性水肿，自感胀紧不适，情绪变化时加重，胸胁满闷，急躁易怒，纳眠差，手心热，面色晦黯，伴痛经，月经量少色黯有血块，舌红边有瘀斑，苔薄黄，脉弦细数。西医诊断为特发性水肿，中医辨证：脾虚血瘀水停证。拟疏肝健脾、活血利水法。予黑逍遥散合经验方加味当归芍药散化裁。

处方：当归尾、白术、赤芍、白芍各 12g，茯苓、泽泻、生地、益母草各

15g，柴胡、黄芩、薄荷（后下）、桃仁、红花各 10g，炒枣仁 20g，川芎 6g。每日 1 剂，水煎服。

2007 年 5 月 14 日复诊，自述服药后肿胀较前减轻，心情较前舒畅，眠亦转佳。此次就诊正值月经来潮，痛经未发作，经量较前增多，余症均明显改善。嘱守方再进 10 剂以资巩固。

**点评**：本例特发性水肿患者情绪抑郁、烦躁易怒，实为肝郁化火之象。治疗一方面以黑逍遥散加黄芩柔肝、疏肝、清肝，另一方面以经验方加味当归芍药散活血利水。药后效如桴鼓。

### 验案 3

河北某女，40 岁。患者 2007 年 6 月初无明显诱因出现眼睑及四肢水肿，经各项理化检查未见异常。

2007 年 9 月 26 日为求中医药治疗至我处首诊。当时症见：双眼睑水肿，四肢肿胀，劳累时加重，常感乏力纳差，时感腰部胀痛，大便稀溏，舌质黯，苔白，脉沉涩。诊断为特发性水肿，中医辨证：肝郁血瘀水停证。拟健脾调胃，活血利水法。予经验方加味当归芍药散化裁。

处方：当归尾、鸡内金各 10g，茯苓、生黄芪、赤芍、白芍各 12g，炒白术、泽泻、川牛膝、怀牛膝各 15g，冬瓜皮 30g，车前子（包煎）30g，川芎 6g，川断 12g。每日 1 剂，水煎服。

2007 年 10 月 10 日复诊，服上药后诸症均见减轻，上方 7 剂继服以善后。

**点评**：本例特发性水肿患者有乏力、纳差、便溏、舌黯的表现，中医辨证为脾胃气虚，血瘀水停。在经验方加味当归芍药散基础上加生黄芪、鸡内金以益气健运中焦脾胃，脾气得健可运化水湿，并加冬瓜皮、车前子以增强利水消肿之力，取效甚捷。

## 二、更年期综合征验案

### 验案 4

山西某女，48 岁。患者平素心情压抑，2014 年 5 月起月经不调，易烦躁、汗出，近 2 个月来出现失眠，9 月曾在当地医院检查，诊断为更年期综合征。曾使用中成药不缓解。

为求中医药调治于 2014 年 11 月 3 日至我处首诊，当时症见：月经先后无定期量少，烦躁易怒时而情绪低落，失眠多梦，乏力头晕，自汗心悸，纳食可，二便调。舌红苔薄黄，脉细数。中医辨证：肝郁化火，伤阴耗气，心神不宁。治法：疏肝清火，益气养阴，养心安神。予丹栀逍遥散合生脉饮加减。

处方：太子参、菊花各 12g，麦冬、五味子、郁金、丹皮、生甘草、薄荷各 10g，天麻、白芍、茯苓、酸枣仁、茯神各 20g，浮小麦 30g，当归 6g，柴胡 3g，夜交藤 15g。每日 1 剂，水煎服。并辅以情绪疏导。

患者坚持服用上方 1 个月，复诊时诉心烦较前减轻，情绪亦较前好转夜间可睡 5 小时，多梦亦减轻，要求继续服用本方。效不更方原方再进 60 剂。2015 年 2 月复诊，患者诸症均已消失。

**点评**：患者长期心情压抑，郁久化火，加之更年期将至，肾水不足，肝木失养，肝郁化火，故可见烦躁、情绪低落、失眠等症状。予丹栀逍遥散柔肝、疏肝、清肝，加天麻、菊花平肝潜阳，加生脉饮、浮小麦、夜交藤、酸枣仁养心安神、止汗。

笔者对汗证的治疗从以下几个方面入手：①补心敛汗。辨证要点为伴有心的气阴两虚证。主方生脉饮加味。②调和营卫。辨证要点为兼有表虚证。主方为桂枝汤加生黄芪。③肺胃内热。辨证要点为口渴甚、苔黄。主方白虎汤或在处方中加生石膏 30g。常用的止汗药有浮小麦、麻黄根、白芍、生黄芪。

# 三、腰痛验案

**验案 5**

北京某女，50 岁。患者半年前无诱因出现腰痛，时轻时重迁延不愈。

2014 年 8 月 11 日为求中医药治疗至我处首诊。当时症见：腰背酸重疼痛，劳累尤甚，遇阴雨天则明显加重，纳食可，夜眠安，大便干两日一行，舌淡红，苔薄黄，脉沉弦。血尿检无异常。中医辨证：肝肾阴虚，风湿阻络。治以益肾活血，祛风除湿，兼以通腑为法。予独活寄生汤加减。

处方：独活、防风、当归、桂枝、炙甘草各 10g，桑寄生、秦艽、生地、巴戟天 15g，白芍、茯苓、杜仲、川牛膝、怀牛膝各 20g，太子参 15g，火麻仁 30g，制大黄 5g，川芎 6g。每日 1 剂，水煎服。

两周后复诊，腰痛已明显减轻，大便亦通畅。效不更方，原方再进 14 剂以善后，巩固疗效。

**点评**：患者腰痛性质为酸痛、沉重，劳累尤甚，遇阴雨天加重，结合舌脉，中医辨证为肾虚，兼夹风寒湿邪痹阻，治以益肾活血，祛风除湿，兼以通腑为法，予独活寄生汤加减。方中牛膝、巴戟天、杜仲补肝肾、壮腰膝，四物汤养血和血，独活、防风、秦艽祛风散寒胜湿止痛，桂枝温经通络，太子参、茯苓益气健脾；因患者大便干，故在上方基础上加火麻仁、制大黄润肠通便。

腰痛一症迁延难愈，笔者常常从以下几个方面入手。①有外感风湿或遇寒湿加重者，或腰冷痛者，常用方为独活寄生汤加味。②因外伤而致的腰痛，常用身痛逐瘀汤加味。③腰膝酸软，遇劳加重者，常用参芪地黄汤加味。治腰痛的药物常川、怀牛膝并用，而且川断、巴戟天、鹿角胶亦为喜用之品。

# 四、阳痿验案

**验案 6**

河北某男，34 岁。患者由于房事频繁，2012 年 1 月起开始出现阳痿早泄，讳疾忌医，症状逐渐加重，渐至阳痿不举。

同年 3 月 7 日为求中医药治疗来我处首诊。症见：阳痿，五心烦热汗出，腰酸痛，眠差且急躁易怒，尿频，舌红苔黄腻，脉细数。中医辨证：肝肾阴虚，相火妄动。拟调理阴阳，柔肝益肾法。予知柏地黄汤合二仙汤、二至丸、水陆二仙丹化裁。

处方：知母、灵芝、蒲公英各 12g，黄柏、山萸肉、丹皮、旱莲草、当归、女贞子、龙胆草、栀子各 10g，生地、山药、茯苓、泽泻、仙灵脾、仙茅、巴戟天各 15g，芡实、金樱子、白芍、浮小麦 20g。每日 1 剂，水煎服。同时配合心理疏导，告知此为机体自我保护反应，应减少房事，清心节欲。

3 月 28 日复诊，患者烦躁症状缓解，睡眠改善，汗出较前减少，上方去龙胆草，继服 14 剂。至 4 月 25 日复诊，患者诉阳痿早泄明显好转，仍嘱其节制房事，上方加巴戟天 20g 以资巩固。

**点评**：本例患者房劳过度，致伤肝肾之阴，肝肾阴虚，相火妄动，则见阳痿早泄。笔者选方知柏地黄汤清补肝肾，苦寒坚阴，清泄相火。因患者汗出较多，加二至丸滋阴清虚热敛汗，加水陆二仙丹健脾补肾涩精，加白芍、当归柔肝缓急，加龙胆草清肝除烦，加灵芝安神，加仙茅、仙灵脾寓二仙汤义，调整肾之阴阳平衡，坚持服用，取得了较好的效果。

**验案 7**

东北某男，41 岁。患者形体偏胖，平素嗜烟酒，喜食肥甘之品，生活不规律。近 1 个月患者感房事力不从心，渐有痿废不用之势，患者正值壮年，忧愁恐惧，心理负担极重。

2011 年 9 月 16 日为求中医药治疗至我处初诊。症见：阳痿，乏力口苦，寝食难安，心烦，腹胀，尿频、尿急，大便黏滞不爽，舌红苔黄厚腻，脉弦数。中医辨证：痰热内扰。拟清热化湿法。予黄连温胆汤合二仙汤化裁

处方：黄连、陈皮、枳壳、竹茹、荷叶、柴胡、木香、仙茅、仙灵脾各 10g，熟大黄 6g，法半夏 9g，黄芩 15g，茯苓 20g，蒲公英 30g。每日 1 剂，水煎服。同时嘱患者节制饮食，生活作息规律。

同年 9 月 23 日复诊，患者口苦、心烦减轻，纳眠、二便均改善，头目明显清爽，略感口干。处方用药恰中病机，效不更方，上方加白茅根 30g 继服。

2011 年 11 月 26 日患者复诊，诉除轻度尿频外，余无明显不适，已可行正常夫妻生活。

**点评：**该例阳痿患者病机为痰湿内蕴，气机阻滞。选用黄连温胆汤合二仙汤加减化裁而取得良好效果。

阳痿一证不能一味地补肾壮阳，临床当辨析病机的虚实而给予相应的处理。若属肾阴虚火旺者，以知柏地黄汤加味；如属肝郁化火者，以丹栀逍遥散加味；如属湿热内蕴者，以黄连温胆汤加味；如属肾阳虚衰者，以金匮肾气丸加味。同时辅以心理指导，树立治疗的信心。一般青中年阳痿患者是可以治好的。

# 五、干燥综合征验案

**验案 8**

北京某女，41 岁。1983 年秋分时节，患者开始出现两眼干涩少泪，口干，进食困难，全身关节疼痛尤以膝关节为甚，大便干结数日一行。1984 年 1 月在北京某西医院诊断为干燥综合征。自 1984 年 2 月 7 日起在西医院住院治疗，每月周期性发热 2～4 天，且多为高热，以致神疲乏力终日卧床，生活不能自理。1984 年 5 月曾在门诊服用归芍地黄汤、一贯煎加味等润燥剂，唯除大便稍调外，余症均无缓解。

患者为求中医药治疗于 1984 年 7 月 24 日以干燥综合征入住我科。入院时症见：高热不退体温 39.7℃，以午后及入夜为甚。双眼干涩少泪，鼻干口干，

进食困难，必饮水方能咽下。周身关节痛楚。口干喜冷饮但饮水又不多。颜面虚浮无华，神疲乏力，终日卧床不能行走，生活不能自理。纳呆每日最多进食100g。大便偏干，小便黄。舌干无苔绛如猪腰，脉细数而无力。

查血红蛋白 63g/L，血沉 133mm/h，抗核抗体阳性，白细胞分类计数正常，尿蛋白（++）。在北京某医院查西蒙实验：右眼 12mm，左眼 4mm，泪膜破碎时间：右眼 8s，左眼 4s，含糖实验（+）。胸片正常，心电图轻度 T 波改变。

入院初先以青蒿鳖甲汤养阴透热不应，热势仍高。后拟气营两清法，于清营汤加石膏，每日 3 剂，4 天后热退，然神情呆滞，喘喝如脱，耳聋尿闭，脉微汗多，此为热退正脱之兆。急以生脉散（红参 15g，麦冬 12g，五味子 10g）益气敛汗固脱。经采用上述措施后，患者方转危为安。然诸干燥症丝毫未减，患者每于进餐则紧锁双眉，苦于口干难以下咽，时值葡萄下市，患者每日三餐必用 2 斤左右葡萄送饭，两眼干涩少泪，因终日卧床，遂起褥疮，每当翻身时患者气喘吁吁，虚汗顿起，良久方定。

辨析此证属中医内燥证范畴，乃阴津不足官窍失于濡润。滋阴生津实为正法，门诊虽已进养阴之剂，然益气助阳易于见功，滋养阴液尚需时日，宜守法以图缓功，遂仍以滋润为法，投一贯煎、沙参麦冬饮，连进 40 剂，唯感大便稍畅以外，眼干口干如故。

深入剖析病机推求医理，该患者临床表现不仅有阴津亏乏之症，同时亦有气虚之象，再从口干、舌面无苔来看，认为"脾主散精""脾主升清""脾开窍于口""胃气生苔"，亦即一身之阴津赖于脾运，方能"水精四布，五经并行"。宜运用"气旺津生""善补阴者，必于阳中求阴"之理论，求治于中，握枢而运，遂改拟补中益气汤合益胃汤加减。

处方：党参、生地各 15g，青皮、陈皮、砂仁各 10g，白术、当归、天冬、麦冬各 12g，南沙参、北沙参各 20g，生黄芪 30g，柴胡、升麻、甘草各 6g。每日 1 剂，水煎服。

药进 8 剂后，口中津液续生，精神转振，已不气短。效不更方，仅于上方加丹参 15g，以兼理血分，再守方二旬，眼已不干，口中有津，进食复如常人，不须水送，食欲大增，一顿能吃半只烧鸡，舌淡红而润，舌面生有一层薄白苔，脉应指有力。之后一直以此方调理，体力逐渐恢复，由原来需人搀扶方能走动好转为步履自如，面色红润，精神振作。体重由入院时 103 斤增至 123 斤。复查血沉 23mm/h，血红蛋白 138g/L，尿常规正常，抗核抗体阴性，西蒙实验：右眼 17mm，左眼 9mm，泪膜破碎时间：右眼 13s，左眼 15s。鉴于患者病情明显好转，于 1985 年元旦出院。出院后随访病情稳定。

**点评**：本例干燥综合征患者病情复杂而危重。初诊针对高热不退，选用了气营两清的清营汤，每日 3 剂，未用抗生素（因患者对多种抗生素过敏），取得了退热的显著效果。

对于患者的内燥重证，运用中医"气旺津生""善补阴者，必于阳中求阴"的理论，求治于中，以补中益气汤合益胃汤加减，而取得完全缓解的效果。

# 六、肾结石验案

**验案 9**

北京某女，27 岁。既往有肾结石病史 2 年，曾于外院行体外碎石。但 2 个月前体检时，B 超再次发现双肾多发结石，最大者直径为 0.8cm。

2013 年 6 月 5 日为求中医药治疗至我处初诊。症见：时有腰部酸痛，偶有绞痛，乏力，纳食可夜眠安，大便日行 1 次偏溏，时有尿急、尿痛等排尿不适感。舌质黯，舌体胖，苔黄腻，脉沉略细。中医辨证：下焦湿热，兼有气虚。以经验方三金排石汤加味清利下焦湿热，通淋排石。

处方：金钱草、生黄芪各 30g，海金沙、生甘草各 10g，生地、王不留行各 15g，淡竹叶、炒白术各 12g，鸡内金、石韦、川断、川牛膝、怀牛膝各 20g，通草 3g，白芍 45g。每日 1 剂，水煎服。

上方 2 周后，患者腰痛及排尿不适感均明显缓解。之后一直坚持中医药治疗，2013 年 12 月 4 日复查 B 超示右肾已无结石，左肾仅有 1 个结石直径为 0.5cm。患者已无不适，仍在定期随诊中。

**点评**：本例结石患者为青年女性，职业为话剧演员，因工作忙碌，平素喝水少且常憋尿，久则湿热下注结为砂石。正如《诸病源候论·石淋候》云："石淋者，淋而出石也。肾主水，水结则化为石，故肾客砂石。肾虚为热所乘，热则成淋。"笔者以经验方三金排石汤清利下焦湿热，通淋排石。治疗结石我常用金钱草、海金砂、鸡内金清热通淋化石，鸡内金常用 20g。喜用芍药甘草汤缓急止痛，对于重症肾绞痛患者，白芍常重用至 90g 以加强缓急止痛之力。方中选用生黄芪意在补气以助排石。

# 七、口腔溃疡验案

**验案 10**

北京某男，32 岁，2014 年 5 月 7 日因口腔溃疡反复发作而来我处首诊。症见：平素易发口腔溃疡，近 2 周加重，吃热的食物及刺激性食物均疼痛，伴咽痛及口渴。轻度乏力腰痛。舌稍红苔薄黄，脉细数。中医辨证：气阴两虚偏于阴虚，兼挟内热。拟益气养阴清热法，拟玉女煎加味。

处方：生黄芪、知母、连翘、黄芩各 12g，生地黄、怀牛膝各 15g，续断、板蓝根各 20g，牛蒡子、麦冬各 10g，生石膏 40g。每日 1 剂，水煎服。

服用上方 7 剂后，口干渴即消失，口腔溃疡亦逐渐好转，进食后已无明显疼痛感觉，服用 2 周后，溃疡彻底消失，之后未再发作，患者十分满意。

**点评：**口腔溃疡属中医"口疮""口疳"等范畴，其病机为肾阴亏虚，胃火上炎。本患者在口腔溃疡的同时并伴有口干口渴之症。运用张景岳的玉女煎取得显著效果。笔者在运用该方时往往天、麦冬同用，并重用生石膏。生石膏入肺胃经，辛甘大寒，具有清热泻火、生津止渴的功效。《本草纲目》曰：生石膏"除胃热肺热，散阴邪，缓脾益气。止阳明经头痛，发热恶寒，日晡潮热，大渴引饮，中暑潮热，牙疼"。我用生石膏用量一般为 30～60g，可以与诸药同煎。

# 附　　录

## 一、作者主要著作

1. 肾炎的中医证治要义. 北京：人民卫生出版社，1986.

2. 肾脏病中医诊治与调养. 北京：金盾出版社，2000.

3. 实用常见肾脏病防治. 北京：金盾出版社，2002.

4. 血尿的诊断与中医治疗. 北京：人民军医出版社，2007

5. 慢性肾功能衰竭的诊断与中医治疗. 北京：人民军医出版社，2008.

6. 蛋白尿的诊断与中医治疗. 北京：人民军医出版社，2011.

7. 慢性肾衰竭名医妙治. 2 版. 北京：人民军医出版社，2013.

8. 血尿名医妙治. 2 版. 北京：人民军医出版社，2014.

9. 蛋白尿名医妙治. 2 版. 北京：人民军医出版社，2016.

10. 聂莉芳治疗肾病经验辑要. 北京：北京科学技术出版社，2016.

## 二、作者主要论文

1. 中医治疗慢性肾衰的几点体会. 辽宁中医杂志，1984（2）：19.

2. 谈祖国医学辨病的重要性及对整理研究中医病名的初步看法. 辽宁中医杂志，1985（2）：5.

3. 黄芪鲤鱼汤运用于肾病综合征的体会. 辽宁中医杂志，1985（5）：22.

4. 关格病危急证验案三则. 江苏中医杂志，1986（9）：6.

5. 关格期分期刍议. 北京中医学院学报，1988（2）：21.

6. 155 例慢性肾衰患者的舌象观察及其临床意义. 北京中医学院学报，1989（1）：24.

7. 肾性水肿的中医辨治规律探讨. 北京中医学院学报，1990（6）：26.

8. 调理脾胃法运用于肾病综合征及慢性肾功能衰竭的体会. 新中医，1991（9）：9.

9. 肾性贫血的中医治疗体会. 中医杂志，1991（2）：19.

10. 调理脾胃以治慢性肾衰. 北京中医学院学报，1992（3）：36.

11. 六味地黄汤治疗肾病的体会. 中国医药学报，1993（2）：35.

12. 慢性肾衰 66 例临床分析. 中国医药学报，1995（2）：36.

13. 68 例 IgA 肾病的中医辨证研究. 中医杂志，1995（6）：358.

14. IgA 肾病血尿的中医辨治体会. 中国医药学报，1997（3）：39.

15. 益气滋肾冲剂对 IgA 肾病小鼠肾小球超微结构的影响. 中国中西医结合杂志，1999（12）：737.

16. 益气滋肾法治疗过敏性紫癜肾炎 56 例临床观察. 中医杂志，1999（7）：422.

17. 益气滋肾冲剂对 IgA 肾病小鼠蛋白尿及肾功能的影响. 上海中医药杂志，2000（3）：45.

18. 慢性肾功能衰竭的中医辨治经验中国中西医结合肾病杂志，2000（1）：49.

19. 益气滋肾冲剂对小鼠 IgA 肾病肾小球免疫复合物的影响. 中国医药学报，2001（1）：71.

20. IgA 肾病血尿的中医辨治. 中国中西医结合肾病杂志，2001（11）：621.

21. 益气滋肾冲剂治疗 IgA 肾病 100 例临床观察. 中医杂志，2002（11）：843.

22. 肾脏病中医治疗特色与进展. 中国中西医结合肾病杂志，2002（4）：245.

23. 益气滋肾口服液对 IgA 肾病患者尿白细胞介素-6 的影响. 中国中西医结合杂志，2002（3）：214.

24. IgA 肾病的中医药研究进展. 中国中西医结合肾病杂志，2003（8）：491.

25. IgA 肾病综合临床疗效评价标准研究. 中国中西医结合肾病杂志，2003（11）：671.

26. 益气滋肾口服液对 30 例 IgA 肾病患者血清 IgA-纤维连接蛋白聚合物的影响. 中国中西医结合肾病杂志，2003（5）：279.

27. IgA 肾病的中医辨证论治研究. 中医杂志，2003（8）：629.

28. 15 年来我国 IgA 肾病中医证候学研究分析. 上海中医药杂志，2004（2）：59.

29. 难治性肾病综合征的中医辨治经验. 中医杂志，2005（1）：61.

30. 308 例 IgA 肾病临床资料分析. 中华中医药杂志，2005（2）：95.

31. 308 例 IgA 肾病中医证候分布多中心前瞻性研究. 北京中医药大学学报，2005（4）：66.

32. 200 例慢性肾功能衰竭证候分布特点与分析. 中医研究，2006（4）：29.

33. 益气滋肾颗粒控制 IgA 肾病血尿的多中心临床疗效评价. 中国中西医结合肾病杂志，2006（4）：215.

34. 肾病湿热证辨证刍议. 江苏中医药，2006（6）：9.

35. 著名专家诊治慢性肾功能衰竭的经验. 上海中医药杂志，2006（8）：10.

36. 223 例 IgA 肾病气阴两虚证患者证候特征分析. 中医杂志，2007（4）：

345.

37. IgA 肾病的诊断. 辨证分型和疗效评定（执笔）. 上海中医药杂志, 2007（5）：9.

38. 467 例慢性迁延期 IgA 肾病中医证候分布的研究. 中国中西医结合肾病杂志, 2007（7）：404.

39. 调理脾肾法治疗难治性肾病综合征 50 例临床分析. 中国中西医结合肾病杂志, 2008（4）：352.

40. 363 例 IgA 肾病气阴两虚证类证候的分析研究. 中国中西医结合肾病杂志, 2008（5）：426.

41. 363 例 IgA 肾病气阴两虚证临床和病理特点. 北京中医药大学学报中医临床版, 2008（5）：1.

42. 慢性肾衰竭的分期辨治经验与体会. 中国中西医结合肾病杂志, 2009（11）：941.

43. 尿道综合征的中医辨治经验. 北京中医药, 2010（1）：27-28.

44. 中医药治疗 IgA 肾病随机对照试验的系统评价. 辽宁中医杂志, 2010（6）：999.

45. 将生存质量引入中医治疗慢性肾衰竭的疗效评价体系刍议. 中国中西医结合肾病杂志, 2010（3）：266.

46. 益气滋肾颗粒干预 IgA 肾病蛋白尿的临床疗效评价. 中国中西医结合肾病杂志, 2010（8）：721.

47. 益气滋肾法治疗 IgA 肾病的系列研究与经验体会. 中国中西医结合肾病杂志, 2011（1）：4.

48. 糖尿病肾病的中医辨治经验. 中国全科医学, 2011（11）：40.

49. 紫癜性肾炎的中医辨治经验. 中国中西医结合肾病杂志, 2013（1）：1.

50. IgA 肾病中医临床实践指南概览. 中国中西医结合肾病杂志, 2013（7）：565.

51. IgA 肾病中医病名. 证候特点及益气滋肾治法研究. 中国中西医结合肾病杂志, 2015（1）：1-3.

52. 膜性肾病的中医辨治经验. 中国中西医结合肾病杂志, 2016（2）：95-97.